Du même auteur :

La Vérité sur les cosmétiques naturels, Leduc.s.

Les meilleures recettes de beauté naturelle, Leduc.s

Traduit de l'allemand par
Claudine et Jürgen Bartelheimer

Titre original allemand :
Kursbuch Kosmetik
(publié chez Südwest en 1998)

1re édition en France en 2001 :
Éditions LPM, Paris.

33, rue Linné
75005 Paris – France
E-mail : info@leduc-editions.com
ISBN : 978-2-84899-226-6

RITA STIENS

LA VÉRITÉ SUR LES COSMÉTIQUES

CONSEILLER SCIENTIFIQUE : H.-J. WEILAND-GROTERJAHN,

ingénieur en technologies des cosmétiques

LEDUC.S
EDITIONS

Préface

La toute première édition de *La Vérité sur les cosmétiques* est sortie en Allemagne en 1998, il y a tout juste 10 ans. Rita Stiens facilite votre vie, la mienne, ainsi que celle de tous les consommateurs de dentifrice, crème hydratante, gel-douche, shampooing et autres produits cosmétiques – ça fait du monde !

Pour fêter ses 10 ans, *La Vérité sur les cosmétiques* s'offre un lifting complet. Sans effets secondaires ! Dans cette nouvelle édition totalement revue, corrigée, augmentée, vous découvrirez 2 000 composants (1 200 dans l'ancienne édition) ainsi que, comme toujours avec l'auteur, des révélations qui ne vont pas plaire à tout le monde. Par exemple, saviez-vous que la mention « sans parabènes » n'est en aucun cas une garantie de sécurité puisque bon nombre d'autres conservateurs seraient autant voire plus dangereux ? Rita Stiens pense aussi à votre porte-monnaie. Cette huile très chère, de marque luxueuse, qui coûte 22 € les 100 ml, alors que vous pouvez avoir la même pour 8,90 €, est-ce bien raisonnable ? Et ladite marque, qui se met brusquement au bio et aux plantes parce que c'est « tendance », qu'est-ce qu'elle pouvait bien mettre dans ces produits, avant ? Pas de langue de bois, tout le monde y passe !

88 695 applications douteuses sur votre peau

Disons que depuis que vous êtes né, vous lavez 3 fois par jour votre peau, vos cheveux et/ou vos mains. On arrondit à la fourchette basse. Arrivé à l'âge vénérable de 81 ans, l'espérance de vie en France, vous aurez appliqué 88 695 fois une substance étrangère sur votre corps. Et on ne parle pas des produits hydratants, repulpants, lissants, antirides, antiboutons, volumateurs, retenseurs, blanchissants, antitaches, antichute, antipellicules, autobronzants, exfoliants, dentifrices, bains de bouches, crèmes solaires, avant-solaires, après-solaires, en cas de non-soleil…, etc. Ni des soins en instituts. Ni des parfums. Bref, à ce petit jeu-là, on peut facilement doubler voire quintupler ce chiffre déjà faramineux. Imaginons maintenant que, brusquement, quelqu'un vous dise : « Et si ces produits n'étaient pas si inoffensifs que ça ? » Ce quelqu'un, c'est Rita Stiens. Bien sûr, vous pourrez rétorquer que si vous avez atteint en pleine forme l'âge de 81 ans malgré ces douteux produits, c'est qu'ils n'étaient pas si dangereux que cela.

Sauf que… tous les médecins, dermatologues en tête, sont affolés par la véritable épidémie d'allergies qui se répand à vitesse grand V, autant chez les enfants – de plus en plus jeunes – que chez les adultes, confrontés à des substances de plus en plus complexes. Mais il y a aussi les cancérologues, les immunologues… tous ces spécialistes émettent de sérieuses réserves en ce qui concerne l'innocuité de notre environnement, y compris cosmétique.

Sauf que… si vous avez 81 ans aujourd'hui, il y a fort à parier que lors de vos vertes années, le délire marketing ne s'était pas emparé de la planète cosmétique, en tout cas pas autant qu'aujourd'hui.

Sauf que… les pouvoirs publics européens, conscients que les industriels faisaient un peu leur tambouille comme ils le sentaient dans leur coin, leur imposent désormais une législation beaucoup plus contraignante baptisée Reach (Registration, Evaluation and Authorization of Chemicals).

Du « doux » pas très « doux » !

Errer dans le dédale des linéaires « hygiène-beauté » des supermarchés, des parapharmacies ou des instituts de beauté réputés sans ce guide à la main, c'est comme se promener en pays étranger sans, au moins, un dictionnaire franco-langue du coin dans la poche. C'est comme cela que les malentendus naissent et que les ennuis commencent. Prenons ce flacon, là, sur lequel est écrit « shampooing extra-doux ». Vous pensez bien comprendre « doux » ? Vous n'y êtes pas du tout ! Dans la plupart des cas, le terme « doux » est indiqué lorsque le produit renferme des huiles dérivées du pétrole. Et cette eau de Cologne, vous êtes sûr de l'acheter, vraiment ? Savez-vous qu'une « eau de Cologne naturelle » ne renferme pas moins de huit substances chimiques reconnues dangereuses, certaines d'entre elles étant interdites dans d'autres pays ? Un peu de rouge à lèvres, pourquoi pas, mais de quelle couleur ? De votre choix dépendra le taux de métaux lourds, très nocifs, que vous appliquerez sur vos lèvres.

Vous venez de débarquer ? Vous ne savez pas de quoi on parle ? Bienvenue ! Vous êtes un nouveau lecteur et vous allez découvrir un univers que vous ne soupçonniez pas. Alors qu'il se trouve dans votre propre salle de bains ! Pour tous les autres, cette nouvelle édition remet les pendules à l'heure et vos connaissances à jour. Tout bouge si vite dans les cosmétiques. C'est de votre santé dont nous parlons, là. Elle le mérite, non ?

Anne Dufour
Directeur de collection

Les formules des cosmétiques sont susceptibles de toujours évoluer, aussi n'hésitez pas à nous faire part de vos remarques, de vos critiques, de vos découvertes, de vos témoignages, de vos interrogations sur certains produits cosmétiques pour nos prochaines éditions. Bref, parlez-nous de vous ! info@leduc-editions.com

Sommaire

Avant-propos

Quoi de plus beau pour un auteur que de constater que son livre a un véritable impact ! Comme me le montre notamment le courrier des lecteurs, *La vérité sur les cosmétiques* a fait réfléchir beaucoup de gens et les a incités à regarder de plus près les produits cosmétiques qu'ils utilisent.

Cette seconde édition tient compte du fait que, depuis la parution de ce livre aux Éditions Leduc en 2005, le domaine des cosmétiques a connu bien des mutations en ce qui concerne tant la législation que l'offre et l'évolution du marché. Parmi les changements enregistrés, on notera, par exemple, surtout en France, une importante progression du chiffre d'affaires dans le secteur des cosmétiques naturels et bio : en l'espace de quelques années seulement, celui-ci s'est transformé. Et d'autres changements se profilent déjà à l'horizon. Quelles en seront les conséquences ? Par rapport aux cosmétiques conventionnels, les produits cosmétiques naturels certifiés ont un avantage certain : ils reposent sur un cahier des charges spécifique qui précise bien ce qui est autorisé et ce qui ne l'est pas pour les produits naturels et bio. C'est un bon point de repère. Il n'en reste pas moins que le secteur des cosmétiques naturels est aussi un marché : il serait naïf de croire que tout ce qui y brille est en or.

Comme le prouve la législation sur les cosmétiques, le fait que les choses bougent de manière considérable n'est pas nécessairement positif. De plus en plus de substances cosmétiques qui pourraient avoir un effet néfaste sur la santé sont critiquées et, de ce fait, soumises à des contrôles et vérifications. Pour ne citer que quelques exemples, il y a eu des changements pour certains colorants pour cheveux, de nouvelles directives pour les produits solaires ont été publiées et certains ingrédients cosmétiques ont été frappés d'interdit. Cependant, les résultats obtenus à ce jour ne sont pas satisfaisants – ni pour la protection de la santé ni pour celle de l'environnement. Un exemple inquiétant de pollution par les ingrédients cosmétiques nous est donné par les récentes recherches sur la mort des récifs coralliens, due aux filtres solaires chimiques contenus dans les produits solaires. Comme on le voit, il reste encore beaucoup à faire.

En outre, il faut malheureusement constater que les consommatrices et consommateurs sont de plus en plus désorientés, en raison notamment du marketing des produits cosmétiques. Les consommateurs sont, par exemple, confrontés de plus en plus souvent à des messages du type : « Sans ceci, sans cela », ce qui ne les aide pas. Et plus la nature est au goût du jour, plus on met en avant les ingrédients naturels. Si la publicité n'est pas censée mentir, les experts en marketing ne se gênent pas pour louvoyer très habilement entre ce qui est autorisé et ce qui ne l'est pas. Facteur supplémentaire de perturbation : l'offre en produits est de moins en moins claire et transparente, surtout dans le domaine des produits antirides et anti-âge. C'est la raison pour laquelle vous trouverez dans cette nouvelle édition un chapitre sur ce sujet. La publicité sur les cosmétiques aime – forcément ! – jouer sur les émotions, et elle véhicule une rayonnante joie de vivre. Face à ces tentations, comment garder la tête froide ? Cette nouvelle édition veut contribuer à ce que vous puissiez vous faire une idée aussi précise que possible de la réalité pour vous permettre de choisir des produits cosmétiques qui feront vraiment du bien à votre peau et à vos cheveux. En complément, mon site et forum sur Internet vous permettra de vous informer davantage et de vous faire une opinion sur les produits que vous utilisez.

www.laveritésurlescosmetiques.com

L'énorme et fructueux marché des cosmétiques

Peut-on être bien dans sa peau lorsqu'on est tout pâle, mal coiffé et que l'on sent mauvais ? Pas vraiment. C'est pourquoi la plupart d'entre nous prennent les devants. Un coup d'œil dans les salles de bains et sacs à main permet de constater que l'hygiène et la beauté font partie de nos principales préoccupations. Les chiffres sont parlants puisqu'on arrive facilement à vingt produits de soins ou de beauté par foyer. Ces produits ont-ils tous l'effet bénéfique que les fabricants leur attribuent ?

La déclaration des composants garantit la transparence

L'industrie cosmétique protège les formules de ses produits comme le Saint-Graal. Les associations de protection des consommateurs ont dû lutter des années avec opiniâtreté avant d'obtenir enfin gain de cause : une décision de la Commission européenne contraint désormais les fabricants à dévoiler ce que cachent un bel emballage ou un slogan prometteur. Ainsi, le consommateur n'est plus obligé d'acheter les yeux fermés, mais peut étudier d'un œil critique où va passer son argent, et s'il risque sa peau.

La formule magique ouvrant les portes de la transparence se nomme « Déclaration INCI ». Désormais, tous les composants d'un produit cosmétique doivent être indiqués sur l'emballage (ou le contenant) par une terminologie commune à tous les pays de l'Union.

La majorité des produits de beauté sont plus que des « soins corporels », ils sont le symbole de l'espoir. Passé l'âge de 40 ans, on attend d'eux qu'ils comblent le fossé entre l'âge biologique et l'âge psychologique (qui indique comment l'on se sent dans sa peau).

La signification des termes INCI

Pour que « Le lexique des composants de A à Z », qui constitue la pièce maîtresse de ce livre, soit aussi complet, actuel et facile à utiliser que possible, j'ai prié mes amis de faire le tour de leur salle de bains en notant tous les composants indiqués sur les emballages (ou contenants) de leurs produits cosmétiques : laits nettoyants, shampooings, crèmes, maquillage.

Aucun ne refusa, mais plus d'un fut agacé dès le départ : « Ricinoleamido... j'arrive à peine à prononcer ce mot, et en plus, c'est écrit si petit qu'on a besoin d'une loupe. » Et c'est une triste réalité, rien n'est fait pour faciliter la tâche du consommateur qui veut s'informer. Sur certains produits de luxe très onéreux, la taille des lettres est même inférieure à celle des plus petits caractères de contrats et, qui plus est, le texte est placé sur un fond sombre qui le rend quasiment illisible. Par ailleurs, tous mes enquêteurs se heurtèrent à l'effet rébarbatif qu'engendrent les termes chimiques d'origine latine. Cependant, passé ce premier agacement, la curiosité l'emporta : « Qu'y a-t-il dans ce produit, cette crème vaut-elle son juste prix ? » Les résultats des contrôles effectués à l'aide de la liste de référence étaient surprenants et montraient que le consommateur a effectivement le choix : qu'il s'agisse de produits classiques ou de produits naturels (qui, eux non plus, ne tiennent pas toujours leurs promesses), les différences de qualité sont significatives.

Pas donné, le 0,001 % de rides en moins

Des crèmes extrêmement chères contenant des agents actifs révolutionnaires sont censées faire des miracles. La mention « lift » est à la mode et les arguments scientifiques utilisés par la publicité sont là pour prouver que la recherche fait bien son travail et pour justifier le prix élevé du produit.

« Le corps masculin, explique l'écrivain John Updike, trompe moins l'être humain qui l'habite que le corps féminin. S'il n'égale jamais sa grâce et son charme, il en tombe aussi de moins haut. Sa beauté rude résiste aux rides. »

Même si ces références scientifiques sont exactes, un coup d'œil plus approfondi fait disparaître, comme neige au soleil, les illusions concernant l'effet antirides, soi-disant nouveau et sensationnel. Il est évident que « 37 % de profondeur de rides en moins » évoque immédiatement pour nous un visage rajeuni et que, en comparaison, une crème ne promettant que 22 % de rides en moins nous paraît dépassée. Dans la réalité, la différence qu'offrent ces super-crèmes ne représente que 0,001 % de profondeur de rides en moins, une différence invisible au miroir grossissant (et a fortiori à l'œil nu), mais très sensible par contre au niveau du porte-monnaie. Il est surprenant de constater à quel point les produits cosmétiques sont proches les uns des autres, alors que les différences de prix, elles, sont très marquées. Le prix d'un flacon de gel douche de 100 ml, par exemple, peut aller facilement de 1,80 à 20 euros.

Pour connaître la composition exacte d'un produit, il est nécessaire de décrypter la déclaration INCI, ce qui n'est pas une tâche facile tant au niveau de la forme que du fond (comment savoir, par exemple, ce qu'est le PEG-4 Cocoamido MIPA Sulfosuccinate si l'on n'a pas fait d'études de chimie ?). Quoi qu'il en soit, le travail de l'Union européenne sur la déclaration INCI reste très appréciable car, muni des explications nécessaires (que vous trouverez à partir de la page 253), chacun d'entre vous, même le plus novice, peut déchiffrer ces hiéroglyphes. En outre, l'obligation de déclarer les composants nous a remis en mémoire ce qui confère réellement sa qualité à un produit cosmétique : ce ne sont pas les principes actifs mais bien l'excipient. Non seulement il représente 90 % ou plus du produit, mais sa qualité est primordiale. Un bon excipient soigne la peau et prévient les allergies.

Des exigences nouvelles

Il n'y a pas si longtemps que les choses ont commencé à changer. Les formules furent remises en question, certains composants interdits et d'autres découverts. Dans de nombreux cas, la croyance qu'un produit, s'il est autorisé, ne peut être mauvais, s'est révélée n'être qu'une belle illusion. C'est pourquoi les critères concernant les composants se basent maintenant sur les exigences minimales des associations de consommateurs. Ils concernent les substances douteuses pour la santé, les propriétés plus ou moins bénéfiques des composants, et les processus chimiques utilisés. Pourquoi, par exemple, employer des gaz de combat hautement toxiques pour fabriquer des cosmétiques ? Même s'ils sont neutralisés et ne représentent plus de danger pour le consommateur, n'est-il pas préférable de renoncer aux produits chimiques et à tous les procédés de fabrication agressifs ?

Le souci permanent d'améliorer la qualité

L'ingénieur H.-J. Weiland-Groterjahn, responsable du département Recherche et Développement du groupe Logocos (qui regroupe 6 marques dont Logona, Sante et Aquabio) est confronté tous les jours aux exigences que les concepteurs de formules cosmétiques doivent respecter. Nous l'avons chargé de superviser ce livre, en tant que conseiller spécialisé, et avons en grande partie fait appel à ses compétences pour juger les composants.

Depuis des décennies, les mouvements écologiques attirent l'attention sur les menaces qui pèsent sur l'être humain et la nature. L'homme s'interroge sur la notion de progrès et cette réflexion n'épargne pas le domaine des produits de beauté. « Le problème n'est pas tant de choisir entre la nature et la chimie, mais plutôt d'opter pour la qualité avant tout. Un exemple : aucun fabricant de cosmétiques, de quelque bord qu'il soit, ne peut employer une amande ou une fleur pure, bien qu'elles soient naturelles. Quant aux huiles ou extraits naturels, ils sont obtenus par des processus chimiques. On le voit, le cœur du problème, c'est ce que l'on entend par qualité. Le grand avantage de travailler au sein d'une entreprise de cosmétiques naturels qui innove est de pouvoir tout remettre en question pour chercher de meilleures solutions. » Les détracteurs de la déclaration INCI lui reprochent de ne pas représenter, elle non plus, une protection optimale pour le consommateur, et il est vrai qu'elle n'est pas parfaite. Mais il reste que la liste déjà très complète des composants – mais non encore exhaustive – est un instrument de travail important, et un repère précieux, surtout pour les personnes allergiques.

À notre époque où la peau est exposée à des agressions chaque jour plus nombreuses, et où nous accordons une importance toujours plus grande à l'apparence et à l'hygiène, l'entretien et la protection de la peau sont des sujets d'actualité. Pourtant le manque d'information est flagrant car même les médias s'intéressent peu à la réelle qualité des produits cosmétiques.

L'information donne le pouvoir, une chance à saisir

Quels que soient les produits, on enregistre des différences de qualité significatives. Vérifiez-le par vous-même à l'aide de ce livre qui vous fera faire de passionnantes découvertes et vous aidera à vous retrouver dans cet imbroglio de composants (si agaçant lorsqu'on est novice). L'irritation du départ fera place au plaisir de savoir. Comparer les cosmétiques grâce au « Lexique des composants », ne signifie pas, bien au contraire, renoncer à prendre soin de soi et à se maquiller à son goût, mais permet de le faire en connaissance de cause.

Le comportement des consommatrices influence de manière décisive la politique de développement de l'industrie cosmétique. Certains produits sont conseillés, d'autres non, et le consommateur, par ses choix, peut avoir un impact déterminant sur l'offre. Devenu consommateur critique et informé, il devient alors « consomm'acteur » !

Nous souhaitons que ce livre contribue à la transparence du marché pour que vous ayez la joie de pouvoir embellir votre peau et votre chevelure avec des produits de beauté dignes de ce nom.

CHAPITRE I

Les cosmétiques regardés à la loupe

Les fabuleuses promesses de la recherche

La conjoncture, c'est un fait, est favorable aux produits de beauté : saison après saison, de nouveaux produits de soins de la peau, soi-disant révolutionnaires, arrivent sur le marché. Des procédés de haute technologie, toujours plus sophistiqués, sont censés rendre possibles des miracles de beauté. Force mots frappants vous poussent à acheter ! La crème « Face Sculptor » et le « Line Lift Serum » d'Helena Rubinstein promettent, par exemple, « des traits réguliers sans chirurgie esthétique ». Des « principes actifs au pouvoir remodelant » se targuent de « raffermir les traits comme le ferait un lifting ». La cosmétologie a-t-elle réellement fait « un bond en avant » si phénoménal ? Le consommateur se trouve devant une offre étourdissante et n'a que l'embarras du choix.

D'après ce qui se trame dans les laboratoires des industries cosmétiques, tout laisse penser qu'on ne va pas tarder à pouvoir faire un pied-de-nez à la vieillesse. Chacun prépare d'arrache-pied une nouvelle révolution des soins corporels pour rester en tête dans la course à la concurrence.

Quel espoir les femmes mettent-elles dans la médecine du futur ? Une étude de l'Institut de Psychologie Rationnelle de Munich nous apprend que si 82 % d'entre elles souhaiteraient disposer d'un produit anticancéreux, 78 % aimeraient un produit empêchant la formation des rides, et 68 % un produit contre le vieillissement. La peur de vieillir est donc une préoccupation bien réelle et le souhait de meilleurs traitements contre les allergies (63 %) et contre la maladie d'Alzheimer (48 %) viennent seulement en 4e et 5e positions.

John Hegarty, chef de l'agence publicitaire Bartle Bogle Hegarty, maintes fois primée, risque un pronostic courageux : la publicité va devoir dire la vérité et les consommateurs vont se tourner vers les entreprises ayant une ligne de conduite éthique.

À la recherche de la fontaine de Jouvence

C'est le marin Ponce de Léon, un original, qui chercha le premier la fontaine de Jouvence dans les Caraïbes. En vain. Actuellement, les espoirs se tournent vers l'industrie cosmétique. Des expressions très prometteuses telles « enzymes réticulées, nanosphères, thalasphères, complexe cellulaire, coenzyme, technologie vitaminique, molécule anti-vieillissement », font rêver à une beauté d'une tout autre dimension. Les attentes qui en découlent n'en sont que plus disproportionnées : la beauté semble accessible à celui qui veut bien y mettre le prix. Une illusion bien coûteuse ! Et pour gonfler les chiffres d'affaires, de nouveaux démons sont inventés et brandis comme des épouvantails. « Un nouveau concept de maladie est né, qui prend deux formes : la cellulite et la vieillesse. Ce sont des problèmes créés de toutes pièces par l'industrie cosmétique », déclare Anita Roddick, la fondatrice de The Body-Shop, décédée en 2007. « Lorsque l'on atteint la cinquantaine, on a l'impression qu'il faut se soumettre à un traitement médical. Vieillir n'est plus considéré comme un processus naturel, mais comme un défaut auquel seuls les cosmétiques peuvent remédier. Quel tissu de mensonges ! »

65 MILLIARDS D'EUROS PAR AN POUR LES COSMÉTIQUES

L'Allemagne est le plus grand marché des soins corporels en Europe avec 11 713 milliards d'euros, suivie par la France (10 440), la Grande-Bretagne (9 993), l'Italie (8 793) et l'Espagne (7 442). Les Pays-Bas : 2 437, la Belgique et le Luxembourg : 1 720, la Suisse : 1 568, la Suède : 1 552, la Grèce : 1 344, l'Autriche : 1 291, le Portugal : 1 105, la Norvège : 1 022, le Danemark : 928, la Finlande : 758, l'Irlande : 567.

Source : COLIPA, Annual Report 2006

L'attrait des innovations cosmétiques

En matière de soins du corps, les besoins des consommateurs sont de plus en plus individualisés et l'exigence de performance toujours plus grande. « C'est la recherche d'efficacité qui prime, quel que soit le type de produits », constatent les fabricants. À qui la faute, pourrait-on leur rétorquer ? Qui a le premier promis haut et fort l'efficacité ? 90 % de ce matraquage viennent de la publicité : pour que les fabricants conservent ou augmentent leurs parts de marché, le consommateur est enseveli sous une avalanche de marchandises et de grands mots. Le bon prétexte pour cette escalade de promesses surfaites est que le fabricant qui ne suit pas reste sur le carreau. Compte tenu des attentes démesurées engendrées par un marketing forcené, les produits cosmétiques d'aspect plus modeste sont défavorisés. Les slogans publicitaires pseudo-scientifiques ou grandiloquents font beaucoup de tort aux tentatives plus sérieuses d'informer le consommateur. Mais il est très difficile d'inverser cette tendance et de nager à contre-courant.

Le succès des nouvelles crèmes repose souvent sur une recette très simple : un grand show publicitaire masquant un grand vide. Tambour battant, les campagnes publicitaires vantent leurs « nouveautés mondiales », même lorsqu'il ne s'agit que de silicone ou d'une pincée de vitamine C. Il ne leur reste plus qu'à protéger ces produits si précieux par un emballage clinquant, et le tour est joué : l'illusion est parfaite et le consommateur met la main à la bourse.

S'informer, c'est aussi se protéger

Le consommateur qui utilise des produits sans en connaître les effets met sa peau en danger et risque un jour de payer le prix de cette course folle à la beauté (toujours plus, toujours mieux, toujours plus efficace). De nombreuses personnes (38 %) ont une peau naturellement sensible et cela ne va pas en s'arrangeant.

Malgré les critiques justifiées concernant les pratiques commerciales de certains fabricants, les slogans publicitaires excessifs, les composants problématiques, et les prix élevés de certains produits, il faut se garder de mettre tout le monde dans le même sac.

Il faut croire que les experts en cosmétiques se frictionnent à la « lotion du profit » car toutes les promesses dont ils ont la bouche pleine n'ont qu'un seul objectif : faire des bénéfices. La proportion normale d'eau dans une crème est de 70 %, mais certains chercheurs ont réussi à atteindre les 80 à 90 %, tout cela pour l'argent.

La loi veut que l'indication des composants soit « facile à lire et placée à un endroit visible ». De nombreuses déclarations de composants sont *hors-la-loi*.

- Il existe de bons cosmétiques modernes offrant d'excellentes propriétés soignantes.
- Il y a des produits présentant un bon rapport qualité/prix et un descriptif objectif de leur action.
- On note des développements intéressants en matière d'agents actifs et d'excipients.

Le cadre juridique

La législation européenne sur les cosmétiques est née en 1976 et même les experts se découragent parfois aujourd'hui face à la jungle des directives et des modifications. Début 2008, l'Union européenne a tiré un bilan et abouti à la conclusion que : « Avec ses 55 amendements, la directive européenne sur les cosmétiques de 1976 était devenue un véritable «patchwork» sans terminologie cohérente ». C'est une réalité qui, de surcroît, a généré une formidable bureaucratie ! Dans le but d'harmoniser et de diminuer cette approche bureaucratique, la Commission européenne a proposé « de simplifier la législation européenne sur les produits cosmétiques : 27 actes de transposition nationaux représentant plus de 3 500 pages seront donc remplacés par un seul et unique règlement ». Les bonnes intentions seront-elles suivies de faits ? Cela reste à voir. Il arrive souvent que, malgré les velléités d'apporter une amélioration, les administrations perdent de vue le but poursuivi.

Cependant, l'une de ces multiples modifications représente un grand pas en avant vers plus de transparence :

Depuis le 1er janvier 1998, le 6e décret modificatif de la Commission de l'Union européenne rend obligatoire la déclaration des composants en se basant sur le système européen INCI (**I**nternational **N**omenclature of **C**osmetic **I**ngredients).

Le système INCI protège l'acheteur

L'obligation de déclarer les composants participe de la protection du consommateur, si tant est que celui-ci prenne la peine de s'informer en jetant un coup d'œil dans les coulisses de la cosmétologie. Bien que la chimie soit une discipline complexe, étudier et juger ce qui fait un bon produit pour la peau ou les cheveux est à la portée de tout un chacun.

Un cosmétique n'a pas le droit de traverser la peau ? Les exemples développés plus loin des parabènes retrouvés dans des cancers du sein ou des éthers de glycol montrent bien que la peau n'est pas, comme on l'a longtemps cru, une frontière étanche pour beaucoup de composants des cosmétiques qui la franchissent allègrement.

Un ensemble de lois, réactualisées en permanence, a pour but de contrôler la qualité des cosmétiques d'un point de vue sanitaire. Ces dernières années, un nombre important de nouveaux règlements sont entrés en vigueur. Désormais, ces décisions ne sont pratiquement plus prises à l'échelle nationale : de fait, la législation concernant les produits de beauté est du ressort de l'Union européenne.

Ce qui est autorisé et ce qui ne l'est pas

Seuls les produits utilisés sur la peau et n'ayant pas de vertus curatives peuvent entrer dans la catégorie des cosmétiques. Ces derniers se différencient des médicaments dans la mesure où ils ne peuvent en aucun cas avoir d'action thérapeutique. Ils n'ont pas le droit non plus de pénétrer dans le système sanguin. Afin d'éviter les effets secondaires indésirables, les substances ayant une action en profondeur, comme les médicaments, ne peuvent être employées comme principes actifs dans les cosmétiques. Par ailleurs, les cosmétiques (et autres substances utilisées dans les produits de soins) qui présentent un risque pour la santé sont interdits sur le marché.

Cependant, bon nombre d'experts pensent que les législateurs ne donnent pas suffisamment suite à leurs bonnes intentions car ils autorisent certaines

Les personnes souffrant d'allergies aux composants de certains cosmétiques devraient veiller à actualiser leur carnet d'allergies. La déclaration obligatoire des composants est une bonne chose pour eux car elle leur permet de repérer sur l'emballage les allergènes auxquels ils sont sensibles.

substances sans être totalement convaincus de leur innocuité. Selon de nombreux spécialistes, la liste des substances non autorisées en cosmétologie mériterait bien d'être substantiellement allongée.

Ce que la loi interdit clairement

- Seule l'utilisation de quelques groupes de composants est limitée de manière relativement explicite par la loi sur les cosmétiques.
- Pour les colorants, les conservateurs et les filtres solaires, seuls les produits énumérés dans une liste positive sont autorisés. Les colorants capillaires qui, pendant longtemps ne connurent aucune restriction, sont désormais soumis à un processus de contrôle. L'industrie doit fournir des dossiers pour les substances qu'elle veut employer. Ils sont étudiés pour décider si le colorant peut passer du statut de « provisoirement autorisé » à « autorisé ». Quant aux substances non documentées, elles sont automatiquement considérées comme « interdites ».
- Certaines substances sont soumises à des restrictions d'utilisation, d'autres ne peuvent être utilisées que si l'emballage ou la notice comporte une mise en garde du consommateur.

Avantages et inconvénients de la déclaration INCI

Les consommateurs avaient déjà beaucoup gagné avec l'obligation de déclarer la composition d'un cosmétique et d'énumérer les composants. Mais des améliorations étaient nécessaires dès le début et la critique des insuffisances de la déclaration a fait son effet. Une des critiques de la terminologie INCI porte sur le fait que les substances naturelles ne sont pas aisément identifiables puisqu'elles portent les noms botaniques choisis par le grand médecin naturaliste suédois Carl Linné (1707-1778).

La nomenclature CFTA aurait été plus compréhensible, étant donné que le terme « Jojoba Oil », par exemple, est facile à comprendre, même pour un novice, ce qui n'est pas le cas de « Simmondsia

Chinensis » dans la terminologie INCI. Il a été critiqué – en particulier par les fabricants de cosmétiques naturels – que la déclaration INCI ne contienne que les noms des produits de départ. En effet, sous l'appellation Prunus Armenica (abricot), on ne pouvait pas savoir exactement ce qui avait été utilisé : s'agissait-il d'un extrait huileux ou aqueux, ou d'une poudre ? Quelle partie de la plante avait été utilisée pour l'obtenir ? Ceci a changé. Des composants végétaux, comme l'aloe vera (Aloe Barbadensis) ou le jojoba (Simmondsia Chinensis), apparaissent maintenant différemment dans la déclaration selon qu'ils sont présents sous forme d'huile, d'extrait, de poudre, ou autre. Un ingrédient provenant de l'amande peut donc apparaître sous les dénominations : Prunus Amygdalus Dulcis Extract, Prunus Amygdalus Dulcis Meal, Prunus Amygdalus Dulcis Oil, Prunus Amygdalus Dulcis Protein ou Prunus Amygdalus Dulcis Seed Extract.

Instructions concernant la déclaration des composants

Les composants doivent être répertoriés sur l'emballage ou sur la notice d'accompagnement, dans un ordre et sous une forme prédéterminés.

- L'ordre dépend de la concentration, les composants principaux se trouvant au début. Ce sont les premiers composants indiqués (de quatre à huit) qui constituent le gros du produit. Quant aux substances représentant moins de 1 %, elles sont énumérées dans le désordre. C'est ainsi qu'un principe actif représentant 0,003 % peut se trouver avant un composant qui représente 0,99 % du produit.
- Les colorants se trouvent en fin de liste sous la dénomination CI (Color Index) suivie d'un nombre de 5 chiffres correspondant au numéro d'indexation des couleurs. Pour les produits de maquillage vendus en différentes nuances, tous les colorants entrant en ligne de compte sont indiqués entre crochets, comme par exemple : [+/- CI 15580, CI 18965] etc. Le signe +/-

La toxicologie est la science des poisons et des empoisonnements. D'origine grecque, le terme « toxine » désignait les poisons d'origine animale ou végétale agissant comme antigènes.

signifie que ces colorants ne sont peut-être pas tous dans un seul et même produit.

- Dans certains cas particuliers, le fabricant peut obtenir un code secret pour un composant. Dans ce cas, un code à 7 chiffres figure sur la déclaration.

La 7e Directive européenne sur les cosmétiques, une protection supplémentaire pour le consommateur

- **L'accès à l'information**

  Depuis septembre 2004, de nouvelles mesures accordent au consommateur un droit à l'information plus étendu.

  Il peut obtenir, à sa demande, des indications détaillées sur la composition d'un produit.

  De plus, le fabricant est tenu de donner des indications supplémentaires sur d'éventuels effets secondaires désagréables. Il s'agit d'effets secondaires considérés comme scientifiquement prouvés. On entend par là en premier lieu les réactions allergiques et les démangeaisons susceptibles d'affecter la peau ou les yeux.

  Ces indications doivent être facilement accessibles au public.

  À l'adresse http ://www.european-cosmetics.info, on trouve un répertoire de noms/adresses de fabricants de cosmétiques et d'organisations de la branche cosmétique.

- **Nouvelle réglementation concernant le temps de conservation minimum**

  Pour un produit de beauté ayant une durée d'utilisation de plus de 30 mois, on n'indiquera pas de date limite d'utilisation mais plutôt ce que l'on appelle « la période de stabilité », exprimée en mois. Elle représente le temps pendant lequel on peut consommer le produit après ouverture.

  Reste à savoir pourquoi les responsables de cette nouvelle charte n'ont pas prévu l'indication de « la période de stabilité » dans le cas des produits se conservant moins de 30 mois.

➢ Pour chaque formule, un dossier de sécurité

La réglementation du 1er juillet 1998 concernant la nocivité ou l'innocuité des produits cosmétiques contribue, elle aussi, de façon efficace à protéger le consommateur. Elle oblige les fabricants à fournir à l'autorité responsable un dossier complet sur chaque cosmétique. Il comprend les composants (terminologie INCI) avec la mention de leur pourcentage exact, la liste des matières premières, chacune d'elles étant accompagnée d'un document sur les risques éventuels encourus, le cahier des charges du fabricant, etc. Pour une crème de 10 à 20 composants, ce dossier peut atteindre l'épaisseur d'un classeur A4. Les grandes firmes cosmétiques confient cette tâche à des collaborateurs qualifiés, seuls habilités à juger de l'innocuité d'un produit. Les petits fabricants s'adressent de leur côté à un organisme extérieur homologué afin d'obtenir le certificat obligatoire.

On entend par pouvoir mutagène, la capacité de provoquer des changements génétiques. Le pouvoir cancérogène est la capacité de déclencher un cancer. La toxicité indique l'éventuelle présence de substances toxiques (poisons), leurs propriétés et leurs effets.

Ces contrôles de sécurité ont pour but d'écarter les substances douteuses sur le plan toxicologique, et d'éviter les interactions indésirables entre les matières premières employées (pouvant, par exemple, provoquer la formation de nitrosamines cancérigènes). Comme l'explique H.-J. Weiland-Groterjahn, ingénieur diplômé : « D'un point de vue toxicologique, toute substance dont on n'a pas prouvé l'innocuité par expériences sur les animaux est considérée comme douteuse. L'une des premières étapes de cette recherche est le test sur les propriétés mutagènes (Ames Test) qui permet de mesurer le pouvoir cancérogène d'une substance. Ensuite, conformément à la loi sur les produits chimiques, il faut, avant d'autoriser le produit, mesurer la toxicité directe par ce que l'on appelle une DL 50. »

Cette dénomination si anodine évoque la longue agonie des animaux testés : elle indique que la dose mortelle (létale) de cette substance tue 50 % des animaux d'expérience. Le problème est que, si ces tests sont systématiquement mis en place pour les substances chimiques, il n'en va pas de même des matières premières d'origine végétale. La réglementation dessert les fabricants de produits (entièrement ou partiellement) à base de plantes qui jusqu'ici pouvaient se servir très librement dans la nature. Et comme les tests sont très onéreux, la recherche commence par les matières végétales pour lesquelles on dispose déjà d'une estimation de la toxicité.

Les plantes entrant dans la composition des produits pharmaceutiques, elles, sont déjà testées. Pour chacune d'entre elles, doit être établie une monographie positive, condition *sine qua non* pour être autorisée. Par contre, de nombreuses substances naturelles employées dans les cosmétiques n'ont pas été testées du point de vue de la toxicité. Il est pourtant dans l'intérêt du consommateur, avant qu'il ne les utilise, qu'on s'assure qu'elles ne sont pas dangereuses, et qu'on établisse précisément quels sont leurs effets positifs.

La plupart des ingrédients naturels ne peuvent être utilisés à l'état pur. Ils doivent d'abord être préparés, soit sous forme d'huiles essentielles, soit sous forme d'extraits (poudre, extrait aqueux ou alcoolique). Ces extraits ont des qualités très différentes les uns des autres.

Les composants d'origine végétale doivent aussi être testés

L'évaluation de la conformité aux normes de sécurité est une affaire lucrative. Seuls les spécialistes ayant les qualifications requises (en pharmacie, toxicologie, médecine, dermatologie, chimie alimentaire ou chimie) peuvent délivrer ces certificats. Malheureusement, des scientifiques, pourtant soucieux d'obtenir des résultats clairs, ne réussissent pas à s'accorder sur l'innocuité ou la nocivité de certaines substances. Les fabricants, quant à eux, choisissent leurs experts en fonction de leur intérêt : les uns optent pour ceux n'ayant pas d'a priori négatif contre les substances végétales, les autres pour ceux partisans de la chimie cosmétique traditionnelle. Les scientifiques sérieux, spécialisés dans les substances naturelles, ne remettent pas en question le fait que ces dernières peuvent comporter un risque potentiel et doivent être étudiées.

REACH : la nouvelle réglementation européenne sur les substances chimiques

Les trois ans de lutte pour arriver à une réglementation communautaire sur les substances chimiques illustrent bien le peu de cas que l'on fait de la protection des consommateurs. Cette loi, entrée en vigueur en 2007, est connue sous le sigle REACH (Registration, Evaluation and Authorization of Chemicals). Les discussions sur REACH ont fait prendre conscience à un large public que, parmi les quelque 100 000 substances chimiques de l'Union européenne, 95 000 ne sont pas du tout ou pas suffisamment étudiés.

La nouvelle loi sur les substances chimiques apportera-t-elle plus de sécurité au consommateur ? Colipa, l'interprofession européenne de l'industrie cosmétique, a salué REACH et a formulé le souhait que la nouvelle loi puisse contribuer à augmenter la confiance des consommateurs vis-à-vis des produits cosmétiques. Bien entendu, REACH est un début, mais le compromis de loi adopté fait de larges concessions aux intérêts de l'industrie chimique.

En effet, d'une part, REACH ne concerne que 30 000 substances chimiques, et pour 20 000 d'entre eux les exigences des tests ont été fortement diminuées au cours de l'élaboration de la loi ; d'autre part, un objectif important n'a pas été atteint : celui de faire pression sur l'industrie afin que les substances problématiques soient remplacées, et que soient recherchées plus activement des solutions qui aillent dans le sens de l'environnement et de la santé.

La réglementation adoptée permet encore que des substances chimiques cancérigènes, entravant la fertilité ou ayant un impact sur les hormones, puissent être utilisés, alors que des substances de remplacement sûres existent. L'emploi de telles substances reste autorisé si les fabricants peuvent garantir une gestion ap-

propriée des risques encourus. Mais qui contrôle si les risques sont contrôlables ? Personne, car cela n'est pas contrôlable.
Ce qui va changer avec REACH ne sera visible que dans 15 ans environ, le temps que les missions fixées par la loi soient remplies. Selon les organisations protectrices de l'environnement ou des consommateurs, il reste encore beaucoup à faire. D'une part imposer que la loi soit appliquée de manière optimale dans l'intérêt et la sécurité du consommateur, et d'autre part s'engager dans l'amélioration et l'élargissement de cette réglementation !

Une échappatoire à la transparence : si une demande de traitement confidentiel est dûment justifiée, les autorités attribuent un numéro secret au composant concerné. Ce moyen de se dérober est déjà assez répandu et l'on voit se profiler une série de nouveaux produits dont une partie de la composition se cache sous un numéro.

Personne ne veut dévoiler ses cartes

Dans les coulisses de la branche « produits de beauté », se livre un combat sans merci. La plupart du temps, ce sont les lois qui courent après la dynamique du marché. Les fabricants utilisent constamment des substances non autorisées et profitent de la zone d'ombre entre le permis et le pratiqué. Dans les cas les plus positifs, il peut s'agir de conservateurs doux, dans les cas plus critiques, ce sont des substances qui se révèlent nocives pour la santé. Placées devant le fait accompli, les autorités commencent par accorder une autorisation provisoire, puis le processus de recherche de données scientifiques se met en marche avant que l'autorisation définitive puisse être délivrée.

S'il n'en allait pas de sa propre santé, le consommateur pourrait considérer cette lutte acharnée avec un haussement d'épaules. Mais il a besoin de la protection de la loi s'il ne veut pas servir de cobaye. La question de savoir quels dégâts un produit peut faire doit être abordée avant de lancer le produit et non après. Les fabricants ne se donnent pas beaucoup de mal pour faire enregistrer les substances non encore autorisées et ce jeu du chat et de la souris s'explique par le fait que : « Ce que la concurrence ne sait pas, ou n'utilise pas encore, est un avantage. » On garde secrètes les nouveautés le plus longtemps possible, on les protège par des brevets ou on les dissimule sous des codes. L'avenir nous dira si cette codification prévue pour les cas exceptionnels n'est pas en passe de devenir une échappatoire légale pour se soustraire à l'obligation de déclaration des composants. Ce sont les instances responsables de chaque pays membre de l'Union qui décideront s'il faut privilégier les fabricants et leur besoin de confidentialité, ou les consommateurs. Ces derniers ont intérêt à une transparence maximale et, pour eux, les combinaisons de codes du genre 600355 D ou ILN 5760 à la fin d'un produit ne sont jamais de bon augure.

Pour chaque produit cosmétique, il faut envoyer certaines informations à COLIPA, l'office central européen de toxicologie. Cette instance a mis au point des formules-types indiquant les proportions d'ingrédients. Les fabricants peuvent y faire référence si leur produit entre dans le cadre fixé.

La protection du consommateur, cinquième roue du carrosse

La branche « produits de beauté » bouge beaucoup. Nombre de colorants, conservateurs et produits solaires ont été ou sont actuellement soumis à des examens de plus en plus poussés. Certaines substances ont été interdites et de nouvelles réglementations ont été adoptées concernant les performances qu'un produit est censé apporter. Cette dernière remarque concerne les produits solaires qui, désormais, doivent également garantir un certain niveau de protection contre les UVA (voir page 132).

Si vous voulez de plus amples informations sur certains produits cosmétiques ou sur d'éventuels effets négatifs, des informations sur les fabricants et les importateurs sont disponibles sur internet à l'adresse suivante : www.european-cosmetics.info

D'un côté, les défenseurs des consommateurs et les législateurs, de l'autre, l'industrie cosmétique. Les nouvelles réglementations entraînant la modification de la formulation de certains produits ont de lourdes conséquences pour les fabricants de cosmétiques concernés, dans le domaine financier notamment.

Dans la lutte qui vise à défendre davantage la sécurité des consommateurs, les associations et le législateur ne sont pas toujours du même bord.

Bien au contraire ! Généralement, les nouvelles réglementations – compromis entre les fabricants et les législateurs – sont tout sauf satisfaisantes, selon les consommateurs. De plus, les rouages de la législation tournent très lentement. Et tant que rien n'a été décidé, tout reste comme avant. C'est ainsi que l'examen des colorants capillaires traîne déjà depuis des années. Les délais accordés à l'industrie sont régulièrement prolongés, au grand désavantage du consommateur.

Par ailleurs, l'objectif de l'industrie de commercialiser ses produits à l'échelle mondiale va se heurter aux conceptions européennes de protection du consommateur. Un fabricant de cosmétiques qui veut vendre ses produits au Japon, en Russie et dans tous les coins du monde, doit tenir compte des réglementations spécifiques de chaque pays. Or, celles-ci sont en partie très différentes de celles de l'Europe, comme l'illustrent les exigences concernant la conservation. Des substances qui ne seraient pas nécessaires dans l'espace européen vont donc être introduites dans les produits uniquement parce qu'elles sont demandées ailleurs. Officiellement, ces substances sont également autorisées chez nous mais, d'un point de vue sanitaire, elles sont nettement plus problématiques que d'autres.

L'expérimentation sur les animaux est également à mettre en rapport avec la mondialisation. L'une des raisons pour lesquelles les expérimentations sur les animaux sont maintenues, c'est qu'elles sont obligatoires dans certains pays. C'est le cas, par exemple, des États-Unis, du Japon et de la Russie où l'on doit fournir un certificat d'innocuité s'appuyant sur des expérimentations animales afin obtenir l'autorisation pour importer des produits cosmétiques.

Les tests sur les animaux de laboratoire continuent

Même si les tests sur les animaux en rapport avec les produits cosmétiques ont été restreints de plus en plus depuis les années 80, le thème de l'expérimentation sur les animaux échauffe encore les esprits, et non sans raison. Pourquoi ? Parce que la loi sur les produits chimiques, le décret sur les substances dangereuses et autres réglementations nationales ou européennes exigent la présentation de résultats provenant de tests sur les animaux pour la procédure de déclaration des nouvelles substances qui, la plupart du temps, sont des substances chimiques de synthèse. Cela signifie que les nouvelles substances doivent être testées sur les animaux. En matière de cosmétiques, une nouvelle substance ne peut alors être employée que si son innocuité a été testée sur les animaux ou par des méthodes de tests alternatives, si cela est possible.

Après de longues délibérations, *l'Organisation de Coopération et de Développement Économique (OCDE)* a reconnu quatre méthodes de tests toxicologiques ne faisant pas appel à l'expérimentation sur les animaux, qui pourraient donc devenir obligatoires. Cependant, aux dernières nouvelles la suppression totale des tests sur animaux pour les substances entrant dans les cosmétiques, n'est pas prévue avant le printemps 2009.

Le gouvernement français a porté plainte contre le consensus minimum voté par le Parlement européen et le Conseil européen en 2003, stipulant une interdiction des tests sur les animaux. Cette plainte a été refusée le 24/05/2005.

Ce qui signifie qu'une interdiction de tests sur les animaux pour la fabrication des cosmétiques avec portée européenne sera en place à partir de 2009 et que l'interdiction de la commercialisation de cosmétiques testés dans des pays-tiers entrera en vigueur à partir de 2013.

Aujourd'hui, un fabricant ne peut se servir de la mention « produit cosmétique non testé sur les animaux » pour se faire de la publicité que s'il est avéré que « ni lui ni ses fournisseurs n'ont mené, ni ordonné, d'expérimentation sur des animaux pour ce produit (ni ses échantillons), ni n'ont utilisé de composants testés par d'autres sur les animaux en vue de développer de nouveaux produits. » Concrètement, cela signifie qu'avant d'affirmer qu'un produit n'a pas été testé, il faut pouvoir prouver qu'aucun de ses composants ne l'a été par qui que ce soit au monde. Or, ceci est pratiquement infaisable.

CHAPITRE II

Les soins du visage

La protection de la peau, base de tous les soins

Certaines personnes utilisent peu ou pas de cosmétiques et ont cependant une très belle peau. Pourquoi ? Est-ce ainsi, bien qu'elles n'en utilisent pas ou est-ce justement parce que qu'elles n'en utilisent pas ? Cette question vise à illustrer que certaines vérités fondamentales sont tombées dans l'oubli, étant donné que les cosmétiques jouissent dans notre société moderne d'une haute considération. Par exemple, le fait que notre peau soit un organe vraiment résistant, tout aussi capable d'autonomie que les autres organes. La peau s'entretient elle-même et n'est en aucun cas à considérer comme un « malade chronique » devant être en permanence traité par des cosmétiques.

L'établissement « Royal Edinburgh Hospital » a examiné 3 000 femmes qui paraissaient dix ans de moins que leur âge, et les ont comparées à des femmes qui « faisaient bien » leur âge. Résultat de l'étude : celles qui étaient restées jeunes se nourrissaient de manière équilibrée, faisaient du sport, ne fumaient pas, s'exposaient peu au soleil et réagissaient plus calmement au stress.

Dans l'idéal, la peau n'a besoin d'aucune aide extérieure. Elle se renouvelle constamment, se protège et protège tout le corps grâce à un outil extrêmement efficace : le film hydrolipidique. Si ce film hydrolipidique est intact, notre peau est belle, saine et résistante. Un malade qui prend un médicament le paie parfois par des effets secondaires et certains pensent qu'être en bonne santé – tout comme être beau – justifie de prendre des risques.

- Une personne s'adressant à un chirurgien esthétique pour un lifting ou une liposuccion n'a d'autre choix que d'accepter un véritable risque : le risque opératoire.
- Inutile de prendre des risques en matière de crèmes et autres produits de soin de la peau puisqu'il est possible de renoncer aux substances problématiques, sans renoncer le moins du monde à la qualité. Aucune bonne crème, efficace, ne nécessite la présence de composants problématiques.
- Autre point fondamental, la fixation que nous faisons sur les cosmétiques fait presque basculer dans l'oubli le meilleur de tous les moyens pour devenir belle : j'entends par là un mode de vie sain !

Le secret d'une belle peau : une alimentation équilibrée

Le processus naturel de vieillissement de la peau veut que celle-ci devienne plus fine, se réhydrate moins bien, perde en élasticité, se ride et se régénère mal. Ces phénomènes peuvent apparaître plus tôt chez les personnes dont la peau subit des agressions répétées. Mais les principaux facteurs de risques peuvent être éliminés assez aisément.

La bonne vieille huile de foie de morue est source de vitamine D, une vraie mine de beauté pendant les pâles hivers. Elle facilite la fixation du précieux calcium, alors que le café, le thé et l'acide oxalique l'entravent.

Imaginons que le concept de soin soit une balance à deux plateaux. D'un côté, on trouve tous les produits de soins externes qui garnissent les salles de bain. De l'autre, les soins internes (c'est-à-dire veiller à avoir un bon apport en substances nutritives et éviter de prendre des risques). Le second plateau, de loin le plus important, est presque tombé dans l'oubli. Une armada de produits – soi-disant miracles – à se passer sur la peau, a conduit la cosmétologie interne aux oubliettes. Pourtant, aucune crème ne peut compenser le manque de tonus interne : pour rester jeune et avoir un métabolisme sain, il faut consommer suffisamment de substances nutritives.

À l'encontre de toutes les promesses publicitaires, les meilleurs produits de beauté sont encore les fruits et légumes, et autres aliments frais. Dans son livre *Peau, cheveux et cosmétiques*, le Professeur Eberhard Heymann insiste bien sur le fait que la peau ne peut être nourrie que par les substances nutritives que transporte le sang.

De nombreuses carences s'expliquent par une insuffisance de vitamines et s'accompagnent de problèmes de peau. La solution de facilité qui consiste à s'enduire de vitamines est loin d'avoir fait ses preuves. Seule l'ingestion de vitamines peut soigner une peau qui manque de substances nutritives constitutives et protectrices des cellules. Certaines vitamines présentes dans les cosmétiques peuvent avoir une action complémentaire, mais elles ne peuvent en aucun cas remplacer la ration alimentaire quotidienne de ces substances vitales indispensables.

➢ Les vitamines : une cure de beauté extraordinaire

Les vitamines A, D, E et K sont liposolubles. Prises en quantité trop importante, elles sont stockées par le corps, ce qui n'est pas sans danger. Une surdose de vitamine A, par exemple, peut endommager le foie. C'est pourquoi il est conseillé de ne pas abuser des compléments en vitamines. Par contre, une surdose par l'alimentation est rarissime. Quant au surplus de vitamines hydrosolubles, comme les vitamines B (B1, B2, B6, niacine, acide pantothénique, acide folique, biotine, B12) et la précieuse vitamine C, il est éliminé sans problème par voie urinaire.

- La peau est une barrière contre les agents pathogènes. Sans vitamine A les cellules protectrices

C'est dans la salade, les épinards, les produits laitiers, le jaune d'œuf, les tomates, les poivrons, les oranges et le cresson que l'on trouve la vitamine A, si précieuse pour la peau. Pour que le bêtacarotène, précurseur de la vitamine A, puisse être fixé par le corps, il faut consommer les carottes cuites avec un filet d'huile d'olive.

abandonnent, se racornissent et cessent leur production d'anticorps. À l'état pur (rétinol) ou sous forme de précurseur (bêtacarotène), la vitamine A stimule la régénérescence des cellules et rend la peau lisse. Elle encourage les cellules fatiguées à se diviser régulièrement. De jeunes cellules se reforment, redonnant vitalité et résistance à la peau. Le bêtacarotène est également la meilleure protection interne naturelle contre le soleil.

- La peau est l'un des piliers du système immunitaire, toujours prêt à intervenir. Indispensable au bon fonctionnement des cellules protectrices, la vitamine C joue un rôle décisif qui va bien au-delà de son effet bénéfique sur la peau (constitution des fibres de collagène, fermeté de la peau et des tissus conjonctifs, cicatrisation).
- La vitamine E protège les cellules des radicaux libres qui les agressent et fragilisent le système immunitaire. Elle joue un rôle prépondérant dans la protection cutanée.

CINQ PORTIONS DE FRUITS ET DE LÉGUMES PAR JOUR

Pendant des années, des personnes, soucieuses de leur santé, se sont référées à des tableaux qui préconisent une dose exacte pour tel ou tel vitamine ou élément minéral. S'assurer d'un bon équilibre alimentaire devenait ainsi un jeu d'enfant ; des suppléments alimentaires (vitamines et éléments minéraux) profitaient d'un véritable boom et sont aujourd'hui en vente partout. Des études récentes font réfléchir et nous obligent à revenir radicalement sur nos positions.

Il a été largement démontré, par les résultats de différentes études, que les vitamines et les minéraux sont une véritable bénédiction pour la santé et la beauté.

Une question reste néanmoins ouverte : quel élément agit de quelle façon et sous quelle forme ?

Des fruits et des légumes contiennent – en dehors d'éléments végétaux essentiels comme les vitamines, les minéraux et les fibres – d'autres substances protectrices, que l'on dénomme « éléments

végétaux secondaires ». Les caroténoïdes, flavonoïdes, glucosinolates, acides phénoliques, phytostérol, phytœstrogènes et sulfides font partie de ces éléments végétaux secondaires. Est ce qu'il suffit d'absorber des éléments isolés d'un fruit ou d'un légume ?
La Fédération allemande de l'alimentation « Deutsche Gesellschaft für Ernährung (DGE) » répond clairement non à cette question en avançant les résultats de leur dernier rapport sur l'alimentation (2004).
La raison de ce « non » est la suivante : en l'état actuel personne ne sait exactement à quoi attribuer l'effet positif sur la santé. Peut-être que ce sont les éléments végétaux secondaires qui entrent en interaction. À moins qu'ils ne développent leur capacité de protection uniquement s'ils sont consommés en combinaison avec des vitamines, des minéraux ou des fibres, présents dans les fruits et légumes.
La DGE constate que : « Il n'y a pas d'alternatives aux fruits et légumes aujourd'hui. Les fruits et les légumes – incluant les légumineuses et céréales complètes – devraient constituer la base de notre alimentation. » Ni les compléments alimentaires avec des extraits isolés ou combinés d'éléments végétaux secondaires, ni les compléments alimentaires à base d'extraits de fruits ou de légumes, ne sont une alternative à la consommation quotidienne de 5 portions de fruits et de légumes par jour (sous forme crue ou cuite).
Ce qui signifie concrètement : 3 portions (ou 400 g) de légumes et 2 portions (250 g) de fruits par jour. Pour agir en faveur de la beauté, il faudrait donc régulièrement intégrer dans son alimentation les éléments suivants : du jus de carotte, du beurre, des œufs, du lait, des légumes crus, de la mâche, des blettes et des épinards. Ces aliments fournissent de la vitamine A/bêtacarotène, essentielle pour une peau jeune. Les pommes, les fruits rouges, les pommes de terre, les poivrons, la choucroute et le chou vert sont également tous bénéfiques pour la peau. De l'huile végétale (première pression à froid) en vinaigrette, du jaune d'œuf, des céréales complètes, du brocoli sont des éléments riches en vitamine E et peuvent freiner le processus de vieillissement des cellules. En respectant la règle d'or de « cinq par jour », vous couvrez vos besoins en « activateurs naturels de beauté » et posez les bases optimales pour une vie saine.

De plus, vous vous épargnez le tracas de penser à un éventuel sous-dosage en vitamines et minéraux, car le besoin quotidien est parfaitement couvert avec une alimentation équilibrée.

➢ Oligo-éléments et minéraux

Le sucre raffiné est un incroyable consommateur de vitamines et d'énergie. Pour contribuer à l'embellissement de sa peau, il faut réduire sa consommation de sucre et augmenter celle de vitamines.

- Une peau fatiguée et flétrie est souvent le signe d'une carence en zinc. Et lorsque nous disons que les soucis nous donnent des cheveux blancs, ce n'est pas une simple métaphore : la colère puise dans les réserves de zinc. Or, celui-ci ralentit le grisonnement des cheveux.
- Le sélénium est efficace contre les radicaux libres qui endommagent les cellules, fait briller la chevelure et maintient les ongles et les cheveux en bonne santé.
- Le corps a besoin de fer pour transporter l'oxygène nécessaire aux cellules de la peau et des cheveux. Mais l'organisme ne traite pas tous les apports en fer de la même manière. Le fer d'origine végétale est moins bien absorbé que celui d'origine animale. Le fer des légumes pourra être exploité s'il est consommé avec du poisson ou de la viande. En consommant des légumes riches en vitamine C ou en buvant un verre de jus de fruit, on améliore la fixation du fer des végétaux.

Éviter de surmener sa peau

Bien vieillir en gardant l'air jeune, ou faire plus que son âge, dépend aussi de ce que l'on fait subir à sa peau. Disons-le franchement, notre peau paie nos écarts. Elle vieillit prématurément si nous ne la ménageons pas. Alors que les petites traces de fatigue disparaissent après un bon soin, les autres laissent des traces profondes et irréparables.

➤ Facteur de stress numéro un, l'abus de soleil

En quantité raisonnable, la lumière et le soleil sont un bienfait pour la peau et remontent le moral. En revanche, l'abus de soleil ne pardonne pas : la peau vieillit impitoyablement. Dans le pire des cas, l'envie irrésistible de soleil se paie par un cancer de la peau. Même les indices de protection très élevés ne sont pas une garantie suffisante. En ne pensant qu'à bronzer et en prenant des bains de soleil prolongés pendant les vacances, nous compromettons irrémédiablement la beauté, la santé et la jeunesse de notre peau. Les dégâts sont cruellement visibles passée la quarantaine.

Non seulement le soleil rend la peau vieille et flasque mais il provoque la formation de taches de pigmentation sur le visage, le cou et le décolleté. Il accentue les grains de beauté et les angiomes et favorise leur multiplication. En ce qui concerne l'acné, il a tout d'abord un effet bénéfique suivi quelques semaines plus tard de nouvelles poussées importantes de boutons.

Les mécanismes naturels de protection de la peau luttent contre les effets nocifs du soleil. Ils empêchent que les rayons UV ne pénètrent jusqu'aux couches profondes de la peau et assurent un bronzage sain.

- La peau s'épaissit naturellement, formant une couche cornée protectrice. Ce phénomène n'a pas le temps de se mettre en place si l'on reste trop longtemps au soleil après une période sans exposition. C'est la raison pour laquelle les spécialistes conseillent d'habituer la peau progressivement, et à petite dose, au soleil. Si on lui en laisse le temps, l'épiderme s'adapte parfaitement bien.
- La peau repousse les rayons ultraviolets en produisant un surplus de mélanine (le pigment brun qui colore la peau). Mais la production de mélanine demande plus de temps chez les Nordiques, à la peau très pâle, que chez les gens du sud, à la peau mate.
- La riposte la plus rapide de la peau en présence du soleil est la formation d'acide urocanique. Ce film protecteur de surface est efficace en cas d'exposition raisonnable et à condition de garder la peau sèche. En vacances, par contre, les

fréquentes baignades éliminent cette protection naturelle.

- Après une trop longue exposition au soleil, la peau se met à réparer les dégâts. Si nous réduisons ces efforts à néant par une nouvelle overdose de rayons, les processus naturels de protection et de guérison de la peau n'ont plus aucune efficacité, et le culte de l'astre solaire risque de se solder par un coup de soleil.

➢ Facteur de stress numéro deux, le froid de l'hiver

De récentes recherches montrent que la couche lipidique de la peau est composée d'une couche hydrolipidique sous laquelle se trouve une autre couche ayant la structure des liposomes. Ces derniers n'ont cependant aucun rapport avec les liposomes que l'on trouve dans les crèmes. Ce sont des composants spécifiques de la peau, qu'elle est la seule à pouvoir produire.

Le froid aussi peut abîmer considérablement la peau, le pire étant la combinaison du froid, du vent, du soleil et de la transpiration, pendant les séjours aux sports d'hiver par exemple. Pour les amateurs de sport dans le grand froid, il est donc conseillé de se protéger par une crème spéciale froid et par des vêtements les plus couvrants possibles.

L'hiver, il est suggéré d'inverser les soins quotidiens surtout si l'on est souvent en plein air : utiliser la crème de nuit le jour, et la crème de jour la nuit.

Produits de soins du visage

Dans quel cas une crème se vend-elle bien ? Quand on la trouve agréable et qu'elle donne l'impression de donner une peau douce et soignée. Cet objectif est facilement atteint avec des huiles de silicone, c'est pour cela qu'elles sont très couramment employées. Dans le répertoire classique des formules de produits conventionnels, on trouve aussi des substances qui sont le résultat d'un banal recyclage de restes. En effet, que faire avec les résidus considérables de l'industrie pétrolière ? La chimie offre la possibilité de les utiliser de manière lucrative. L'huile de graissage, par exemple, devient la matière première pour le composant cosmétique : Paraffinum Liquidum.

Il existe, par contre, des fabricants de cosmétiques engagés qui cherchent activement à créer des produits modernes, ayant de bonnes propriétés soignantes et écologiques, tout en faisant au maximum l'impasse sur les substances de moindre qualité ou problématiques. La limite ne se situe pas prioritairement entre « le naturel » et « le chimique ». Même l'huile d'amande est le produit d'un processus chimique. Pour juger positivement ou négativement un produit cosmétique, on prendra donc en compte les substances, mais aussi le type de chimie utilisée.

Boutons, comédons, peau flasque, ridée, trop sèche ou très sensible, sont trop souvent la conséquence de soins non appropriés. Le client choisit ses produits cosmétiques en fonction des agents actifs qu'ils contiennent, mais il en oublie trop l'importance de l'excipient. Résultat : tout en croyant la soigner, il abîme sa peau.

L'excipient : le B. A.- BA et la base de la cosmétologie

De quoi notre peau pourrait-elle bien avoir besoin puisqu'elle dispose naturellement de la protection idéale que représente la couche hydrolipidique ? Cette dernière contient des agents spécifiques de maintien de l'humidité qui retiennent l'eau montant à la surface, et protègent la peau du dessèchement et de la déshydratation due à la transpiration. Lorsqu'il est intact, ce système de régulation se suffit à lui-même. Mais il est courant que cette couche hydrolipidique soit endommagée, et les conséquences en sont à la fois sensibles et visibles : la peau est flasque, rêche, tirée ou sujette aux démangeaisons. Une peau sèche et rêche ne pose pas seulement un problème d'esthétique mais aussi un problème de santé : elle perd ses propriétés protectrices, laissant le champ libre aux bactéries.

De nombreux problèmes de peau sont le résultat d'une hygiène excessivement poussée : on se lave trop souvent avec des produits très décapants. Or, l'épiderme nécessite des soins très doux dont l'élément principal est encore, et toujours, l'excipient, quel que soit le produit utilisé (crème, fond de teint ou rouge à lèvres).

Le film hydrolipidique : une merveille de la nature

Son nom reflète sa composition. Le film hydrolipidique est une émulsion d'eau *(hydro)* et de graisse *(lipos)*. Ce mélange extrêmement efficace permet à la peau de se protéger des envahisseurs tout en l'hydratant, ce qui la rend douce au toucher. D'une importance vitale, ce film est un cocktail chimique complexe. Parmi ses graisses, on trouve des triglycérides, des cires, des acides gras, du squalène, de l'ester de cholestérol, des diglycérides, du cholestérol et des céramides. La partie hydrophile (aqueuse) forme un manteau acide protecteur avec des composants légèrement acides comme l'acide lactique et des acides aminés. Chaque personne a un film hydrolipidique propre dont la composition est déterminée génétiquement.

➢ Soins de la peau : moins on en fait, mieux on se porte

Malgré tout le mystère qui entoure la complexité des produits, il en va finalement de la cosmétologie comme de la pâtisserie : il y a la pâte brisée, la pâte au levain et la pâte sablée ; partant de ces recettes de base, il est possible de réaliser les gâteaux et les tartes les plus divers. La qualité de la pâte dépend des ingrédients employés (farine, œufs, beurre, etc.) et des proportions. S'il n'y a pas suffisamment de levure, la pâte ne montera pas. Quant à la pâte brisée, elle sera plus ou moins réussie selon qu'il y a trop ou pas assez de beurre. Chaque pâte se prête à des utilisations extrêmement diverses. Une pâte levée peut aussi bien permettre de préparer un bon gâteau sucré qu'une pizza épicée. Il en est de même pour les produits cosmétiques : le fondement de la réussite est l'excipient.

➢ On doit à l'excipient 80 % de l'efficacité

K.-P. Wittern, chef du développement chez Beiersdorf pendant de nombreuses années, souligne que : « Finalement, l'excipient joue un rôle primordial dans le résultat escompté. Un excipient de qualité permet d'atteindre 80 % de la performance recherchée. Les principes actifs, aussi extraordinaires soient-ils, ne représentent que les 20 % restants. Les nombreuses études scientifiques que nous avons menées montrent clairement que même les agents actifs les plus performants ne servent pas à grand-chose dans un excipient de mauvaise qualité. » Ce qui fait la richesse d'un excipient (une émulsion par exemple), c'est la qualité des huiles, des cires et des émulsifiants qui le constituent. Certains excipients sont une mine de substances actives alors que les autres n'apportent rien à la peau.

LES PRINCIPAUX COMPOSANTS D'UN PRODUIT COSMÉTIQUE

- *L'excipient* : on entend par excipient, ou base, la partie la plus importante du point de vue quantitatif : eau, huile, cires et émulsifiants pour une émulsion ; eau, tensioactifs et épaississants pour les shampooings ou gels douches ; mélange d'alcools gras, de cires et d'huiles pour les rouges à lèvres.
- *Les principes ou agents actifs* : ce sont eux qui confèrent leurs propriétés soignantes aux cosmétiques. Les substances hydratantes ou les filtres solaires protecteurs sont des agents actifs, tout comme les vitamines.
- *Les substances auxiliaires* (additifs) : elles stabilisent les préparations cosmétiques. On compte parmi elles les conservateurs et les antioxydants.
- *Les parfums* : un produit de beauté n'aurait pas forcément besoin d'être parfumé, mais comme on achète aussi avec le nez, l'odeur joue un rôle prépondérant dans la prise de décision.

➢ L'importance prépondérante des émulsions

Le corps humain a besoin de toute une série d'émulsifiants qu'il élabore lui-même (pour transporter les graisses hydrosolubles ou digérer les graisses alimentaires, par exemple). C'est ainsi qu'il produit des phospholipides à partir de graisses, de phosphates et d'acides aminés.

On pourrait avoir la trompeuse impression que les cosmétologues révolutionnent le monde en permanence. Mais dans la réalité, plus de 90 % des formules de soins ont le même et unique excipient : l'émulsion. C'est une « recette de base » à partir de laquelle est élaborée toute une palette de produits : laits nettoyants, crèmes pour le visage, crèmes solaires ou soins capillaires. Le grand avantage des émulsions est qu'elles sont bien tolérées par la peau car leur composition est très proche de celle de la couche hydrolipidique naturelle de l'épiderme.

La couche hydrolipidique est un cocktail, étonnamment efficace, d'eau (la sueur) et de graisses (provenant des glandes sébacées). Ces deux composants se combinent à la lécithine et au cholestérol présents dans la peau pour former un film protecteur qui varie selon la sudation. Au départ, il s'agit d'une émulsion « eau dans l'huile », et en cas de forte transpiration, d'une émulsion « huile dans l'eau ».

L'émulsion cosmétique est un cocktail du même genre. Ses principaux composants sont la phase aqueuse et la phase huileuse.

- La phase aqueuse est constituée d'eau et de substances hydrosolubles, comme les extraits de plantes.
- Pour la phase huileuse, on utilise des huiles, des cires, des alcools gras, des esters d'acides gras ou des composants gras comme, par exemple, l'huile d'avocat ou l'huile de noyau d'abricot.

➢ Les émulsifiants sont d'importants agents stabilisants

Notre peau réussit tout naturellement à émulsionner l'huile et l'eau. Mais pour que la phase aqueuse et la phase huileuse d'un produit cosmétique forment une émulsion agréable, on a besoin d'un tiers : l'émulsifiant. Sa fonction est illustrée par une expérience très simple : si l'on verse de l'eau et de l'huile dans un récipient, l'huile remonte à la surface. Même en remuant fortement, on n'obtient pas de liaison stable car la tension superficielle entre les deux liquides est trop importante. Tout le monde a déjà vécu cette expérience en essayant de préparer une vinaigrette : ce n'est qu'après avoir ajouté un jaune d'œuf à l'huile et au vinaigre que l'on réussit à obtenir une consistance crémeuse. Dans le cas des cosmétiques, on utilise généralement un mélange de plusieurs émulsifiants.

Les émulsifiants jouent un rôle déterminant dans le type d'émulsion obtenu. Suivant qu'ils sont hydrosolubles ou liposolubles, on les appelle émulsifiants « huile dans l'eau » ou émulsifiants « eau dans l'huile ».

➢ Les types d'émulsions

Nous avons vu que les émulsions étaient constituées de deux liquides de base : l'eau et l'huile. Ce qui distingue les différents types d'émulsions, c'est la relation qu'entretiennent leurs molécules d'eau et leurs molécules d'huile. Prenons l'exemple de produits courants comme les crèmes de jour et les crèmes de nuit. Chacune correspond à un type d'émulsion particulier : la crème de jour est une émulsion « huile dans l'eau », la crème de nuit une émulsion « eau dans l'huile ». L'une est plus riche en éléments hydratants, l'autre en corps gras.

L'émulsion « huile dans l'eau »

Dans ce type d'émulsion, les gouttelettes d'huile sont en suspension dans l'eau. L'eau forme une phase continue dans laquelle sont incorporées les gouttelettes d'huile constituant la phase discontinue. Et puisque la phase continue est aqueuse, cette émulsion a un fort pouvoir hydratant, s'étale facilement et est absorbée rapidement.

L'émulsion « eau dans l'huile »

Dans ce type d'émulsion, ce sont les gouttelettes d'eau qui sont enfermées dans l'huile, cette dernière formant la phase continue. Une telle émulsion couvre les besoins de la peau en graisse et en eau ; elle est mieux adaptée aux soins de nuit.

L'émulsion « 3 phases »

Cette émulsion est plus rare, mais elle est parfois mise en avant dans la publicité pour cosmétiques. Ainsi, le produit « Re-Source Lait-en-Eau » de Lancôme se targue d'être « une révolution en matière d'hydratation » et le fabricant vante « l'exclusivité du procédé de transformation » du lait en une eau « aux propriétés extraordinaires ». Mais cette émulsion « eau-huile-eau » n'est pas vraiment une innovation. Ce qui est nouveau, c'est d'être capable de la stabiliser. Elle est obtenue en trois étapes : on part d'une émulsion normale (par exemple un lait léger). Grâce à un émulsifiant, cette émulsion est mélangée à une phase continue pour obtenir une « émulsion trois phases », dans laquelle l'huile et l'eau sont distribuées différemment : de fines gouttelettes d'eau sont incorporées dans de petites gouttelettes d'huile, elles-mêmes dispersées dans l'eau.

La publicité pour cosmétiques nous présente le monde à l'envers : on ne dit presque rien de l'excipient – pourtant si déterminant pour la qualité d'un produit – et, en revanche, on exagère sans retenue les propriétés des agents actifs, et le prix : on fait payer au consommateur plus de 10 euros les 10 ml, pour une simple mixture de glycérine et d'huiles de silicone additionnée d'une quantité infime de vitamine et d'un ou deux autres composants naturels.

Une telle émulsion est censée réhydrater rapidement la peau par la phase aqueuse continue, la soigner grâce à la phase huileuse et assurer un apport en humidité à long terme par l'intermédiaire des particules d'eau se trouvant au centre de la phase huileuse (effet de dépôt). S'il est vrai que ce procédé permet de prolonger l'effet hydratant, il ne faut tout de même pas en attendre des miracles. L'apport en eau est effectivement prolongé d'une ou deux heures, mais, là encore, les propriétés du produit dépendent surtout des matières premières employées.

➢ Les composants de base

Bien que, pour le consommateur, l'efficacité d'un produit soit le premier critère d'achat, elle ne suffit pas à elle seule à en faire un succès commercial. Un produit de beauté doit également être agréable à la peau, rapidement absorbé et procurer une sensation de bien-être. On le constate, la tâche du concepteur n'est pas des plus faciles. Quant au consommateur, un simple regard ne lui permet pas de déterminer si une crème est constituée d'ingrédients précieux ou de moindre valeur. La plus belle des mixtures blanches, onctueuses et parfumées peut être obtenue à partir de tout ou de rien. Les ingrédients de base d'une émulsion sont soit des huiles minérales et des silicones, soit des huiles et des corps gras naturels. « Nous utilisons de préférence des matières premières adaptées à la complexité de la chimie de la peau. Et dans ce domaine, la tendance est aux matières premières naturelles renouvelables. Nous aimerions pouvoir choisir exclusivement les substances qu'utilise la peau elle-même pour se protéger mais cela n'est pas toujours possible. Dans tous les cas, nous tâchons au moins d'employer des matières premières qui se marient bien aux substances présentes dans la peau. Les silicones, par exemple, qui, bien qu'elles ne se trouvent pas dans la peau ont des propriétés spécifiques très intéressantes. En tant que concepteur, je décide au cas par cas : pour certaines fonctions, je fais appel aux silicones, pour d'autres, j'utilise des substances différentes », explique le docteur K.-P. Wittern.

On se trouve devant une multitude déroutante d'appellations. Comme l'huile de paraffine, les cires (la vaseline par exemple, INCI : Petrolatum) sont des résidus de la distillation du pétrole. La cérésine aussi (INCI : Ceresin Wax) provient d'huiles minérales ou de l'ozokérite (cire fossile, INCI : Ozokerite).

➢ Une substance de base bon marché : les huiles minérales

Les huiles minérales comme la Paraffinum Liquidum sont composées de chaînes d'hydrocarbures (dépourvues d'oxygène) qui ne peuvent pas être métabolisées par l'organisme. Ces huiles et cires de paraffine proviennent de résidus de la distillation de l'huile minérale, par lavage et filtrage de la matière brute. Dans le meilleur des cas, elles ont des propriétés protectrices, comme l'huile de paraffine qui forme un film occlusif sur la peau : un avantage s'il s'agit d'une crème pour les mains, mais un inconvénient majeur dans le cas d'une crème pour le visage à utilisation quotidienne.

Les huiles de paraffine sont un composant de base particulièrement lucratif pour le fabricant de cosmétiques puisqu'elles sont à la fois simples à travailler et très bon marché. Des émulsifiants appropriés permettent d'obtenir des émulsions inodores, se conservant bien et faciles d'emploi. Il est possible de les stocker pendant de longues périodes sans qu'elles ne se décolorent ni ne sentent, et de les parfumer à souhait. On peut en produire des quantités importantes pour un prix de revient peu élevé et, qui plus est, l'huile de paraffine ne s'oxyde pas (ce qui évite d'utiliser des antioxydants contre le rancissement).

Les silicones sont des substances synthétiques dérivées du silicium et contenant des atomes d'oxygène (en théorie, on pourrait les produire à partir du sable). Elles présentent de très grandes différences de qualité et leurs modes d'utilisation sont extrêmement divers.

La cosmétologie naturelle refuse systématiquement les huiles minérales. Weleda, producteur de cosmétiques naturels à philosophie anthroposophique justifie ainsi sa position : « Les huiles d'origine minérale ne conviennent pas dans les produits de soins corporels car elles ne sont pas de la même famille que la peau. Elles ne stimulent pas les différentes fonctions de la peau. »

➢ Agréables mais pas écologiques : les huiles de silicone

Les concepteurs de formules cosmétiques apprécient la polyvalence des huiles de silicone, qui connaissent une utilisation universelle. Ces substances entièrement synthétiques sont employées dans une multitude de produits : crèmes protectrices pour la peau, fixateurs de parfums et produits de coiffage, pour ne citer qu'eux. Parmi les huiles de silicone couramment employées, on trouve : Cyclopentasiloxane, Cyclométhicone, Diméthicone et Diméthiconol.

L'utilisation des silicones est quasi illimitée. Le chimiste peut les introduire dans presque toutes les liaisons, les produire et les employer au gré de ses besoins, même comme émulsifiants. Les huiles de silicones sont douces et s'étalent bien sur la peau.

Pour la santé de la peau, les silicones sont de loin préférables aux huiles minérales si tant est qu'elles soient de qualité, ce qui dépend de leur synthèse. Hélas, les huiles et les cires de silicone présentent un grave inconvénient qui justifie de restreindre leur utilisation : très peu biodégradables, elles sont particulièrement nocives pour l'environnement.

Les huiles naturelles sont aussi employées sous forme hydrogénée. Dans ce cas l'appellation INCI commence par « Hydrogenated » (par ex. Hydrogenated Castor Oil pour huile de ricin hydrogénée). Elles ont la consistance d'une cire permettant d'augmenter la fermeté d'une crème ou d'un bâton.

➤ Les graisses et huiles végétales sont en harmonie avec la peau

Les huiles végétales sont produites par des organismes vivants (les graines et les fruits) sous l'action de la chaleur et de la lumière. Sur la peau, une huile végétale naturelle se comporte différemment d'une huile de paraffine. Elle agit dans le sens du métabolisme, garde la peau lisse et stimule la formation du film protecteur de l'épiderme. En outre, elle favorise la formation d'une enveloppe de saine chaleur autour du corps.

Contrairement aux huiles de paraffine, les huiles et graisses végétales ont d'excellentes propriétés dues aux agents actifs importants qu'elles contiennent. On utilise principalement des huiles végétales non desséchantes (comme l'huile d'amande), des huiles riches en vitamines (comme l'huile d'avocat), des extraits végétaux huileux (comme les extraits de camomille) et des huiles essentielles.

Les huiles, graisses ou cires végétales issues de l'agriculture biologique contrôlée proviennent de plantes cultivées sans fertilisants ni désherbants chimiques. La production biologique est certifiée par des organismes indépendants.

La proportion d'huiles natives (naturelles) dans l'excipient est un critère de qualité pour les formules cosmétiques, c'est pourquoi on y revient doucement : alors que pendant longtemps les composants de synthèse avaient été considérés comme signe du progrès de la modernité (et les composants naturels abandonnés), on constate aujourd'hui chez certaines grandes entreprises cosmétiques un revirement, bien visible dans les listes d'ingrédients. Souvent, la base des nouvelles préparations est un mélange d'huiles natives (par ex. Ricinus communis) et d'autres composants végétaux. Néanmoins, l'utilisation des silicones reste encore courante, alors que dans l'intérêt de notre peau, il serait souhaitable d'augmenter le pourcentage d'huiles natives hyperactives.

➢ Le palmarès des huiles végétales

- L'huile d'avocat est riche en vitamines, en lécithine et en oligo-éléments.
- L'huile d'amande est l'une des plus douces et des meilleures.
- L'huile d'olive soigne particulièrement bien la peau grâce à son taux élevé d'acides (oléique, linoléique et palmitique).
- L'huile de germe de blé est, elle aussi, riche en substances précieuses : acides gras polyinsaturés, vitamine E, lécithine et provitamine A (bêtacarotène).
- L'huile d'arachide contient également une quantité importante d'acide oléique et d'acide linoléique.
- L'huile de noix de Macadamia est employée dans une multitude de soins pour la peau et les cheveux, ainsi que dans les produits de maquillage.

Elle possède d'excellentes propriétés, pénètre et soigne en profondeur. Dans les soins capillaires, elle lisse les écailles des cheveux fatigués.

- Sa composition fait de l'huile de palme un ingrédient de choix dans les produits contre le vieillissement.
- L'huile d'argousier, riche en vitamines, en oligo-éléments et en matières insaponifiables, accélère la restauration de la peau abîmée.
- L'huile de bourrache et l'huile d'onagre sont de bons remèdes contre la neurodermite grâce à leur taux élevé en acides gras insaturés.

Des millions de personnes souffrent de neurodermite, une maladie de la peau. Impossible à guérir, les dermatologues peuvent tout juste soulager les démangeaisons des patients sur les surfaces infectées. Lors de l'éruption de la maladie, se forment des nodules et des petites cloques. Il semble qu'il y ait une prédisposition génétique pour la maladie, son éruption dépend ensuite du métabolisme de la personne, de son système immunitaire et de facteurs hormonaux et psychodynamiques. Il arrive qu'un patient qui a souffert de la neurodermite ait de la chance : à l'âge adulte elle peut disparaître aussi vite qu'elle est apparue.

➢ Les huiles estérifiées : encore et toujours en progression

Les huiles estérifiées se reconnaissent par leur désignation INCI : Caprilic/Capric Triglyceride, Dicaprylyl Ether ou Octyldodecanol. On les obtient par dissociation d'huiles végétales. Cela signifie qu'on isole les différents acides gras et qu'on les combine avec de la glycérine ou d'autres alcools pour obtenir de nouveaux composés, ayant de nouvelles propriétés.

Les huiles estérifiées sont donc le produit d'une réaction entre des acides gras (par exemple l'acide stéarique, l'acide oléique, l'acide palmitique) et des alcools (alcools gras ou des polyols comme la glycérine). Elles ont une consistance liquide et huileuse.

Choisir entre les huiles estérifiées et les vraies huiles végétales est l'objet de débats passionnés entre les fabricants de cosmétiques naturels. Les partisans des huiles estérifiées avancent que celles-ci permettent d'obtenir des produits se différenciant très peu des produits conventionnels en ce qui concerne la sensation sur la peau. Une crème contenant la proportion habituellement utilisée jusqu'à présent de « véritables » huiles végétales est perçue par certains consommateurs comme étant moins crémeuse, moins douce, moins légère.

Que peut-on reprocher aux huiles estérifiées ? Les huiles végétales, importants composants de base, sont les éléments de départ indispensables des cosmétiques naturels et bio. Et pour cause : chaque vraie huile végétale représente un mélange d'agents actifs complexe et unique. Pourquoi les consommateurs accordent-ils de l'importance à une huile d'assaisonnement de première qualité et sont-ils prêts à payer un prix élevé pour une huile d'olive native ? Parce que cette dernière ne déploie tous ses bienfaits que sous sa forme naturelle, complète.

Il existe suffisamment d'exemples prouvant que des produits cosmétiques naturels et bio peuvent être très agréables sur la peau sans huiles estérifiées, par exemple en combinant de manières diverses des huiles de jojoba, de noyaux ou de graines.

Pour les fabricants établis de cosmétiques naturels, les vraies huiles continuent à jouer le rôle principal. Pour éviter un emploi croissant des huiles estérifiées, des restrictions ont été introduites dans le cahier des charges du label BDIH allemand « Cosmétique naturel certifié ». Il y est préconisé de continuer à utiliser en majorité de vraies huiles naturelles.

➢ Les cires naturelles sont des émulsifiants doux

Les cires végétales et animales contiennent des principes bénéfiques pour la peau. Bien proportionnées, elles sont aussi employées comme émulsifiants doux.

- La cire d'abeille entre dans la composition des rouges à lèvres, des pommades et de la « Coldcream » aujourd'hui en voie de disparition.
- Employée dans les produits de maquillage, la cire de carnauba est issue des feuilles d'un palmier du Brésil.

- La cire de candelilla est obtenue à partir des feuilles d'une plante du Mexique, l'Euphorbia Cerifera.
- La lanoline (cire de laine) et les alcools de lanoline font, eux aussi, partie des substances bénéfiques pour la peau, ayant de bonnes propriétés émulsifiantes. La lanoline est l'un des plus traditionnels émulsifiants des émulsions eau dans l'huile.
- Contrairement à ce que l'on pourrait penser, l'huile de jojoba – excellent ingrédient pour cosmétiques – n'est pas une huile mais une cire. Elle est la seule cire liquide connue existant à l'état naturel.
- Le beurre de karité est un hybride de cire et d'huile grasse. C'est un excellent soin pour la peau grâce à son taux élevé de matière insaponifiable.

Dans la plupart des huiles, le taux de matière insaponifiable se situe entre 0,5 et 2 % alors que dans le beurre de karité il peut atteindre jusqu'à 15 % (par comparaison, il faut savoir qu'il ne dépasse pas 6 % dans une bonne huile d'avocat). Cette partie insaponifiable est très précieuse et compte parmi les substances actives importantes : elle pénètre bien dans la peau, l'adoucit, fixe l'humidité et améliore l'absorption des agents actifs.

➢ Alcools gras et acides gras

Les alcools gras sont employés comme gélifiants et co-émulsifiants. Ils laissent la peau douce et veloutée. On les retrouve sous les appellations Cetyl Alcohol, Behenyl Alcool, Stearyl Alcohol ou Myristil Alcohol. L'alcool cétylique, par exemple, est une substance blanche employée pour donner de la consistance, qui n'est ni irritante ni toxique et présente l'avantage de ne pas rancir.

Les acides gras stabilisent un produit et possèdent aussi des propriétés émulsifiantes. Parmi les plus utilisés, on compte l'acide laurique (Lauric Acid), l'acide stéarique (Stearic Acid), l'acide myristique (Myristic Acid) et l'acide palmitique (Palmitic Acid). L'acide linoléique (Linoleic Acid), quant à lui, est l'un des plus importants acides gras polyinsaturés. Ces acides gras sont d'excellents ingrédients pour les cosmétiques. Ils sont présents dans la nature sous forme de graisses et d'huiles, en liaison avec la glycérine.

Étalement facile et pénétration rapide sont deux qualités déterminantes dans le choix d'un corps gras.

➢ Les huiles hydrophiles sont aussi des émulsifiants

Les huiles appelées « hydrophiles » sont, elles aussi, des émulsifiants et – de surcroît – des auto-émulsifiants. Au contact de l'eau, elles forment d'elles-mêmes une émulsion « huile dans l'eau » que l'on peut rincer à l'eau courante. Cette propriété s'obtient habituellement en incorporant à ces huiles des émulsifiants éthoxilés (émulsifiants obtenus à partir de substances de combat hautement toxiques). Les huiles hydrophiles sont utilisées pour nettoyer les peaux sèches et calleuses. Pour un nettoyage plus en douceur, on peut leur préférer les huiles nettoyantes sans émulsifiant.

Comparer les composants en vaut la chandelle

En étudiant la composition de plusieurs marques d'un même fabricant, on retrouve généralement la « signature » du fabricant en ce qui concerne les excipients et les actifs. Les produits très bon marché sont presque toujours à base d'huile minérale, mais on trouve de temps à autre une base de qualité supérieure pour une différence de prix insignifiante. En ce qui concerne les produits très onéreux, on a parfois la surprise de constater que leurs excipients sont similaires à ceux de bonnes crèmes vendues à prix moyen. Conclusion : regarder de plus près peut s'avérer très profitable.

➢ Les gels

Les gels ne contiennent ni matières grasses, ni émulsifiants. Par conséquent, ce ne sont pas des émulsions. On les trouve dans les produits les plus divers :

- nettoyants pour la peau,
- produits de soin,
- préparations solaires,
- déodorants à bille.

À la base de tout gel, il y a de l'eau et un épaississant (gélifiant) pouvant fixer une grande quantité d'humidité. Les gélifiants peuvent être synthétiques ou naturels, ces derniers étant de meilleure qualité mais plus difficiles à travailler que les synthétiques. Pour qu'un gel devienne cristallin et souple, on utilise le plus souvent des épaississants comme les polyacrylates qui ne laissent pas de sensation collante sur la peau.

Les gels rafraîchissants contiennent généralement des pectines de fruits (surtout d'agrumes). Le carragheen, ou Mousse d'Irlande, provient d'une algue. Il est couramment employé dans les dentifrices et les produits de coiffage.

➢ Bon nombre de produits contiennent du gélifiant

La farine de guar (la gomme de Guar), la farine de noyau de caroube (souvent dans les déodorants à bille et produits de soins capillaires), la gomme arabique, l'agar agar (un gélifiant d'algues rouges), les algines (issues des algues brunes, présentes dans les shampooings et les masques) et l'amidon de pomme de terre, de riz ou de blé, sont autant de gélifiants d'origine végétale. Le xanthan, gélifiant couramment employé, est obtenu, lui, par un procédé de biotechnologie. La gélatine est d'origine animale, la bentonite d'origine minérale. La cellulose et la cellulose méthylique, très souvent utilisées,

Les masques-crèmes contribuent au bien-être de tous les types de peau (normale, sèche ou sensible). Ce sont des émulsions qui lissent l'épiderme et stimulent la circulation du sang. Elles ont aussi un pouvoir désincrustant et contiennent des actifs adaptés aux différents problèmes à traiter.

sont des gélifiants naturels semi-synthétiques. Tous ces gélifiants entrent dans la composition de nombreuses préparations cosmétiques qui n'ont pourtant pas du tout l'apparence d'un gel. En effet, dans bon nombre de produits, la phase aqueuse est un gel que l'on introduit ensuite dans la phase huileuse d'une émulsion.

➤ Beaucoup d'humidité, mais bien peu de soin

Les gels purs, dont la base n'est composée que d'eau et de gélifiants, jouissent d'un bon pouvoir de pénétration et d'hydratation cutanée, mais à la longue ils finissent par dessécher l'épiderme. En fait, ils sont à considérer comme des préparations spéciales ou comme des compléments que l'on réserve à des utilisations ciblées. Étant donné qu'ils soignent moins que les émulsions, il est conseillé de bien analyser l'état de la peau avant de les appliquer. Par contre, ils sont une alternative intéressante pour les peaux présentant une intolérance aux matières grasses, et sont très appréciés pour leur fraîcheur dans les produits après sport.

Comment différencier tous ces gels ?

- Les **hydrogels** forment la base des produits solaires et des masques ou nettoyants en profondeur qu'on applique et laisse agir sur la peau.
- Les **gels d'hydrodispersion** sont des hydrogels améliorés auxquels on a ajouté des corps gras et des regraissants. La qualité d'un tel gel dépend non seulement des ingrédients mais aussi du procédé de production.
- Les **crèmes-gels** sont une association d'émulsion et de gel.
- Les **lipogels** sont des huiles visqueuses ne contenant pas d'eau ; ils ont la consistance d'un gel (plutôt rares en cosmétique).

Les principes actifs

Chez Vichy, les formules magiques ont pour noms « Filladyn ™ » et « Adenoxine ™ », chez Dior Capture « R60/80 ™ Bi-Skin Inside », et Yves Rocher charme ses clients avec des « Polyosides Bio Végétaux ». Estée Lauder fait appel à des « Poly-Collagen-Peptides » et le produit de Lancôme « Résolution Rides Concentré » séduit par son « D-Contraxol ™ » et sa « Skinfibre™ Technologie ».

On peut penser que ce n'est pas un hasard si les signes ™, © ou ® sont placés de manière bien visible, ™ étant le plus fréquent. Désignent-ils une nouvelle et merveilleuse formule brevetée ? Pas du tout. Le ™ (Trademark = marque commerciale) indique une marque, non encore déposée que l'on protégera peut-être à l'avenir. C'est, dans le droit de propriété des marques, un signal fort aux concurrents pour que surtout personne n'y touche. Les signes ® et © ne signalent pas non plus une innovation. Le ® indique que la marque est enregistrée, comme par exemple « Nivea Visage ® » et le © indique la propriété intellectuelle.

Face aux exagérations, à la désinformation et aux manipulations publicitaires concernant la plupart des produits cosmétiques, nous sommes en droit de parler de « la grande supercherie des principes actifs » : les espoirs fous qu'ils éveillent n'ont aucune commune mesure avec leurs réelles performances.

Les phénomènes de mode en matière d'agents actifs

S'il était juste question de la qualité d'un produit cosmétique, de nombreux éléments seraient tout simplement inutiles. Particulièrement en ce qui concerne les agents actifs pour lesquels ce sont les effets de mode qui prévalent. Depuis des années déjà, un large spectre d'ingrédients exotiques domine le marché. L'Australie est l'une des plus récentes mines d'or d'ingrédients cosmétiques. Les extraits de plantes provenant du désert australien, de la forêt tropicale et de « l'Outback » (l'arrière-pays semi-aride) – sans oublier les allusions à la médecine traditionnelle des aborigènes – sont d'une « matière » qui se vend bien. Généralement, les fabricants de cosmétiques de luxe jouent le rôle de pionniers et les autres suivent. Parfois même à l'encontre de leurs propres certitudes, car qui dit nouveau ne dit pas obligatoirement mieux.

La question n'est même plus de savoir si tel ou tel agent actif provenant d'une plante asiatique, sud-américaine, africaine ou australienne est vraiment meilleur. C'est la nouveauté qui prime !

Garder un certain scepticisme vis-à-vis des grands discours prometteurs permet de faire des économies substantielles tout en se faisant plaisir avec des produits réellement efficaces. Sur le plan purement quantitatif, la plupart des substances actives représentent un infime pourcentage du produit (0,1 ou même 0,0... %). Avec ses 0,10 %, l'acide hyaluronique est déjà considéré comme ayant l'un des taux les plus élevés.

Certaines appellations, comme « moisturizer » (procure de l'humidité), restent compréhensibles. Mais de nombreux termes ne renvoient à rien de tangible. Il est encore heureux que la réglementation oblige à mentionner sur le produit (ou son emballage) les indications d'utilisation, dans la langue du pays où il est commercialisé.

De quels agents actifs a-t-on essentiellement besoin ? La règle d'or pour avoir une peau saine et le teint clair est de bien la nourrir (en eau et en graisse) et de la protéger soigneusement. Un épiderme sain est moins délicat qu'une peau rêche et desséchée. Le rôle principal des produits de soin est donc d'apporter de la graisse et de l'eau chaque fois que cela est nécessaire, un film hydrolipidique bien équilibré étant la meilleure garantie d'une belle peau.

L'excipient se taille la part du lion dans le niveau de performance d'un produit puisque ses principaux composants (eau et huile) ont pour tâche de maintenir (ou rétablir) l'équilibre hydrolipidique de l'épiderme. Plus la phase huileuse est riche en ingrédients, mieux on se porte : les huiles végétales, par exemple, sont un mélange complexe d'actifs, ce qui est leur grand avantage.

Les hydrorégulateurs

La phase aqueuse d'une émulsion soigne la peau qu'elle hydrate tout en lui apportant des substances régulatrices pour lutter contre la déshydratation. La façon la plus simple de s'hydrater est de se laver à l'eau, mais l'effet ne dure qu'une demi-heure et s'accompagne d'un dessèchement car l'eau dissout les agents cutanés d'humidification.

Il faut arriver à fixer les substances apportées ou bien découvrir un moyen de prolonger l'effet hydratant. Des solutions ont déjà été trouvées, mais elles sont moins efficaces qu'on veut le faire croire : même les meilleurs agents hydratants connus s'évaporent au bout de quelques heures.

Les hydratants les plus performants

Puisque l'agent d'hydratation naturelle de la peau (le NMF, Natural Moisturizing Factor) est constitué de substances qui se dissolvent dans l'eau et la retiennent, on a introduit dans les cosmétiques des substances ayant les mêmes propriétés (le fameux effet hydratant qui augmente la teneur en eau de la peau).

En tant qu'agent hydratant, l'**urée** connaît un véritable boom en cosmétologie traditionnelle comme en cosmétologie naturelle. Dans leur ouvrage, Raab et Kindl mentionnent à ce propos des études montrant que la teneur en urée « d'une peau cliniquement sèche est de moitié inférieure à celle d'une peau cliniquement saine ».

Même les pourcentages peuvent être trompeurs : dans certains produits, on exprime la proportion d'agents actifs végétaux par un pourcentage qui inclut les solvants, ce qui fausse totalement les chiffres.

L'**acide hyaluronique**, lui, peut emmagasiner d'importantes quantités d'eau et on le considère comme une véritable substance miracle. Son efficacité s'explique par le fait qu'il se combine étroitement à la kératine des cellules superficielles de l'épiderme. Il forme un film qui fixe les kératinocytes, retient l'humidité et laisse la peau douce et lisse. Faire référence à l'acide hyaluronique est bien efficace en matière de publicité. Cet agent actif est mentionné à toutes les occasions, même s'il est présent en quantité infinitésimale (0,001 %). Il est vrai que l'acide hyaluronique a un effet hydratant, même à petite dose. Mais 0,001 % ne suffit cependant pas à apporter une hydratation sensible. Vieillir s'accompagne d'une diminution irrémédiable de l'acide hyaluronique cutané contre laquelle les produits de soin sont impuissants puisqu'ils ne peuvent pas pénétrer jusqu'aux couches profondes du derme. L'acide hyaluronique naturel était autrefois extrait de la peau de veau ou de la crête de coq, mais actuellement il est obtenu en grande partie par des procédés biotechnologiques.

La composition du film hydrolipidique cutané nous renseigne sur l'état de la peau. Si le taux en eau de la couche cornée est inférieur à 10 %, la peau devient rêche, calleuse et commence à tirer. Fragilisée, elle peut connaître des poussées d'eczéma.

Les vraies innovations sont très rares

Les composés chimiques vraiment révolutionnaires, hautement plus performants que leurs prédécesseurs, sont particulièrement rares. En cosmétologie, les actifs dits novateurs ne sont généralement que des variantes du répertoire connu : vitamines, provitamines et minéraux. Les vraies innovations nécessitent du temps et coûtent des millions. Ces gigantesques efforts de recherche sont parfois récompensés par la découverte de nouvelles combinaisons moléculaires. Ce fut le cas par exemple dans le domaine des soins dentaires où l'on a fait de réels progrès en efficacité grâce aux nouvelles combinaisons fluor-phosphore.

L'**élastine** aussi provient principalement des bovins. Tout comme le collagène, elle n'est pas seulement employée dans les produits pour la peau mais aussi dans les soins capillaires.

Les **protéines de soie** sont des substances actives provenant des déchets de cocons de vers séricigènes. Principalement composées de protéines (sérizine et fibroïne), ce sont de bons actifs hydratants pour les cheveux.

L'**aloe vera** a fait ses preuves comme hydratant végétal pour peaux sèches et fatiguées. Ses principes actifs ont été examinés par de nombreux scientifiques à l'aide de procédés d'analyse modernes qui ont permis d'identifier 160 substances constituantes. Les plus importants sont des minéraux, des enzymes, des vitamines et des acides aminés.

Les **algues** font l'objet d'études approfondies depuis quelques années. Leurs quelque 20 000 variétés offrent un large champ d'exploration aux scientifiques qui espèrent agrandir la liste des principes actifs. Ces végétaux marins fournissent déjà une multitude d'excellents ingrédients. Les extraits d'algues sont de bons hydratants qui, de plus, protègent la peau des radicaux libres.

Alcools et acides aminés : si les acides aminés apportent leur contribution au cocktail de substances produites par la peau, les alcools Propylène Glycol et Butylène Glycol sont des agents hydratants encore plus performants. Ces alcools ne sont pas des alcools classiques mais des alcools polyvalents (polyols). Le Sodium PCA, un des principaux composants responsables de la capacité naturelle d'hydratation de la peau, est lui aussi un bon agent actif pour retenir l'humidité.

Le panthénol est une des formes de la vitamine B (acide pantothénique). Il se transforme en acide pantothénique dans la peau. Le panthénol, la « vitamine de beauté » qui retient l'eau dans la peau et stimule le métabolisme énergétique, a aussi une action apaisante et réparatrice. Dans les produits de soin pour la peau, le panthénol est utilisé comme hydratant surtout dans les produits pour peaux sèches et sensibles.

La glycérine : premier hydratant de la peau

Certains alcools sont utilisés comme hydratants (moisturizer). Le sorbitol (alcool de valence 6) est une substance hydratante efficace, bien tolérée par la peau. On emploie aussi le xylol, un excellent alcool provenant du sucre de bois, ainsi que des alcools synthétiques comme le Propylène Glycol, le Butylène Glycol et le Pentylène Glycol.

Et malgré tous les nouveaux principes hydratants qui font beaucoup parler d'eux, la glycérine (alcool polyvalent) conserve la première place du palmarès des hydratants. Le Docteur K.-P. Wittern : « Nous avons effectué de longues recherches sur la glycérine. C'est un hydratant incroyablement performant sur la peau. L'urée aussi est presque imbattable. En quantité élevée, l'acide hyaluronique donne également de bons résultats. Les acides aminés apportent une contribution importante aux côtés des autres hydratants naturels cutanés, mais le Propylene Glycol et le Butylène Glycol les devancent. »

Les vitamines

Les produits vitaminés sont source d'énormes profits alors qu'une orange nous apporte beaucoup plus de vitamine C et d'acides de fruits – si importants pour le renouvellement cellulaire – qu'une crème aux vitamines. Après tout, un pot de crème ne contient que 0,1 g de vitamine C, ce qui correspond à une orange. L'apport en vitamine C est donc infime.

Les produits de soin sont enrichis de vitamines pour soulager les problèmes de peau. Pour les cosmétiques, les vitamines importantes sont les vitamines A et E, les vitamines du groupe B, la vitamine H (biotine) et la vitamine F, un acide gras essentiel. Les vitamines B jouent un rôle important dans les soins capillaires, et la vitamine H (biotine) est une vitamine très précieuse et assez chère, bénéfique pour la peau et les cheveux (voir page 118). Les vitamines ont des effets positifs sur la peau, mais les vitamines des cosmétiques n'ont pas le pouvoir de compenser les carences alimentaires.

Les antioxydants, comme on les appelle, sont un sujet important. Les vitamines A, C et E en font partie. Elles jouent un rôle majeur dans la protection de la peau dont elles empêchent le vieillissement prématuré (voir page 75).

Les agents qui lissent et fortifient la peau

- L'huile d'avocat soigne bien l'épiderme grâce à son taux élevé de substances non saponifiables.
- L'allantoïne rend la peau lisse et veloutée.
- Le bisabolol, agent actif de la camomille, a un effet anti-inflammatoire et apaisant sur les peaux sensibles.

- Les céramides ont une influence positive sur la barrière protectrice de la peau.
- L'huile de sasanqua a de bonnes propriétés lissantes et soignantes et améliore la structure de la peau.
- Le beurre de karité, l'huile de noix de Macadamia, les huiles de pépins de raisin et de noyaux d'abricot sont des graisses ayant des propriétés lissantes et soignantes connues de longue date.
- L'huile de germe de blé est riche en vitamines. Elle tonifie les peaux vieillissantes, sèches et calleuses.
- Les extraits de levure stimulent et revitalisent.

La vague des agents actifs

Puisque c'est la promesse d'efficacité d'un produit (surtout s'il coûte cher) qui motive l'achat du consommateur, cette efficacité doit être prouvée. La loi contraint les fabricants à tenir prêts des dossiers prouvant l'efficacité des produits cosmétiques chaque fois que « la publicité souligne qu'un certain effet repose sur une propriété particulière, ou tout simplement chaque fois qu'un effet est utilisé comme argument publicitaire ». Exiger de prouver l'efficacité des produits cosmétiques devrait conduire à ce que les produits soient décrits de manière plus conforme et plus objective. Or, c'est exactement le contraire que l'on note ces dernières années.

Comment et à partir de quand vieillissons-nous ? Des études ont montré que 65 % du processus de vieillissement sont déterminés génétiquement et que les 35 % restants dépendent du style de vie et des soins apportés à la peau. Vivre sainement et se soigner activement peut permettre de donner un coup de pouce à la nature. En revanche, prendre des risques peut tout gâcher : les plis du cou, par exemple, sont souvent la conséquence de l'abus de soleil.

Utiliser tests et mesures comme argument publicitaire

La publicité qui s'appuie sur des chiffres a toujours été appréciée et le reste. « 48 % de profondeur de rides en moins, 36 % d'hydratation de plus », résultats obtenus par « des mesures biophysiques in vivo » : voilà comment Juvena, par exemple, faisait la publicité pour sa crème Rejuven Q10. Des résultats qui semblaient prouver scientifiquement les bienfaits exceptionnels de cette formule.

« Mesurer est devenu une mode », commente le Dr. Klaus-Peter Wittern, Responsable Recherche et Développement depuis de longues années chez Beiersdorf, en parlant de cette surenchère de chiffres, « et personne ne se préoccupe de la signification de ces chiffres. 22 % ou 37 % ? En réalité, ces 15 % de différence correspondent seulement à 0,001 mm de profondeur de rides en moins. Les données se basent certes sur des tests tout à fait objectifs, mais reste à savoir si la différence mesurée est visible à l'œil nu. »

On teste aussi le pouvoir d'étalement : ce que l'on entend par pénétration dans la peau est en fait l'étalement sur la surface de la peau. La crème a « disparu » lorsqu'elle est répartie sur la peau ou évaporée (si elle contient des huiles de silicone très volatiles) et que le tiers supérieur de la couche cornée peut assimiler la quantité restante.

Des tests objectivés – ce sont par exemple certaines mesures concernant l'élasticité de la peau, son hydratation ou sa rugosité. Tout cela in vivo, c'est-à-dire sur l'être vivant. Le résultat de telles mesures s'exprime en pourcentages se prêtant bien à une exploitation publicitaire. Mais la possibilité de jouer avec les chiffres a diminué de façon significative car désormais on n'emploie plus que certains types d'appareils de mesure. Les méthodes qui permettaient aux fabricants d'obtenir des chiffres élevés ont été abandonnées et, avec elles, les chiffres faramineux utilisés comme argument publicitaire.

Les sondages auprès des utilisateurs n'ont aucune valeur

La fin des pirouettes avec les chiffres n'est cependant pas d'actualité. On utilise même de plus en plus de chiffres de source tout à fait subjective : les enquêtes auprès des utilisateurs. Un astérisque (*) placé près de tel chiffre ou affirmation nous renvoie à :

- résultat d'un sondage effectué auprès de 30 personnes ayant testé le produit pendant 3 semaines ;

- prouvé par des tests menés sur 100 femmes pendant 8 jours ;
- testé par 124 femmes pendant 4 semaines ;
- testé pendant 3 semaines par 68 femmes.

Si le mot test évoque quelque chose d'objectif et de scientifique, on est dans la réalité confronté aux opinions tout à fait subjectives de personnes ayant utilisé le produit. En outre, l'échantillon de personnes à qui on a demandé de faire ces « tests » est souvent extrêmement réduit, même pour les produits des grandes entreprises.

Pour vérifier si les produits n'entraînent pas d'effets secondaires, des tests cliniques sont effectués sous contrôle dermatologique. Le test épicutané consiste à placer sur le dos des personnes testées (dont un tiers de personnes souffrant d'eczéma) un sparadrap imbibé de produit. C'est une sécurité supplémentaire.

Peut-on sérieusement penser qu'une entreprise qui donne ses produits à tester à un petit groupe de personnes va publier des résultats qui ne soient pas excellents ? De plus, étant donné le nombre ridiculement faible de « personnes testées », la tentation de penser que celles-ci ont été recrutées dans un cercle d'amis proches est grande. Rien n'est réglementé. C'est l'entreprise qui teste qui détermine les modalités de l'enquête auprès des utilisateurs. Dans la pratique, il s'agit la plupart du temps de remplir un questionnaire dont les items ont été choisis par l'entreprise elle-même. Mais qu'est-ce que cela apporte à l'acheteur de savoir qu'un petit nombre de personnes triées sur le volet a apprécié le produit ? Absolument rien.

Anti-âge : mythe et réalité

Au grand bonheur des fabricants, les produits anti-âge remplissent bien les escarcelles. Et y regardant de près, on peut constater qu'ils sont nettement plus chers que les produits normaux. Est-ce parce qu'ils sont nettement meilleurs et que l'on peut espérer quelques petits miracles ? Pour se faire une idée réaliste de leur éventuelle efficacité, il faut commencer par se pencher sur les processus de vieillissement de la peau.

Le vieillissement de la peau : un processus biologique complexe

Nous vieillissons tous, et notre peau avec nous. C'est une lapalissade. Ce processus est très individuel, personne ne vieillit de la même manière. Le processus de vieillissement a des origines diverses sur lesquelles nous pouvons jouer pour garder plus longtemps une apparence jeune. Les plus importants facteurs de vieillissement de la peau sont : les gènes, le mode de vie et le soleil.

Les gènes : mis à part le cas des vrais jumeaux, chaque être humain a un code génétique propre qui se différencie de celui des autres. Les scientifiques ne savent pas encore exactement quels gènes interviennent dans le processus de vieillissement. On travaille avec des puces génétiques (human aging chips) mais personne ne peut dire si d'autres gènes ne sont pas également d'une importance capitale pour le vieillissement de la peau. La recherche génétique moderne est intéressante mais ne change pas encore grand-chose à notre vie personnelle. Ce qui est important pour nous, c'est notre propre code génétique et, dans ce domaine, nous ne sommes pas tous logés à la même enseigne. Celui qui a de bons gènes peut se réjouir ; ce sont de bonnes conditions pour paraître plus longtemps jeune.

Le mode de vie : nous n'avons aucun pouvoir sur nos gènes, mais nous avons un pouvoir sur la façon de ménager notre corps. Une bonne hygiène de vie jouera un rôle prépondérant non seulement sur notre santé et nos maladies mais aussi sur le vieillissement de notre peau.

Le soleil : il est un des plus grands responsables du vieillissement de la peau. Rien de pire pour vieillir vite.

POURQUOI LA PEAU DEVIENT-ELLE FLASQUE

Pourquoi la peau, autrefois lisse et ferme, devient-elle flasque, se ride-t-elle et se fatigue-t-elle ? On relève plusieurs facteurs décisifs :

1. Les rayons UVA : ils entraînent la dégénérescence des fibres élastiques de la peau.
2. Le collagène : en vieillissant, la production de collagène diminue. Par conséquent, les contours du visage perdent leur galbe et leur fermeté.
3. L'acide hyaluronique : plus on avance en âge, plus l'effet galbant de l'acide hyaluronique du corps faiblit. Le volume du tissu conjonctif diminue et la peau se ride.
4. Les cellules : elles se régénèrent de moins en moins vite et le métabolisme se ralentit. Conséquences : moins d'hydratation, d'élasticité et de résistance.
5. Les papilles dermiques : ces protubérances coniques fournissent des éléments nutritifs et de l'oxygène à l'épiderme. Elles aussi s'affaiblissent en vieillissant et nous donnent une mine fatiguée et ridée.

Il reste beaucoup de choses à étudier

Des armées de biologistes, physiciens, médecins et chimistes se penchent sur les secrets du vieillissement de la peau. Le projet de recherche de l'Union européenne, « Cellage », s'est intéressé à ce qui se passe dans et avec la peau en vieillissant, du point de vue des processus biochimiques. Les résultats les plus importants :

- les processus d'oxydation à l'intérieur des cellules augmentent ;
- l'activité enzymatique des cellules se modifie
- il y a des marqueurs spécifiques pour cellules vieillissantes ;
- on assiste à une large destruction d'ADN dans les cellules.

Malgré ces découvertes impressionnantes, on en sait toujours très peu sur le « comment » et le

« pourquoi » de ces processus. Quels facteurs déclenchent quels développements ? Quels régulateurs interviennent pour régler quoi et comment ? Comment les multiples processus s'articulent-ils les uns avec les autres ? Sur quoi les modifications hormonales de la ménopause agissent-elles et comment ? La science est encore loin d'avoir décodé ces interrelations complexes.

Avoir meilleure mine et paraître jeune sans débourser un sou

Avoir bonne mine n'est pas seulement une question de date de naissance. Certains experts pensent que 40 % du processus de vieillissement de la peau sont à mettre sur le compte de l'environnement. On entend par là le vieillissement prématuré dû aux conditions extérieures et au mode de vie, mais aussi à la conception que l'on a de la vie. Des recherches américaines le montrent et nous en avons presque tous fait l'expérience : quelqu'un de triste et d'abattu paraît automatiquement terne et fatigué. Les problèmes psychologiques laissent autant de traces que le surmenage, les maladies, le tabagisme ou l'abus d'alcool. Alors qu'est-ce qui conserve la peau jeune et en forme ?

- Faire suffisamment d'exercice et respirer beaucoup d'air pur nous maintient jeune. Cela stimule les fonctions vitales de la peau mieux que ne peuvent le faire les composants cosmétiques les plus tonifiants.
- Boire beaucoup d'eau contribue aussi à rester jeune et beau.
- Les vitamines consommées dans les fruits – comme les kiwis, les oranges, les pommes – sont préférables aux vitamines en apport externe. Elles apportent considérablement plus de protection à la peau que la petite quantité de crème appliquée sur la peau.
- Se faire bronzer en permanence, que ce soit dans la nature ou au solarium, accélère considérablement le processus de vieillissement. Dans ce domaine, il est très important de se souvenir que c'est la prévention qui compte, car la peau n'oublie jamais rien! Les séances de bronzage et les coups de soleil des jeunes années se paieront après la quarantaine par des marques de vieillissement (taches et rides).

Conclusion : le meilleur moyen de ne pas vieillir prématurément est une vie active, saine et choisie de manière consciente. Si l'on ne peut nier que les cosmétiques apportent leur contribution à notre beauté, ils ne peuvent cependant que très partiellement effacer les dégâts d'un mode de vie néfaste pour la peau. Et d'après les psychologues, la peur du vieillissement empêcherait même les cosmétiques de faire leur effet. Car, à long terme, cette peur laisse des traces plus profondes que celles que les cosmétiques peuvent gommer.

Quel est le pouvoir des produits anti-âge ?

Le fait qu'il existe des produits « anti-âge » peut laisser penser qu'ils sont totalement différents des cosmétiques « normaux ». Conclusion erronée! La frontière entre ces deux types de produits est plus fine qu'on ne le pense généralement.

- Les produits anti-âge ou antirides sont en grande partie composés des mêmes ingrédients que les autres crèmes. Et doivent être considérés en fonction de cela. C'est-à-dire que ce ne sont pas seulement quelques agents actifs qui comptent mais surtout la qualité des ingrédients de la base et de l'ensemble de la formule.
- En principe, tous les bons produits cosmétiques pourraient porter l'étiquette « anti-âge » ou « antirides » car ils ont toutes les propriétés qu'un cosmétique doit et peut avoir : ils lissent, raffermissent et de ce fait atténuent les petites rides. « Jour après jour, les contours se raffermissent, les rides et les ridules sont estompées. Le teint est égalisé. » Voilà approximativement ce que l'on peut lire de l'action de produits extrêmement chers. Or, c'est une description qui pourrait presque convenir à toutes les bonnes crèmes. Le B.A.-BA de tout fabricant de cosmétiques compétent est de savoir formuler un produit qui

enrichit la peau en eau et graisse et diminue la profondeur des rides.

- En ce qui concerne les agents actifs, le consommateur a très peu de chances de pouvoir évaluer les affirmations. Un agent actif est-il meilleur qu'un autre ? Les agents actifs sont une des armes les plus importantes dans la course aux débouchés et aux parts de marché. La plupart du temps, une ou deux substances soi-disant révolutionnaires sont mises en avant, pour appâter et donner l'impression d'une action totalement nouvelle. Et selon le principe que « moins c'est compréhensible, mieux c'est », le consommateur n'a plus qu'à se laisser bercer par la musique de mots dont le sens lui échappe. On pouvait par exemple lire, pour « Vitabolic » de chez Lancôme : « Au cœur de cette formule, les Glycovecteurs ™. » Peu importe ce que cela représente, pourvu que le slogan fasse de l'effet.
- Les multiples appellations des agents actifs ne permettent plus de se rappeler que presque tous les agents actifs antirides importants proviennent de quatre sources principales : vitamines, phytohormones, polyphénols et flavonoïdes. Quel rapport avec l'huile de germe de blé, l'extrait de soja ou l'extrait de thé vert ? L'huile de germe de blé est riche en vitamines, l'extrait de soja en phytohormones et l'extrait de thé vert en catéchines, qui appartiennent au groupe des polyphénols. C'est-à-dire qu'une grande partie de ce que l'on écrit sur le « pouvoir anti-âge » des agents actifs se trouve dans des ingrédients naturels comme les huiles végétales et les extraits de plantes. On peut même dire que chaque ingrédient végétal est en soi un vrai « cocktail d'agents actifs ».

N'existe-t-il donc pas de nouvelles « armes miraculeuses » ? Du nouveau, il y en a toujours, mais les miracles eux n'existent pas. Les ingrédients cosmétiques sont un marché sur lequel il y a toujours du nouveau, course à la concurrence oblige.

- Toute une série de nouvelles matières premières pour cosmétiques misent sur certains agents actifs isolés des plantes. Prenons l'exemple du tiliroside. C'est un bioflavonoïde végétal naturel basé sur un principe protecteur qui permet à la plante de se préserver de certaines agressions, comme celles des rayons UV par exemple. Il est obtenu à partir de plantes sous la forme d'une substance pure.
- Les agents actifs les plus récents sont de plus en plus souvent extraits de micro-organismes par des techniques biotechnologiques.
- On continue toujours à chercher le moyen d'améliorer l'absorption des agents actifs.
- Les filtres solaires sont un autre sujet d'intérêt en matière d'anti-âge. Certains fabricants misent sur l'utilisation d'un taux important de filtres solaires pour entraver le vieillissement prématuré de la peau (voir page 135).
- Généralement, les cosmétiques pour peaux matures contiennent aussi des agents actifs visant minimiser les problèmes de pigmentation (taches brunes).

Le spectre des agents actifs anti-âge

L'industrie cosmétique et l'industrie chimique dépensent chaque année des milliards pour la recherche et le développement de matières premières. Et, bien entendu, ces investissements devant pouvoir se rentabiliser, le marketing est généralement très agressif. Paraître plus jeune – c'est une promesse très alléchante pour laquelle beaucoup sont prêts à dépenser beaucoup d'argent.

Parmi les fermes qui cultivent des plantes pour leurs agents actifs anti-âge, se trouvent aussi celles des géants de l'industrie chimique. Ainsi Merck (un géant de la branche avec ses 6,3 milliards d'euros de chiffre d'affaires annuel) possède un domaine agricole dans le Maranhao, au Brésil. Klaus Bischoff, responsable mondial des activités cosmétiques chez Merck : « Nos clients sont toujours à l'affût de nouvelles substances actives pouvant mieux protéger la peau du vieillissement, des rides et des méfaits de l'environnement. » (www.innovations-report.de) Les clients ne proviennent pas seulement de l'industrie cosmétique conventionnelle. Avec la croissance de la part des cosmétiques naturels et bio sur le marché, la demande en agents actifs correspondant aux normes des cosmétiques naturels et bio est aussi en augmentation. Pour proposer des agents actifs pour les cosmétiques naturels certifiés, il faut néanmoins respecter le cahier des charges de A à Z, c'est-à-dire de la culture des plantes à la substance toute prête à l'emploi.

1. Des substances protectrices de la peau efficaces

Lorsqu'on parle d'anti-âge, la préoccupation primordiale est de protéger la peau d'un processus de vieillissement prématuré, c'est-à-dire de diminuer les processus d'oxydation entraînant le vieillissement. Ce sont les vitamines, substances phares classiques des ingrédients cosmétiques, qui permettent d'atteindre ce but.

Les antioxydants enrayent les processus d'oxydation déclenchés par la lumière et l'oxygène, évitant ainsi que les graisses dont la peau a besoin ne rancissent. En ce qui concerne l'importance des antioxydants, le Dr. Klaus-Peter Wittern, Directeur

Recherche et Développement depuis de longues années chez Beiersdorf, indique : « Si l'on arrive à élever le potentiel antioxydant dans la peau, la disponibilité des lipides – qui seraient sinon détruits par oxydation – augmente et les capacités d'autoprotection et d'autoéquilibration de la peau sont renforcées. »

Comme les antioxydants sont importants pour combattre les mécanismes de dégradation et de destruction, on cherche constamment de nouvelles substances au pouvoir antioxydant. Les chercheurs observent surtout comment les plantes se protègent elles-mêmes des agressions (des rayons UV, par exemple).

Principaux antioxydants utilisés :

- Vitamine A (rétinol) : la vitamine A est une substance extrêmement fragile. La vitamine A pure se dissocie dès qu'elle entre en contact avec l'oxygène. C'est pourquoi, dans les cosmétiques, on l'emploie généralement sous sa forme de palmitate, qui se transforme en vitamine A uniquement dans la peau.
- Vitamine C (ascorbylpalmitate) : la vitamine C protège les cellules des méfaits du soleil, des gaz d'échappement et de la fumée de cigarettes. C'est une protection décisive pour les cellules immunitaires aux fonctions si vitales. Du fait de ses fortes propriétés antioxydantes, la vitamine C est très instable. Mais on a réussi à développer une vitamine C plus stable utilisable comme substance cosmétique.
- Vitamine E (tocophérol) : c'est un agent actif important pour la protection de la peau, et la publicité en fait bon usage. Sous le nom de Tocopherol dans la liste INCI, la vitamine E joue surtout le rôle d'antioxydant au service de la conservation du produit. Par contre, le Tocopheryl Acetate (déclaré sous ce nom), plus

La vitamine A (acide utilisé pour les peaux abîmées par le soleil, vieillies et ridées) a déjà fait parler d'elle. En raison des risques encourus, un peeling effectué chimiquement avec l'acide de vitamine A ne peut être prescrit que par un dermatologue.

stable, est présent comme agent actif pour le soin de la peau.

- Le coenzyme Q10 (Déclaration : Ubiquinone) est une protection classique de la peau contre les radicaux libres. Des recherches montrent qu'il est très efficace, même à petite dose.
- L'acide alpha-liponique (Déclaration : Alpha Lipoic Acid) fait aussi partie des antioxydants.
- Les polyphénols n'apparaissent sous cette appellation dans aucune déclaration INCI. Ce que l'on trouve est Camellia Sinensis Leaf Extract pour l'extrait de thé vert. L'extrait de thé vert est, comme beaucoup d'extraits végétaux, riche en polyphénols naturels et dispose d'un large spectre d'action.

Autres agents actifs protecteurs de la peau :

- Le bêtaglucan est extrait des pleurotes. Cet agent actif diminuerait le stress oxydatif et renforcerait les défenses naturelles de la peau.
- Autres substances utilisées pour protéger la peau : Samphira (extrait de fenouil marin), Aspalathus Linearis Extract (provenant du thé Rooibos), Glycyrrhetinic Acid (de la racine de réglisse), Andrographis Paniculata Leaf Extract (provenant d'une plante asiatique) et l'huile d'argan.
- Parmi les agents actifs de synthèse utilisés contre le stress oxydatif se trouve, par exemple, un peptide synthétique au nom commercial de « Quintescine ™ » (INCI : Water, Butylene Glycol, Dipeptide-4). C'est un agent actif de l'entreprise française Vincience, reprise début 2007 par ISP. Vincience produit 36 matières premières dont 12 agents actifs anti-âge. ISP, qui jusqu'ici proposait des matières premières pour les soins capillaires, la protection solaire et les conservateurs, a, par cet achat, agrandi son domaine aux agents actifs pour le soin de la peau.

Agents actifs végétaux secondaires : un groupe d'agents actifs de première qualité

Les agents actifs de toute première qualité, comme les polyphénols et les flavonoïdes, sont des « cadeaux » de la nature pour la cosmétologie naturelle. L'action positive de ces agents actifs végétaux secondaires joue aussi un rôle important en médecine.

- Les polyphénols, par exemple, protègent des infections (airelles), des problèmes cardio-vasculaires (vin rouge), améliorent l'irrigation sanguine (ginkgo), et inhibent même la formation de tumeurs (en cas de leucémie, de cancer du poumon ou du sein). Certaines substances contenues dans le thé vert ou l'hypericine issue du millepertuis sont aussi des agents actifs ayant une action antitumorale préventive.
- C'est le prix Nobel Szent-Györgyi von Nagyrapolt qui a découvert les flavonoïdes dans les années 30 et qui les a d'abord nommés vitamine P. On les trouve dans de nombreuses plantes et leurs fruits, comme le citron ou le raisin, le thé ou le cacao. De multiples études prouvent les bienfaits des flavonoïdes pour la santé. Les flavonoïdes de la pomme, du thé vert ou des myrtilles sont particulièrement bénéfiques. La quercétine issue du chêne a d'excellents pouvoirs antioxydants.
- Que ce soit le thé vert, la lavande, le raisin noir, le pavot, la rose, les baies, les pensées, tous ces végétaux et bien d'autres contiennent des anthocyanes (un sous-groupe de flavonoïdes). Ces derniers fixent encore mieux les radicaux libres que les vitamines C et E. C'est donc une substance idéale pour protéger la peau et la conserver fraîche et en bonne santé.
- Les tanins appartiennent aussi aux substances végétales secondaires. Ils ont des propriétés anti-inflammatoires, antioxydantes et astringentes. Ce sont d'excellents agents actifs anti-âge car ils contribuent à la protection et au maintien en bonne santé de la peau.

Le choix important que fait la cosmétologie naturelle, de ne pas isoler des substances mais d'utiliser de préférence la nature « dans sa globalité », se manifeste justement dans les substances végétales secondaires. Une substance isolée reste un « soliste » dont l'action n'est pas comparable à la synergie des multiples substances que contient un composant naturel dans son intégralité.

➢ La nature : un réservoir inépuisable

Partout dans le monde, les nouvelles découvertes concernant les soins anti-âge modernes s'apparentent en fait à un retour à la naturopathie. Que ce soit l'Ayurveda, la médecine chinoise, la thalassothérapie ou la phytothérapie, les savoirs oubliés – ou longtemps ignorés – sur les substances naturelles sont « réactivés », voire donnent une impulsion pour la recherche de nouveaux agents actifs. Pour qu'une substance puisse être employée dans un produit cosmétique certifié Ecocert, BDIH ou un autre label comparable, elle doit non seulement être d'origine naturelle mais aussi répondre à tous les critères de certification.

- Ainsi un agent actif répondant au nom commercial de « Easyliance », commercialisé par IMPAG (un négociant en matières premières de Zurich) est certifié par Ecocert et conforme au cahier des charges BDIH. Il est déclaré sous le nom de Hydrolyzed Rhizobian Gum et Acacia Senegal gum. Le biopolymère de cet agent actif (Hydrolyzed Rhizobian Gum) est produit dans la nature par des micro-organismes qui vivent dans les racines du tournesol. L'Acacia Gum est une substance séchée issue du tronc et des branches d'un arbre africain.
- Le tiliroside, agent actif protecteur de la peau, est un bioflavonoïde naturel qui répond aussi aux critères des cosmétiques naturels contrôlés.
- Il en va de même de l'extrait de pépins de pomme d'ISP Vincience, une substance utilisée pour diminuer les rides et qui porte le nom commercial d'« Ederline ».
- Merck a mis sur le marché une substance du nom d'« Emblica ™ » un antioxydant à la propriété éclaircissante pour la peau. Il est obtenu à partir des fruits d'un feuillu (Phyllanthus Emblica)

par distillation à la vapeur d'eau. (Déclaration : Phyllanthus Emblica Fruit Extract.) Cette substance aussi est purement végétale et peut être utilisée dans les cosmétiques naturels certifiés.

- Parmi les nouvelles substances, on compte aussi un hydrogel de NRC au nom commercial de « PleraSan ». Il s'agit de l'agent actif bêtaglucan que l'on extrait des pleurotes par un procédé spécifique (Déclaration : Betaglucan.)
- Le caviar est un agent actif très lucratif en matière de marketing. L'extrait de caviar fait, par exemple, partie d'un agent actif d'IMPAG composé de plusieurs substances, qui porte le nom commercial de « Marine Phosphorlipids D ». Il faut déclarer ses composants ainsi : Zea Mays (Corn) Oil, Polysorbate 60, Cholesterol et Salmon Eggs Extract. Comme cette matière première contient du Polysorbate 60, un émulsifiant éthoxylé, elle est incompatible avec les critères de certification Ecocert ou BDIH.

Composition d'une matière première cosmétique

Il n'existe pratiquement aucune matière première cosmétique qui ne soit constituée que d'un seul composant. En effet, les extraits de plantes sont obtenus de différentes manières, par exemple avec utilisation d'eau, d'éthanol ou de glycérine. Dans la liste INCI, il ne faut pas seulement déclarer l'extrait – comme Chamomilla Recutita (Matricaria) Extract pour l'extrait de camomille – mais également toutes les autres substances présentes, comme l'éthanol ou la glycérine. Il en va de même pour les autres composants comme l'émulsifiant ayant servi à la fabrication de la matière première ou le conservateur utilisé.

2. Protection solaire : le summum de la protection antirides ?

Tout a un prix. Ceci est valable pour la peau comme dans la vie en général. Si nous évitions le soleil de manière conséquente, en nous protégeant des pieds à la tête, notre peau resterait plus longtemps jeune et sans rides. Chacun peut vérifier cela sur lui-même : les parties de notre corps qui voient peu le soleil, sont plus lisses que les autres. Mais comme les gens qui souhaitent renoncer à la lumière et au soleil sont rares, plus d'un expert conseille d'utiliser dès le plus jeune âge une crème de jour avec un indice de protection de 15 au minimum, avant même que les premières rides n'apparaissent.

Mais on parle peu des éventuels effets secondaires pour l'Homme et l'environnement de telles recommandations. Beaucoup de filtres solaires synthétiques sont très contestés depuis des années (voir page 137). Personne ne peut dire quelles peuvent être les conséquences d'une utilisation quotidienne pendant des décennies de cosmétiques avec filtres solaires de synthèse. Est-ce que le jeu en vaut la chandelle face aux risques potentiels ? Cette question est d'autant plus importante que le nombre de personnes allergiques est en constante augmentation.

S'il est vrai que la lumière est l'un des facteurs importants du processus de vieillissement de la peau, mettre systématiquement les traces de vieillissement sur le compte de la lumière a tout aussi peu de sens que de mettre tout signe de vieillissement sur le compte de l'âge. La lumière et le soleil font partie de la vie et participent de la qualité de vie. Cela n'empêche que la surexposition au soleil ou les coups de soleil sont des excès que l'on peut éviter.

Rester jeune plus longtemps, vivre plus longtemps : certaines recettes finissent pas occulter les plaisirs de la vie et la qualité de vie. Est-ce que les fameux « CRONies » sont de bons exemples à suivre ? CRONie signifie Calorie Restriction with Optimal Nutrition. Selon eux, celui qui réduit dès son tout jeune âge son alimentation d'un tiers des calories habituelles vivrait plus longtemps. Il existe dans le monde une communauté d'aficionados qui vivent selon ce principe, cette CRONie-manie. Quels sont les effets secondaires de cette restriction alimentaire permanente : on a constamment froid, parfois on ne peut être assis qu'avec un coussin sous les fesses, le désir charnel décline par ailleurs car la libido est nettement diminuée. En se soumettant à cette torture, on pourrait, d'après les scientifiques, prolonger sa vie d'un an et demi ou deux. Le jeu en vaut-il la chandelle ?

Pas mal de choses sont possibles, mais il faut aussi remettre beaucoup de choses en question. Est-ce qu'une protection solaire permanente grâce à des filtres UV de synthèse permet de rester nettement plus jeune ? Personne ne le sait exactement. En effet, le facteur lumière n'est qu'un facteur de vieillissement parmi d'autres. Et, à long terme, on ne connaît pas les conséquences sur la peau d'une telle protection.

L'ectoïne : « Traire les bactéries » par des méthodes high-tech

« Extrémolytes », un terme qui représente une nouvelle génération d'agents actifs : les substances protectrices issues de micro-organismes. L'ectoïne est une des matières actives du groupe des extrémolytes. Dans les produits cosmétiques, elle est censée protéger les cellules de Langerhans et par là même prévenir les allergies au soleil, le vieillissement de la peau dû aux UV, et les photodermatoses – le tout en combinaison avec des filtres UV. Cet agent actif provient de micro-organismes qualifiés d'extrémophiles, c'est-à-dire qui peuvent survivre à des conditions extrêmes : dans les lacs salés, par un froid glacial ou dans les déserts les plus chauds. Leur élixir de survie : l'ectoïne. Pour extraire cette ectoïne, un procédé biotechnologique spécifique a dû être mis au point. L'ectoïne (INCI : Ectoin) est le résultat de la collaboration entre le géant de la chimie Merck et Bitop, une entreprise fondée par quelques chercheurs, et qui est à la pointe pour la production et l'application technologique des extrémolytes à l'échelle mondiale.

3. *Stimulation, régénération, effet antirides*

Si les produits anti-âge étaient proposés avec le seul argument qu'ils « protègent du vieillissement prématuré de la peau », ils se vendraient probablement moins bien. Leur succès s'appuie sur d'autres messages : stimuler, régénérer, activer sont les concepts qui motivent l'achat. Ils nourrissent l'espoir que la roue du temps pourrait, peut-être, finalement, revenir en arrière.

Derrière des mots comme stimuler, régénérer ou activer, se trouvent des agents actifs censés lutter contre les tendances d'affaiblissement et de ramollissement. Or, c'est ce que font aussi la majorité des substances citées point n° 1.

- Ainsi, la vitamine C est là pour favoriser la formation de collagène et le Q 10 pour activer la production d'énergie des cellules de la peau.
- L'acide ursolique, que l'on trouve, par exemple, dans le romarin et la lavande, est là pour assurer une meilleure tenue entre le derme et l'épiderme.

Les extraits aussi sont un bon moyen d'améliorer l'hydratation, la fermeté et le tonus de la peau. Par exemple :

- L'extrait de bambou pour un équilibre de l'acide hyaluronique dans le tissu conjonctif.
- L'extrait de soja pour favoriser la régénération cellulaire.
- L'extrait de gingko pour améliorer l'oxygénation des cellules et activer la production de collagène.
- La myrrhe indienne (Commiphora Mukul Resin Extract) pour stimuler les importantes fonctions cellulaires.

- L'extrait de pépins de pomme pour diminuer les rides grâce à un renforcement du réseau de fibres de collagène.
- La caféine pour son action stimulante.
- De nombreux extraits d'algues comme par exemple l'extrait de spiruline, une micro algue bleu-vert, pour favoriser l'autorégénération de la peau, donc une peau raffermie.
- Punica Granatum Seed Extract, un extrait de graines de grenade pour favoriser la régénération de la peau, donc une plus grande fermeté.
- L'extrait de goyave (Psidium Guajava Extract), un hydratant raffermissant la peau.
- L'extrait de pépins de poire (Pyrus Communis Seed Extract) pour affiner le grain de la peau. Dans cet extrait comme dans d'autres, les composants importants sont l'acide ursolique, les flavonoïdes et les phytostérols.
- Un agent actif composé (Hydrolyzed Rhizobian Gum et Acacia Senegal Gum) pour affiner le grain de la peau et diminuer les rides.
- Le Saccharomyces Lysate, obtenu à partir de la levure, pour favoriser la constitution de collagène.
- Autre agent actif antirides, la protéine d'hibiscus (Hydrolyzed Hibiscus Esculentus Extract).

LA TENDANCE EST À L'OR ET L'ARGENT

Presque personne ne peut échapper à la magie de l'or. La littérature ésotérique permet de s'initier de manière approfondie aux mystères entourant ce métal précieux. Et voilà que, maintenant, l'or et l'argent font même carrière dans les cosmétiques, comme agents actifs pour peaux matures. Même si les descriptions de leurs effets semblent plus inspirées par le mysticisme que par la chimie, l'or et l'argent ont un pouvoir antibactérien et contribuent – à ce qu'il paraît – à protéger la peau du stress oxydatif et des processus inflammatoires. Comme l'or peut fixer plusieurs fois son propre poids en humidité, il est aussi employé pour améliorer l'hydratation de la peau.

4. Les agents actifs contre les taches brunes

Parler des taches brunes nous amène aussi à réfléchir plus globalement sur la notion d'idéal de beauté. Pourquoi ? Les dossiers des fabricants sont révélateurs : les produits dépigmentants font surtout recette à l'extérieur de l'Europe, en relation avec l'idéal de beauté que représente une peau claire.

Les différents types d'idéal de beauté ont toujours été le reflet de la société. En observant le passé en Europe, on voit qu'autrefois les générations de la « bonne société » essayaient de préserver leur teint clair avec la même hystérie que tous ceux qui, de nos jours, prennent un maximum de soleil pour signaler par leur peau bronzée qu'ils sont sportifs, dynamiques et ont du succès. Tout cela au prix d'une augmentation sensible du risque de cancer de la peau.

De nombreuses personnes à la peau peu pigmentée font fi de toutes les mises en garde et veulent à tout prix une peau bronzée. Et c'est pratiquement la même chose dans l'autre sens : les gens au teint mat aimeraient avoir une peau plus claire. Il est surprenant de mettre en relation l'adjectif « ethnique » avec les cosmétiques mais dans le segment de marché des produits dépigmentants, il joue un rôle important. Que ce soit au Japon, dans d'autres pays asiatiques, en Afrique, aux États-Unis, en Amérique du sud ou même dans les pays européens, s'éclaircir la peau est devenu tendance. Pourquoi ? La peau blanche évoque un statut social, la richesse et l'espoir de reconnaissance.

- L'hydroquinone était un agent actif très courant mais dangereux pour la santé, présent dans les crèmes éclaircissantes. Il n'a pas encore disparu de la circulation. L'hydroquinone a été largement retiré du marché en Europe, car, d'après le Centre européen des consommateurs, cet agent actif

« provoque, surtout en cas d'utilisation fréquente, des effets secondaires indésirables comme des rougeurs, brûlures ou démangeaisons, et qu'on le soupçonne par ailleurs de déclencher des tumeurs ».

- Entre-temps, il existe une kyrielle d'autres dépigmentants qui agissent aussi sur les problèmes de pigmentation dus à l'âge chez les personnes à peau claire.

➢ Problèmes de pigmentation dus à l'âge

L'origine de l'hyperpigmentation, appelée couramment taches brunes, est une surproduction de mélanine. En avançant en âge, la mélanine ne se dépose et ne se stocke plus de façon équilibrée dans les cellules de l'épiderme. Ce sont les gènes qui déterminent l'importance de ces taches mais l'exposition au soleil a aussi un rôle à jouer. Les taches brunes font partie des processus de vieillissement de la peau provoqués par les UV. Les produits dépigmentants misent généralement sur un blocage des enzymes. En effet, sachant que les rayons UV déclenchent des réactions chimiques enzymatiques complexes qui entraînent la production de mélanine, on essaie d'enrayer cette chaîne de réactions.

- La vitamine C est un moyen de diminuer les taches brunes. Comme elle est instable de nature, il a fallu développer de la vitamine C plus stable afin d'obtenir un effet. L'agent actif « RonaCare ® Map » de chez Merck correspond à de la vitamine C obtenue par procédé biotechnologique. On la déclare sous le nom de Magnésium Ascorbyl Phosphate et EDTA. Cet agent actif contient donc aussi l'EDTA, extrêmement polluant, ce qui l'exclut des cosmétiques naturels certifiés.

- Dans la déclaration INCI, la plupart des agents actifs contre les taches brunes ne sont pas repérables comme tels car ils proviennent de plantes et sont déclarés comme tels. Un exemple : l'agent actif « Gigawhite ™ » de Alpaflor, une entreprise des Alpes suisses, spécialisée dans les extraits végétaux, est déclaré ainsi : Water, Glycerin, Malva Sylvestris (Mallow) Extract, Mentha Piperita (Peppermint) Leaf Extract, Primula Veris Extract, Alchemilla Vulgaris Extract, Veronica Officinalis Extract et Achillea Millefolium Extract. C'est-à-dire qu'il contient de l'eau, de la glycérine, des extraits de mauve, de menthe, de primevère, d'alchémille, de véronique et de millefeuille.
- Autre agent actif : « Melfade®-J » de Pentapharm devrait être déclaré dans la liste INCI comme suit : Water, Arctostaphylos Uva-Ursi Leaf Extract, Glycerin et Magnesium Ascorbyl Phosphate. « Arctostaphylos Uva Ursi Leaf Extract » est un extrait des feuilles de la busserole. Cet agent actif contient aussi des additifs et des conservateurs qui doivent être déclarés.. Cette matière première est conservée par le phénoxyéthanol et plusieurs parabènes. Pour cette raison, elle ne pourrait pas être employée dans des produits certifiés suivant le cahier des charges BDIH.
- La mer aussi fournit des agents actifs contre les taches brunes. Sous le nom commercial de « Wakamine », se trouve, par exemple, sur le marché un extrait de l'algue brune Undaria Pinnafida (Undaria Pinnafida Extract).

L'idole montante de l'industrie cosmétique : « l'homme de l'avenir », un homme « infroissable »

L'homme! L'industrie cosmétique, elle au moins, le fête comme une étoile brillant au firmament. Pourquoi ? Parce qu'il dépense de plus en plus d'argent pour les cosmétiques. Des taux de croissance à deux chiffres pour les cosmétiques hommes – les maîtres

de la création méritent de grands compliments. Et les femmes doivent dire adieu à ce qui leur faisait jusqu'ici battre le cœur : des têtes bien masculines, bien burinées. La mode est à la peau lisse, sans marques. Mais les hommes veulent rester des hommes. Heureusement, leur honneur reste sauf car les spécialistes des « tendances » n'interprètent pas cette utilisation croissante de produits anti-âge comme le signe d'une nouvelle féminité de l'homme, mais comme un principe de quête d'efficacité. Ouf, les femmes peuvent respirer.
Un taux de croissance à deux chiffres du chiffre d'affaires donne des ailes à la recherche d'agents actifs spécifiques pour les hommes. Avec succès parfois, comme dans le cas d'une plante de la même famille que le sésame qui pousse dans les steppes de Namibie et d'Afrique du Sud. Son nom : la griffe du diable (Harpagophytum Procumbens). On dirait presque que l'évocation des agents actifs pour hommes vénèrent une image bien différente de l'objectif de visage doux et lisse : celle du héros non apprivoisé, féru de liberté, du Outback australien. « Desert Harvest », c'est en tout cas le nom d'un agent actif hydratant venant du fin fond de l'Australie. Il s'agit d'un mélange d'extraits d'une limette du désert (INCI : Citrus Glauca Extract), de quandong, sorte de pêche du désert (INCI : Santalum Acuminatum Extract) et d'un acacia sauvage australien (INCI : Acacia Victoriae Extract).

Nanotechnologie : une percée dans les soins antirides ?

En feuilletant de vieux magazines pour voir ce qui a été vanté comme « miracle du pot de crème » ces dernières années, on ne peut que s'étonner. Le terme de liposomes, autrefois mot magique, a perdu toute son attractivité et a pratiquement disparu. Par contre, c'est le mot « nanotechnologie » qui fait figure de nouvelle star. Ce n'est pourtant pas un nouveau chapitre qui s'ouvre puisque avec les liposomes, on était déjà dans la nanotechnologie. En effet, les liposomes sont des nanoparticules. Ces minuscules billes, chargées d'introduire les agents actifs plus en profondeur dans la peau, ont fait fureur pendant des années. Mais les spéculations et les controverses allaient bon train : quelle est l'action des liposomes dans et en contact avec les cellules ? Y pénètrent-ils entièrement tel un cheval de Troie ou seuls les agents actifs entrent-ils dans la cellule ? Les membranes des cellules et des liposomes fusionnent-elles ?

On peut introduire dans les liposomes toute la gamme des actifs utilisés en cosmétologie : des vitamines aux facteurs hydratants, en passant par presque toute la panoplie des extraits de plantes (aloe vera, ginkgo, houblon, camomille, algues) et des extraits de cellules ou tissus d'origine animale (thymus, collagène ou élastine).

Selon le Dr. Klaus-Peter Wittern, responsable Recherche et Développement de Beiersdorf depuis de longues années : « Dans la réalité, la plupart des liposomes éclatent déjà sur la peau car elle n'est pas lisse mais plutôt hétérogène. Des morceaux y pénètrent et il arrive que les liposomes se reforment dans certaines couches de la peau, c'est-à-dire reprennent leur apparence. Si on y retrouve bien des liposomes, ils n'ont plus grand-chose à voir avec ceux que l'on s'était mis sur la peau. Les crèmes contenant des liposomes ont selon notre expérience une bonne action hydratante. À quoi cela tient-il exactement ? Peut-être tout simplement à leur enveloppe qui se stocke bien dans la peau et y retient l'eau. »

Des astuces pour estomper les rides

Derrière les slogans publicitaires comme « effet immédiat » ou « jusqu'à 60 % de profondeur de rides en moins » se trouvent en général des produits spécifiques. Ces produits comblent les rides, comme un fond de teint. Un tel ajout transforme une crème en une sorte de fond de teint transparent qui cache les rides et donne un teint frais et une allure plus ferme. Bien sûr l'effet disparaît au premier lavage mais c'est toujours cela de gagné au niveau de l'apparence.

Perfectionner au lieu de chercher de nouvelles dimensions

Au fond, dans le débat sur « l'action en profondeur » des cosmétiques, on se trouve face aux mêmes questions que pour les liposomes : est-ce que les cosmétiques peuvent intervenir dans la biologie de la peau ? Est-il souhaitable qu'ils le puissent ? Derrière le terme de nanotechnologie se trouve une kyrielle de technologies qui travaillent sur des structures et des processus à l'échelle nanométrique. Les nanoparticules sont si petites qu'on ne peut même pas les voir au microscope à lumière (un nanomètre = un milliardième de mètre).

Les dermatologues se penchent, eux aussi, sur les liposomes pour essayer de déterminer s'ils sont utilisables dans les traitements des maladies de la peau. Pour obtenir un agrément, de longues recherches très complètes doivent être menées. Jusqu'à ce jour, seule une préparation a été autorisée à l'échelle mondiale.

La nanotechnologie passe pour la technologie de l'avenir, mais jusqu'ici on n'en a même pas une définition exacte. À ce concept est liée chez tout un chacun l'idée d'infiniment petit. Le novice qui tente de lire un traité sur la nanotechnologie atteint vite ses limites. Que ce soit dans le domaine de la biologie, de la chimie ou de la physique, le nanocosmos scientifique est gigantesque, les champs de recherche et d'application englobent tout (de la médecine jusqu'à la technique militaire) et on expérimente en permanence.

Entre-temps, des débats sur la sécurité ont aussi été ouverts. Ici, on doit tenir compte du fait que toutes les nanoparticules ne sont pas similaires, ni dans leur forme ni quant à leur action. Les liposomes, par exemple, appartiennent à une espèce particulière de « nanos », ceux qui se dissolvent tout seuls, ce qui n'est pas le cas, par exemple, de minuscules nanotubes de carbone. Ceux-ci restent dans le corps et, transportés par le sang, peuvent atterrir partout. Avec quelles conséquences ? La question est préoccupante.

Incursion dans de nouvelles galaxies, c'est ainsi que l'on pourrait caractériser la nanotechnologie

Certaines personnes sont prédisposées à paraître plus jeunes : des os malaires (pommettes) et un menton plus marqués supportent mieux la peau qui devient moins vite flasque.

dans son ensemble. En comparaison, la nanovérité du domaine cosmétique est largement moins spectaculaire. Quand on parle de nanotechnologie en relation avec les cosmétiques, il s'agit en règle générale de quelques avancées spécifiques comme, par exemple, le transport des agents actifs par nanotechnologie. Mais vers quelle destination la nanotechnologie les emmène-t-elle ? Cette question rouvre un vieux débat. Des titres tapageurs comme « une percée dans les soins antirides » sont-ils justifiés ? Non. En tout cas pas s'ils font croire que les cosmétiques pourraient réduire significativement les traces de l'âge que sont les rides d'expression, par exemple.

Liposomes, nanosphères & Cie

- Les liposomes sont de toutes petites vésicules, de lécithine le plus souvent, qui véhiculent les agents actifs.
- Les niosomes ou nanoparticules sont de minuscules corps creux qui transportent aussi les agents actifs.
- Les excipients en forme de petits sacs portent des noms différents d'un fabricant à l'autre, mais en principe ce sont tous des liposomes. Certains d'entre eux ont l'avantage d'être à la fois excipient et agent actif.
- Les fabricants employant des liposomes feuilletés promettent un effet-dépôt : les agents actifs sont censés être distribués progressivement à la peau.

Les tests in vitro sont un bon moyen de vérifier la tolérance aux tensioactifs. On fait couler quelques gouttes de sang de bœuf dilué dans des éprouvettes contenant différentes concentrations de tensioactifs, et la transformation du sang nous renseigne sur le tensioactif : s'il détruit les cellules, il est considéré comme agressif.

Le superpouvoir des agents actifs : l'exagération au rendez-vous

Tests in vitro. Pratiquement aucun développement de substance cosmétique ne peut plus s'en passer car c'est une mine d'or publicitaire. On entend par « tests in vitro » des tests menés en laboratoire sur des cultures cellulaires. Pas directement sur l'être vivant donc, mais sur des « matériaux » dans lesquels les processus biochimiques seraient les mêmes que dans la peau humaine. En fait, les tests in vitro avaient initialement été développés comme alternative aux tests sur les animaux et sont finalement devenus un instrument de marketing très apprécié pour prouver que certains agents actifs ont effectivement le pouvoir d'activer et de réactiver.

De quoi s'agit-il ? Tous les biologistes confirmeront que certains activateurs, comme les enzymes, par exemple, sont importants pour la capacité de régénération de la peau. Les enzymes sont des catalyseurs qui accélèrent les processus chimiques. Elles sont constituées de protides et de coenzymes. Ces derniers accélèrent ou ralentissent l'action des enzymes. Les coenzymes de plus en plus présents dans les cosmétiques sont la plupart du temps des vitamines. Si l'on teste les activateurs in vitro, il est certain qu'ils auront une action stimulante sur le métabolisme cellulaire.

Maigrir trop rapidement se paie : la peau se plisse et se ride lorsque l'hypoderme devient flasque. Il est donc préférable de perdre du poids progressivement et sans exagération : un visage un peu plus rempli a l'avantage de paraître plus lisse et plus jeune.

Mais dans les tests en éprouvettes in vitro, le milieu est souvent très différent de celui très complexe de la peau. Dr. Klaus-Peter Wittern : « Dans le système qu'est la peau, on n'a pas du tout accès aux kératinocytes pour y étudier quelque action que ce soit. C'est pourquoi on se tourne vers l'approche in vitro. Mais ensuite, la question se pose de savoir si ce qui vaut pour une expérience in vitro fonctionne aussi dans le système complexe de la peau. Un exemple : lors des expériences in vitro, on a découvert qu'une certaine substance protégeait les cellules de Langerhans, constituant ainsi une protection solaire puisque ces cellules ont des tentacules qui se rétractent lorsque les rayons UV atteignent la peau. C'est une réaction immunitaire à cette forme de stress venu de l'extérieur. Et quand elles se rétractent, la peau commence à produire une protection sous la forme de mélanine. Cette réaction cellulaire fonctionne aussi à merveille dans l'éprouvette. Seulement dans la situation in vivo, lors de tests sur les humains, la substance n'a même pas pu approcher une seule cellule de Langerhans. »

Lifting ou Filler, ou comment jouer sur les mots

Les tests pour cosmétiques se sont améliorés et reflètent mieux la réalité mais les pourcentages indiqués faussent les résultats obtenus par des méthodes modernes. 30 à 40 % de profondeur de rides en moins : cela est très prometteur mais correspond en fait à 0,001 mm (même 0,1 mm serait invisible à l'œil nu).

Si on prend le temps de lire mot à mot la description de l'action de certains produits, on constate avec quelle habileté on jette de la poudre aux yeux du consommateur. On se contente souvent de décrire l'effet général que l'agent actif a dans l'organisme. On laisse entendre, sans l'affirmer expressément, que la substance appliquée de l'extérieur sur la peau agit de la même façon que lors des expériences en éprouvette.

« Une crème ne remplace pas un lifting » indique Helena Rubinstein dans sa publicité – et là on approuve. Mais dès la phrase suivante, elle promet : « Mais un traitement intensif avec le Face Sculptor Serum plus Face Sculptor Creme donne de nos jours des résultats très approchants. » Et pour le produit « Hyaluron-Filler Tag » d'Eucerin, on trouve par exemple comme argument de vente : « Ces crèmes pour combler les rides fonctionnent selon le principe des injections sous-cutanées dermatologiques mais sans l'injection. » La formulation « fonctionne selon le principe ... » est maligne! Elle éveille l'espoir que le produit fonctionne comme une injection, mais ne dit à aucun moment que l'effet sera le même.

Est-il souhaitable d'activer la régénération cellulaire ?

Quand on lit la description de l'effet de nombreux produits, se pose non seulement la question de la véracité, mais aussi celle de savoir s'il est vraiment souhaitable d'obtenir l'effet en question. C'est le cas, par exemple, des substances qui, en stimulant le métabolisme cellulaire, auraient un effet rajeunissant. Pour comprendre ce que l'on entend par effet régénérateur sur les cellules, observons une coupe de la peau :

- L'épiderme, concerné par les cosmétiques, est composé de plusieurs couches.
- Le derme sur lequel repose l'épiderme est composé d'un tissu fibreux qui retient bien l'eau quand on est jeune, mais dont la capacité de rétention diminue avec l'âge. Une fois mortes, ces fibres ne peuvent être réactivées.
- L'hypoderme est un tissu conjonctif lâche. Lorsqu'il contient suffisamment de lipides, la peau a un aspect ferme. C'est pourquoi les personnes extrêmement maigres sont souvent plus ridées que celles plus enveloppées.

Le visage des personnes rondouillettes paraît plus jeune car la couche sous-cutanée, riche en lipides, donne à la peau fermeté et tonicité.

CONSTITUTION DE LA PEAU

Chez un adulte, la peau mesure 1,5 à 1,8 m^2 et son épaisseur va de 1 à 4 mm. Elle est composée de différentes couches. En partant de l'extérieur vers l'intérieur, on trouve :

- l'épiderme qui peut atteindre 1 mm ;
- le derme, ayant au maximum 3 mm d'épaisseur ; c'est sur le front qu'il est le plus fin et sur la plante des pieds le plus épais. Il est principalement constitué de fibres de collagène ;
- l'hypoderme.

La bonne absorption des principes actifs est conditionnée par le taux d'hydratation de la peau : une peau bien humidifiée les absorbe 5 à 10 fois plus vite qu'une peau sèche. Les substances pénètrent par trois voies :

- d'une part par l'intermédiaire des kératinocytes et de la masse intercellulaire de l'épiderme ;
- d'autre part (0,1 % de la surface de la peau n'étant pas recouvert de couche cornée) par les follicules pileux ;
- enfin par les glandes sébacées et sudoripares.

On fait peau neuve en permanence

La cosmétologie prétend pouvoir agir de manière appréciable sur la régénération des cellules. Or, si les crèmes peuvent effectivement rafraîchir le teint, aucune d'entre elles, la plus onéreuse soit-elle, ne permet de faire peau neuve.

La division cellulaire a uniquement lieu dans la couche inférieure de l'épiderme, appelée couche basale. Cette division est régulée par des hormones tissulaires. C'est un mécanisme très subtil : si l'épiderme est intact, la production d'hormones est abondante et ces dernières remontent vers les cellules basales où elles empêchent la division cellulaire. Si l'épiderme n'est pas intact (suite à une exposition au soleil ou à une blessure), les hormones cessent de freiner la division cellulaire. Par conséquent toutes les couches de l'épiderme s'épaississent, même la couche cornée ; une fois les blessures cicatrisées, les hormones tissulaires recommencent à travailler normalement. Quant aux cellules nouvellement formées, elles passent toujours par les mêmes étapes : elles se transforment en cellules cornées puis migrent vers la surface.

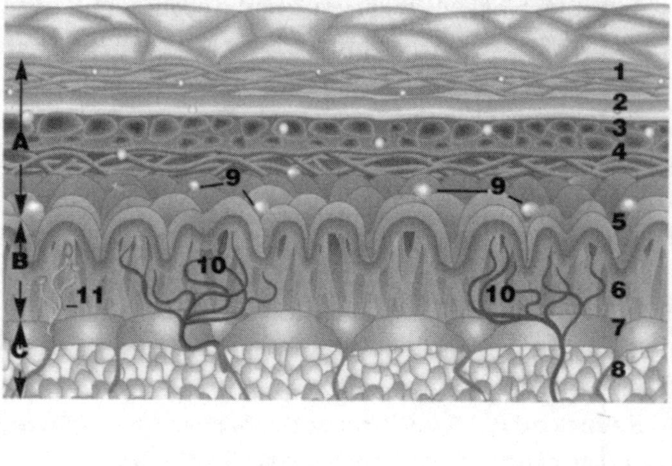

Coupe de la peau
A - épiderme ;
B - derme ;
C - hypoderme ;

1 - couche cornée ;
2 - couche claire ;
3 - couche granuleuse ;
4 - couche de Malpighi ;
5 - couche basale ;
6 - fibres élastiques et fibres de collagène ;
7 - fibres du tissu conjonctif ;
8 - lipides hypodermiques ;
9 - cellules cutanées ;
10 - vaisseaux capillaires ;
11 - terminaisons nerveuses.

La couche cornée de la peau, qui se trouve sous la partie vivante du derme, est constituée de nombreuses strates de cellules cornées serrées et imbriquées les unes dans les autres. Une masse intercellulaire occupe l'intervalle entre les cellules. Plus on s'approche de la surface, plus cette couche qui protège de la déshydratation devient lâche. La masse intercellulaire s'émiette, les cellules ne font plus bloc et peuvent de ce fait être éliminées vers la surface de la peau. Ce processus nous vaut une nouvelle peau toutes les trois à quatre semaines environ, avec quelques variations selon les individus mais aussi selon le temps (pluie ou soleil, froid ou chaud). Dans le cas d'une peau saine, les diverses opérations s'enchaînent parfaitement. Le tissu conjonctif de l'hypoderme est suffisamment rembourré, les fibres élastiques font honneur à leur nom, le renouvellement cellulaire se déroule bien, la couche cornée a la bonne épaisseur, et le film hydrolipidique est équilibré.

Les découvertes scientifiques concernant le phénomène de vieillissement de la peau ne sont pas très avancées. Mais une chose est certaine : l'endommagement des cellules de la peau par les rayons lumineux, le vieil-lissement des collagènes et la déshydratation due à l'âge sont trois facteurs qui laissent des traces visibles sur la peau.

Effets des plus minimes

Quelle serait l'action d'une substance qui accélère les processus du métabolisme ? Dr. Klaus-Peter Wittern : « Si un tel agent actif entrait en contact avec des cellules vivantes, il accélèrerait leur renouvellement. En effet, si on intensifie les processus du métabolisme cellulaire, on accélère le processus de vieillissement de la cellule qui arrive plus vite dans la couche cornée. On obtient donc une régénération plus rapide des cellules. Dans quelle mesure cela est-il vraiment souhaitable ? C'est là une question à laquelle on ne peut encore répondre. Il faudrait en savoir beaucoup plus sur les besoins naturels de la peau. De plus, intervenir par l'intermédiaire des cosmétiques ne peut pas modifier efficacement le fonctionnement, cela peut tout au plus l'influencer très faiblement. »

On ne peut nier que les cosmétiques contribuent à donner bonne mine à la peau, à la soigner et la maintenir en bonne santé. Mais le terme d'anti-âge est trompeur si on le prend au pied de la lettre. Les cosmétiques n'ont pas d'influence décisive sur les processus de vieillissement de la peau. Le Dr. Werner Vos, dermatologue et allergologue, expert bien connu en cosmétiques et gérant de la Medical Research Company Dermatest, se penche depuis plus de 25 ans sur les problèmes de tolérance aux produits et de preuve d'efficacité des ingrédients cosmétiques : « Rien n'est moins sûr que l'influence des cosmétiques sur les processus de vieillissement de la peau. D'un point de vue médical, il serait sans doute plus sensé de faire une thérapie contre le vieillissement de la peau, en combinant les moyens extérieurs et intérieurs (oligo-éléments sous forme de compléments alimentaires, etc.). »

L'action des crèmes aux acides de fruits dépend du pourcentage d'acides et de la hauteur du pH : 4 ou 5 % d'acides de fruits et un pH 5 provoquent déjà une kératolyse / un peeling.

Les acides de fruits (AHA) : une torture pour la peau

Les acides de fruits (AHA – acides alpha-hydroxylés) furent à une époque l'agent actif top, mais la vague des AHA est à son tour retombée comme celle d'autres agents actifs. On ne peut que s'en réjouir car dans les cosmétiques normaux, les AHA n'ont de toute façon jamais eu l'effet escompté. Les AHA sont utilisés en kératoplastie. Le terme professionnel de kératolyse désigne l'opération de nettoyage de la peau pendant laquelle la masse intercellulaire est dissolue. La peau subit un Peeling massif, elle est comme épluchée. Seules les esthéticiennes ont le droit d'employer des doses élevées, et à partir de 70 % leur usage est strictement réservé aux dermatologues. Ces exfoliations ne sont ni nécessaires, ni conseillées aux peaux normales car, même utilisés correctement, les acides peuvent entraîner de sévères irritations de la peau.

Ce dont la peau a vraiment besoin

« À partir de l'âge de 25 ans, la peau commence à décliner. » Voici un message qui, souvent répété, finit par insuffler la peur de vieillir, même aux femmes les plus jeunes. L'appât « produits anti-âge » est alors lancé pour attirer cette clientèle jeune dans le sillon de la crainte de vieillir.

À y regarder de plus près, ce « drame » de la peau qui vieillit se révèle être un processus à peine perceptible car il prend des années si l'on prend normalement soin de son visage. D'un point de vue dermatologique, la peau commence, par définition, à vieillir à partir de 25 ans. Cela ne signifie pas qu'elle soit concernée par les produits anti-âge et encore moins, bien que ce soit souvent l'impression donnée, qu'il faudrait sortir une artillerie antivieillissement dès les plus jeunes années.

Est-ce que je vais avoir recours à « Revitalift », à « Idéal Balance », à « Resurface-C » ou à « Primordiale Optimum Sérum Flash » ? Peut-être dois-je aussi mettre un sérum avant la crème ? Rien que pour les crèmes de visage, les marques cosmétiques conventionnelles offrent une telle avalanche de produits qu'il est pratiquement impossible de savoir ce qui les différencie. S'y ajoutent de nombreuses préparations spéciales. La consommatrice ne peut que capituler face à tout ce que les produits combattent : les nombreux problèmes de peau, les divers signes de vieillissement, les défauts et les déséquilibres de la peau.

En matière de « beauté et cosmétiques », la plupart des médias et la publicité s'accordent sur un point : les femmes et de plus en plus d'hommes mènent un combat permanent contre les rides, la déshydratation, les impuretés de la peau, la graisse, la sueur, les radicaux libres, etc. La croyance en la toute-puissance des produits techniques et chimiques leur fait perdre presque entièrement leur bon sens et leur esprit critique. Et c'est souvent au détriment d'un programme de soin bien réfléchi.

Garder une peau saine et belle

Devant l'immense offre de produits cosmétiques et l'insécurité croissante du consommateur, le danger augmente que de plus en plus de personnes apportent un soin non approprié à leur peau, voire la « déstabilisent » par trop d'empressement. On achète en pensant que « telle crème pourrait être meilleure et plus efficace que telle autre ». Zapper d'un produit à l'autre nous éloigne de plus en plus d'un programme de soin sensé, conscient, approprié, et individualisé.

C'est pourquoi le premier pas vers un soin bienfaisant de la peau est de se poser la question : de quoi ma peau a-t-elle vraiment besoin ? Nécessite-t-elle réellement le programme complet proposée par les fabricants de cosmétiques ? Si l'on commence très tôt à écouter sa peau, on augmente ses chances d'éviter les problèmes de peau et les déséquilibres.

La peau devient un cas pour les cosmétiques lorsqu'elle est surmenée et déséquilibrée. En voici quelques exemples :

- Une peau trop sèche de nature ou trop grasse, voire huileuse. En matière d'hydratation, chacun a ses propres caractéristiques : toutes les peaux n'ont pas la même capacité de retenir l'eau. L'activité des glandes séborrhées est différente aussi : très actives chez les uns (peau grasse) et moins actives chez les autres.
- Le froid, trop de soleil, l'exposition à l'air sec sont autant de facteurs de stress pour la peau, comme d'ailleurs les nettoyages trop décapants, ou un soin non approprié voire exagéré.

- Les carences alimentaires ne sont pas bonnes pour la peau. Un manque de vitamine C, par exemple, peut nettement assécher la peau.
- En vieillissant apparaissent des faiblesses et des carences rendant la peau plus « exigeante ».

La faute suprême : vouloir trop bien faire

Lorsqu'on a une peau douce et agréable au toucher, qui pourrait même se passer de crème, on a toutes les raisons de se réjouir. Mais est ce que l'on s'en contente encore ? Ou est-ce que on utilise une crème juste par 'automatisme', de peur que la peau ne vieillisse plus vite si l'on n'applique pas abondamment et régulièrement de la crème ? « Plus on en fait, mieux c'est » – si on applique ce principe en matière de cosmétiques, on récolte plutôt des problèmes de peau qu'une belle peau. Ce n'est pas pour rien que des dermatologues suppriment parfois tous les cosmétiques de leur patient : une peau trop soignée ou mal soignée le paie souvent par de graves changements, des boutons ou des plaques. Elle est en mauvaise santé et doit se régénérer au calme, sans intervention de l'extérieur. Ce n'est que lorsqu'elle se sera régénérée que l'on pourra juger de quels cosmétiques peuvent vraiment être bénéfiques et nécessaires pour jouir d'une peau saine.

À chaque âge, de nombreux facteurs jouent un rôle dans l'état de la peau. Elle peut être temporairement sèche, en hiver par exemple ou après un long vol en avion. La maladie, le stress et bien d'autres choses peuvent l'agresser. Elle n'a donc pas toujours les mêmes besoins. Parfois il lui faut plus, parfois moins, indépendamment de l'âge. Il est préférable de varier au lieu d'appliquer toujours les mêmes soins.

Varier signifie ici briser les automatismes. Les préparations cosmétiques sont des éléments (en kit). Plus on choisit chaque élément de manière consciente et réfléchie, mieux la peau se portera. Prenons l'exemple de la crème de nuit qui fait partie de l'offre standard des fabricants de cosmétiques. La peau a-t-elle toujours besoin d'une crème de nuit ? Oubliez-la de temps en temps et allez tranquillement au lit avec un visage propre. En diminuant les interventions cosmétiques, vous en apprenez plus sur l'état et les besoins de votre peau, et vous renforcez ainsi sa capacité d'autorégulation. Les conseils des fabricants de cosmétiques ne sont pas la référence suprême. Développer une bonne connaissance de sa propre peau est la meilleure source de conseils.

Nettoyage et soins de la peau

Un bon nettoyage de la peau est l'élément central d'un bon soin :

- Le principe « moins on en fait, mieux c'est » est vrai, surtout pour le nettoyage. Par automatisme, on a tendance à utiliser des produits nettoyants tous les jours, matin et soir. Cela ne convient pas à une peau trop sèche, par exemple, qui se portera mieux si elle n'est nettoyée que le soir. Un peu d'eau le matin suffira. De même, en cas de rougeurs ou d'inflammations, il est préférable de renoncer au nettoyant et de n'utiliser que de l'eau.
- Une lotion tonique n'a pas seulement un rôle rafraîchissant, mais elle a aussi un bon effet hydratant.
- Quelle crème convient à votre peau ? Si elle a peu besoin de graisse, une crème légère suffit. Si le besoin est plus important ou très important, il faudra choisir une crème plus riche. Il faut considérer qu'une peau est insuffisamment soignée, et par conséquent sensible, si elle est trop sèche.

Le manque d'humidité la rend rêche, fait apparaître des rides et donne des angles d'attaque aux mauvais germes. Une bonne crème cosmétique améliore l'état général de la peau, l'assouplit, l'adoucit, la rend plus élastique et plus ferme. De ce fait, les ridules dues à la sécheresse disparaissent.

Ces dernières années, les attentes des consommateurs envers les crèmes ont beaucoup changé. Elles doivent être les plus légères possibles et pénétrer rapidement. Les crèmes riches, émulsion eau dans l'huile, sont devenues très difficiles à vendre même dans le domaine anti-âge. Pourtant, aussi importante que soit l'hydratation, la peau doit également être équilibrée. Se fixer seulement sur l'hydratation a pour conséquence que la peau reste « insatisfaite » car elle ne dispose pas de la bonne quantité de graisse. Dans ce cas, il peut être bon de choisir une émulsion plus grasse, crème de nuit, par exemple, qui peut également occasionnellement être utilisée comme masque pour combler les carences.

Soin des peaux matures

En avançant en âge, nous n'avons plus seulement affaire aux problèmes normaux de peau sèche et à leur conséquences mais aussi au problème du vieillissement dans son ensemble. Les rides d'expression, par exemple, sur le front et autour du nez. Les cosmétiques n'y peuvent pas grand-chose. Les bons produits peuvent cependant avoir une action bénéfique car la composition des préparations pour peaux matures répond bien aux besoins des peaux plus âgées.

Crèmes antirides ou anti-âge : les bases de tels produits sont généralement plus riches, c'est-à-dire plus grasses qu'une crème uniquement hydratante. Leur efficacité dépend généralement de l'ensemble de la formulation. Concernant les agents actifs : il existe beaucoup de bons agents actifs cosmétiques et le fait que certains d'entre eux bénéficient d'un matraquage publicitaire plus grand et plus fort ne les rend pas meilleurs. Est-ce nécessaire que ce soit des truffes, du caviar ou des huîtres ? Pr. Steinkraus : « La foi déplace les montagnes, c'est bien connu. Dans le cas présent, il s'agit de la croyance que ce qui est bon pour notre palais – et surtout très cher – sera tout aussi bon sous forme d'apport extérieur. »

Produits pour le soin des yeux : rires et sourires apportent de la joie dans la vie. Revers de la médaille : ridules et rides se forment autour des yeux. Les crèmes spéciales contour des yeux rendent de bons services. Elles apportent graisse et eau à cette partie sensible, lissant ainsi les petites rides.

Produits spéciaux : face aux gammes de soin pour peaux matures, le risque est grand de trop en faire. Il existe sur le marché de nombreux produits spécifiques que l'on est censé combiner aux soins quotidiens : produits raffermissants, sérums, cures. De tels produits peuvent être d'excellente qualité et fort utiles – à condition qu'ils soient employés à bon escient. Même pour les peaux matures, c'est l'état de la peau qui permettra de déterminer si l'usage de cosmétiques est nécessaire. Mettre tous les jours deux produits l'un sur l'autre n'est en aucun cas une nécessité.

Le meilleur des cosmétiques : le film hydrolipidique

Quels ingrédients de base conviennent particulièrement bien à la peau ? Pr. Steinkraus : « Si l'on pouvait demander à la cellule de la peau dans quel environnement elle préfère vivre, elle privilégierait sans doute à l'eau ou à tout autre substance un liquide nutritif cellulaire, par lequel elle aurait accès à l'ensemble des substances dont elle a besoin. » C'est pourquoi ce dermatologue, ancien directeur exécutif de la Clinique Universitaire de Dermatologie de Hambourg, plaide pour des ingrédients les plus proches possible de ceux contenus dans la peau, car cette dernière « fabrique elle-même le meilleur des cosmétiques : le film hydrolipidique ».

Les huiles de silicones, quant à elles, restent à la surface de la peau sans y pénétrer. Comme elles ont de bonnes propriétés lissantes, elles procurent un sentiment agréable sur la peau. Mais selon le professeur Steinkraus : « On ne sait jamais si ce sentiment agréable est lié à la qualité de la formule ou seulement à la présence d'huiles de silicone ? »

CHAPITRE III

Hygiène et soins du corps

Certes « l'eau est faite pour se laver », mais elle remplit imparfaitement sa fonction puisqu'elle n'emporte que les impuretés hydrosolubles (et non liposolubles). Par ailleurs, les « soins corporels » sont plus qu'un simple geste d'hygiène : un bain décontractant où la délicate senteur d'une lotion procurent aussi un instant de détente exceptionnel. Le plaisir de se masser de la t ête aux pieds avec une huile ou une crème fait également partie des choses agréables. Mais attention au revers de la médaille, car une hygiène trop poussée peut entraîner le dessèchement de l'épiderme, et nous oblige à utiliser toujours plus de crème pour essayer de rétablir l'équilibre de notre peau.

La mousse des gels-douches et des shampooings facilite la bonne répartition du produit sur la peau. Elle est un critère de qualité indispensable aux yeux des consommateurs. Testée en eau dure et en eau douce, elle doit pouvoir – contre vents et marées – rester ferme une vingtaine de minutes.

Nettoyage de la peau et des cheveux

Les formules nettoyantes ont des propriétés et des effets secondaires très variables selon les tensioactifs employés. Pour obtenir une émulsion, il faut un émulsifiant qui mélange l'eau et les graisses. Dans les produits nettoyants, les tensioactifs ont pratiquement la même fonction qu'un émulsifiant (sauf qu'ils ne stabilisent pas l'émulsion dans la durée) : dissoudre le sébum de la peau pour pouvoir le rincer à l'eau.

Tout comme les muqueuses, la peau est habitée par diverses colonies de bactéries. Certaines en sont les hôtes permanents, d'autres vont et viennent. Elles se nourrissent d'acides aminés ou de glycérine qu'elles transforment en substances empêchant la formation des micro-organismes (comme les moisissures). On le voit, la microflore cutanée est un bouclier très efficace.

D'après L. Träger : « Les tensioactifs n'ont pas tous le même pouvoir dégraissant sur la peau. Ainsi les savons décapent parfaitement mais ne sont pas bien tolérés » car ils attaquent le film protecteur acide de l'épiderme. Composé d'acides aminés et d'acide lactique, de sébum et de kératinocytes, ce film dont le pH faiblement acide se situe entre 5,4 et 5,9, protège des agressions externes. Il est un milieu de vie optimal pour les milliards de germes qui luttent contre les ennemis de la peau, empêchant les infections et maintenant notre épiderme en bonne santé. Tant qu'il est intact et l'acidité stable, on évite que la peau trop alcalinisée ne soit la proie des micro-organismes.

Le savon est un produit nettoyant classique fabriqué à partir d'os. Ses principaux ingrédients sont le suif de bœuf, la graisse de porc, l'huile d'arachide, l'huile d'olive, ou la graisse de coco. Pour ceux qui n'apprécient pas les composants d'origine animale, il existe les savons aux huiles végétales. Quant aux savons-crèmes, ce sont des émulsions enrichies de quelques substances soignantes et adoucissantes.

Le savon modifie le pH de la peau qui devient alcalin : pH entre 9 et 11. Après le rinçage, le pH se stabilise autour de 7. Une peau saine s'adapte et se régénère mais une peau abîmée n'y retrouve pas son compte.

Savons, détergents synthétiques ou laits nettoyants

Dans le jargon professionnel, les produits nettoyants, comme le savon ou le gel-douche, sont appelés détergents. Se laver est assez anodin, mais l'industrie cosmétique en a fait une vraie « science », voire un marché gigantesque. Ici aussi on applique le principe bien rôdé de l'exagération ! Peut-on encore se laver le visage avec un savon normal ? Et, comme toujours, la réponse à cette question dépend, pour chacun de nous, de l'état de notre peau.

Une peau normale peut être nettoyée sans problème au savon car ce dernier n'est pas aussi nocif qu'on a pu le dire, bien que les « pains dermatologiques » sans savons soient un peu plus doux. Les nettoyants se présentant sous forme d'émulsions (laits nettoyants) sont encore plus doux.

Chaque année, 800 000 à 900 000 tonnes de produits de beauté contenant des tensioactifs sont utilisés en Europe, savons non compris. Ces chiffres élevés montrent la nécessité d'opter pour des tensioactifs non polluants.

Mais avant tout, ce sont nos habitudes de soin qui sont à remettre en question, plutôt que de s'interroger sur le savon, le pain dermatologique sans savon, le gel-douche ou le lait nettoyant. Nous nous lavons trop souvent la peau et surtout trop souvent avec des produits détergents. De plus, pour la toilette du visage comme pour celle du corps, nous utilisons généralement trop de produit alors qu'une petite quantité suffirait.

Les tensioactifs - toujours dans le collimateur

Se laver est indispensable mais peut être nocif en même temps. C'est pourquoi les substances lavantes (les tensioactifs) doivent être aussi douces que possible. Les tensioactifs sont classés en trois groupes, en fonction de leur dureté et du potentiel d'irritation qui en découle.

- Les tensioactifs cationiques sont très irritants. On les trouve par exemple dans les produits de coiffage contre le chargement électrostatique des cheveux.
- Les tensioactifs anioniques comme le Natriumlaurethsulfosuc cinate sont plus doux. On les trouve dans les shampooings.
- Les tensioactifs amphotères, comme la Bétaïne Cocamydopropyl, sont encore plus doux.
- Les tensioactifs non ioniques comme le Cocoglucoside sont particulièrement bien tolérés par la peau. Comparés à un Sodium Lauryl Sulfate, les glucosides propyliques d'alkyle (tensioactifs du sucre) sont nettement moins irritants. Ils proviennent de ressources renouvelables comme le saccharose, le glucose et l'amidon, sont très doux à la peau, et respectent parfaitement l'environnement.
- Les bases lavantes issues du sucre peuvent apparaître dans les déclarations INCI sous l'appellation Coco-Glucoside, Decyl

Glucoside ou Lauryl Glucoside.

- Les acyl glutamates remportent la palme de la douceur. Ce sont les bases lavantes à la fois les plus chères et les meilleures. Les différences de prix sont énormes. Alors qu'un kilo de Lauryl Sulfate (substance active) coûte 2,60 € au détail, un kilo d'Acylglutamate (substance active) coûte environ 20 €. Les acylglutamates apparaissent dans les déclarations INCI sous les appellations Sodium Cocoyl Glutamate, Disodium Cocoyl Glutamate et Sodium Lauroyl Glutamate.

Cette classification peut servir de fil directeur mais les exceptions confirment la règle : les tensioactifs répondant à la classification « durs » ne sont pas tous durs et les « doux » ne sont pas tous pareillement doux. Dans la plupart des produits, on associe divers tensioactifs ou on utilise un tensioactif issu d'un mélange. C'est le cas du Sodium Cocomonoglyceride Sulfate, une grande nouveauté en cosmétologie. Ce sulfate est un hybride de tensioactifs anioniques et de tensioactifs de sucre. Il est composé de matières premières végétales (huile de noix de coco et glycérine), produit une belle mousse et est parfaitement biodégradable. Pour notre santé et notre environnement, il est fort souhaitable que se généralise l'usage de cette nouvelle génération de tensioactifs réellement doux.

Les produits pour la douche

Les produits de douche « deux en un » contiennent toujours plus de produits chimiques irritants (tensioactifs, émulsifiants) que les gels-douches. La majorité des agents actifs soignants ne se déposent pas sur la peau mais dans le fond de la baignoire.

Du point de vue santé de la peau, les tensioactifs sont l'élément décisif dans les shampooings et les produits de douche. La subjectivité nous guide au moment de l'achat : le sentiment de fraîcheur, l'impression que le produit veloute la peau… Ces sensations ne correspondent malheureusement pas toujours à la réalité des faits : certains regraissants, qui compensent l'effet desséchant des tensioactifs, nous trompent car ils donnent l'impression de soigner la peau. Mais pour vraiment ménager sa peau, c'est un mélange très doux de tensioactifs de base et de co-tensioactifs qu'il nous faut. Par ailleurs, ce qui frappe le plus dans les produits de douche, ce sont les différences de prix parfois faramineuses. Qu'est-ce qui justifie certains prix si élevés ? Souvent, c'est la fragrance, le bel emballage, sans oublier un nom de fabricant prestigieux. La lecture des composants, elle, nous déçoit, car la différence entre les produits de luxe et les autres est minime.

Les fameux produits de douche « deux en un » sont censés à la fois nettoyer et soigner l'épiderme car ils contiennent plus de regraissants, d'agents de maintien de l'hydratation et d'huiles. Mais malgré tout, ils ne suffisent généralement pas à compenser la déperdition en graisses (surtout en cas de peau sèche) et il est plus profitable de se passer une crème sur le corps après s'être séché.

➢ La meilleure des protections pour la peau : se doucher autrement

Pour beaucoup d'entre nous, les étapes de la douche sont les suivantes.

- On ouvre le robinet sous la pomme de la douche; on prend son produit de douche et on se lave pendant que l'eau coule et coule.
- On se frictionne de la tête aux pieds avec le produit de douche, on fait mousser, on reprend un peu de produit car une grande partie a été rincée par l'eau, qui coule et coule...

Conclusion : de grandes quantités d'eau et de produit ont été utilisées. Non seulement cela coûte de l'argent mais c'est aussi un vrai gaspillage et une pollution importante d'un point de vue environnemental, surtout si les produits contiennent des composants polluants.

Et si on procédait différemment ? Sans pour autant se gâcher le plaisir... Il est tout à fait normal que la douche n'ait pas pour seule fonction de nettoyer, mais qu'elle puisse aussi rafraîchir et faire du bien. On peut obtenir la même sensation d'une autre manière, bien meilleure et plus économe, en procédant comme suit, par exemple.

- Ouvrir le robinet et se mouiller le corps.
- Fermer le robinet.
- Prendre un peu de produit de douche pour se laver le corps. C'est déjà un petit massage rafraîchissant, et pour cela vous n'avez besoin que de peu de produit.
- Rincer au jet fort. Et pour se donner du tonus : finir par une petite douche froide.

Les produits pour le bain

➢ Les bains moussants sont à déguster avec modération

Les produits pour le bain nous procurent une voluptueuse détente. Ils prennent soin de la peau, nous enivrent de leur parfum, détendent et – ce qui n'est pas négligeable – nous décrassent. On différencie les bains moussants et les huiles de bain.

On peut se préparer soi-même un bain décontractant aux huiles végétales en suivant une recette très simple : 20 g d'huile de jojoba, 3 gouttes d'huile de rose, 2 gouttes de patchouli, 3 gouttes d'huile de jasmin, 1 goutte de vétiver.

Bien que les produits de bain soient moins dégraissants qu'autrefois grâce à la présence des co-tensioactifs, un séjour dans l'eau dessèche toujours durablement la peau. Certes, la plupart des bains moussants contiennent des regraissants, mais en quantité insuffisante. Eh oui, les regraissants détruisant cette chère mousse, il a fallu faire un choix ! Et comme la mousse l'a emporté, il est impératif de se passer une crème sur le corps après le bain.

Pour réussir à respecter la peau sans renoncer à un bon bain, on peut avoir recours à une huile de bain. Les huiles de bain ne contiennent pas d'émulsifiant et n'ont pas de pouvoir nettoyant (il est donc conseillé de prendre une petite douche avant). En revanche, elles flottent à la surface, se déposent comme un film sur l'épiderme. Seul inconvénient, elles peuvent laisser la peau collante et marquer les vêtements. C'est pourquoi les huiles végétales employées dans les huiles de bain sont rendues solubles dans l'eau par des tensioactifs.

Les dentifrices

En principe, la chose est simple. Pour nettoyer les dents on a besoin de substances dites abrasives qui débarrassent en douceur mais efficacement l'émail de la plaque dentaire. Les substances abrasives peuvent être la craie, la pierre ponce ou des substances organiques comme la poudre de noyaux d'abricots ou d'amandes. Le charbon actif serait aussi un excellent nettoyant mais qui achèterait un dentifrice de couleur noire!

- Cependant, la propreté ne suffit pas. De nombreux acheteurs aimeraient avoir des dents plus « blanches ». C'est pourquoi on trouve de plus en plus souvent des produits contenant des « blanchissants ». Et ce n'est pas tout. Comme pour les autres groupes de produits, on assiste dans le domaine de l'hygiène dentaire à une surenchère de promesses qui posent une question de principe : qu'est-ce qui relève du domaine du dentifrice et qu'est-ce qui doit rester du ressort du dentiste ?

  Dans les dentifrices « blanchissants » (whitening), on utilise des « abrasifs » très forts et des agents de blanchiment. Mais les abrasifs trop puissants peuvent attaquer l'émail. Quant aux agents de blanchiment, leur action n'est que très légèrement visible.

  Pour obtenir une plus grande efficacité, on propose des « bandes de blanchiment dentaire » qu'il faut poser et laisser agir un certain temps sur les dents. L'ennui est qu'ils entrent souvent en contact avec les gencives qui n'apprécient pas le blanchissant. Ajoutons que le traitement doit être appliqué pendant des semaines avant de produire un effet visible. En résumé : comme les dentifrices blanchissants ne sont pas très efficaces, pas plus que les bandes de blanchiment dentaire d'ailleurs, et que ces derniers peuvent endommager les gencives, le meilleur moyen pour obtenir des dents plus blanches reste encore de s'adresser au dentiste.

- Le dentifrice peut-il protéger des caries et de la parodontose ? Une bonne hygiène dentaire régulière est une protection efficace car les corps abrasifs du dentifrice éliminent la plaque dentaire. Le dentifrice doit-il contenir des fluorures ? Alors que leurs partisans mettent en avant leur action bactéricide et désinfectante, leurs détracteurs leur reprochent leur influence négative sur la flore buccale et la salive dont le rôle est si important.

  La cavité buccale, ses muqueuses et la langue sont un milieu très sensible qu'il ne faut pas traiter à la légère avec des substances chimiques. En effet, la salive n'a pas seulement une importante fonction digestive, elle est aussi un nettoyant naturel riche en micro-organismes qui contribue à conserver une flore buccale saine.
- Dans les dentifrices, on peut entièrement se passer de substances antibactériennes (comme le triclosan) ou de conservateurs de synthèse.
- On peut parfaitement obtenir une action antiseptique, anti-inflammatoire et une bonne conservation par des substances naturelles comme la camomille, la menthe, le clou de girofle ou les huiles essentielles (lavande, cannelle, citron, thym, origan ou sauge).

  Comme le montre l'aromathérapie, les huiles

essentielles naturelles sont des agents actifs efficaces ayant un large rayon d'action.

- Pour lutter contre les bactéries qui forment la plaque dentaire, les cosmétiques naturels proposent des dentifrices contenant de l'échinacée, du thé vert, de l'huile de clou de girofle ou du saccharose. Pour renforcer les gencives et lutter contre les inflammations, on trouve par exemple de la camomille, de la myrrhe ou de l'hamamélis. Les extraits de plantes fournissent des agents actifs naturels pour le soin des dents et des gencives.
- Pour éliminer la plaque dentaire, on utilise comme corps abrasifs uniquement des substances minérales (sel de mer ou silice).
- Le renoncement aux tensioactifs qui irritent la peau et les muqueuses contribue également à une hygiène dentaire et buccale douce. Il en va de même du renoncement aux conservateurs de synthèse.

Les substances déodorantes

L'être humain possède environ deux millions de glandes sudoripares et perd un demi-litre de sueur par jour. Pourquoi dépenser des millions pour combattre cette fonction vitale qu'est la transpiration ? La raison en est très simple : la sueur, lorsqu'elle se dégrade, sent mauvais. Les déodorants s'ajoutent aux savons, gels-douches, produits de douche et de bain, pour voler à notre secours. Il en existe de toutes sortes. Les plus appréciés pour leur côté pratique sont les déodorants à bille, les sticks, et les sprays. En matière de déodorants, les spécialistes font une différence entre les antitranspirants et les déodorants.

- Les antitranspirants empêchent la sueur de perler à la surface de la peau. Les sels d'aluminium par exemple bouchent les canaux de sécrétion des glandes sudoripares. Grand inconvénient de ce type de méthode : l'inflammation des ouvertures bouchées peut provoquer de l'eczéma, voire pire.

- Les déodorants, eux, fonctionnent sur un autre principe. Ils luttent contre la mauvaise odeur provenant de la décomposition de la sueur en déclarant la guerre aux bactéries responsables de cette décomposition. Quelques huiles parfumées pour masquer les effluves et le tour est joué. Oui, mais attention : les bactéricides ont l'inconvénient de modifier la flore microbienne de la peau.

Les sels d'aluminium naturels (aluns)

La cosmétologie naturelle n'emploie pas de composés d'aluminium (chlorures ou chlohydrates d'aluminium) dans les déodorants mais leur préfère les aluns, poudre cristalline naturelle provenant de l'alumine et des schistes aluneux, qui sont des oxydes et hydroxydes d'aluminium. Ces derniers sont chimiquement inertes, c'est-à-dire qu'en l'état, ils ne sont pas chimiquement réactifs. Par conséquent, les aluns ne risquent pas de libérer d'aluminium. Il en va tout autrement des hydrates de chlorure d'aluminium employés dans certains déodorants classiques.

En cosmétologie naturelle, l'alun intégré dans les déodorants pour son pouvoir antitranspirant est très doux pour la peau. Il n'est donc pas à craindre de conséquences fâcheuses pour l'épiderme, ni de répercussions négatives dues aux pores bouchés.

Sprays, sticks ou déodorants à bille ?

Par déodorant, on entend communément des associations de substances antitranspirantes et de substances déodorantes. Dans les sprays, on trouve souvent des sels d'aluminium très fins. Les sticks et déodorants à bille ont généralement la même composition, sous forme de gel ou de bâton. Mais le risque de trouver des sels d'aluminium dans les sticks est minime car ils ne sont pas solubles dans les savons. Par contre, les personnes ayant la peau sensible réagissent mal aux stéarates alcalins contenus dans les sticks, qui attaquent le film protecteur acide de l'épiderme et provoquent des irritations. Les substances les plus douces sont les substances naturellement déodorantes.

Comme les bombes de laque, les sprays déodorants sont constitués de 90 % de gaz propulseur (propane ou butane) et de 10 % de substances actives.

Mieux vaut prévenir qu'abuser des sprays

Se laver régulièrement avec un savon doux pour la peau ou un gel-douche est la meilleure prévention contre les odeurs incommodantes. Et comme les poils sous les bras sont un foyer de bactéries, le mieux est encore de les raser. Ce geste préventif associé à l'utilisation d'un déodorant doux devrait éviter la formation des mauvaises odeurs.

Lavage et soin des cheveux

L'offre incommensurable de produits pour les cheveux permet de mesurer la place que tient la chevelure dans le concept de soins de beauté. Des milliards sont dépensés pour obtenir des cheveux sains ou colorés, car rares sont les gens satisfaits de leurs attributs naturels : les uns trouvent leurs cheveux trop gras, les autres trop secs, trop cassants, pelliculeux, d'autres encore se plaignent du manque de brillance, de volume ou de tenue. Résultat, les shampooings sont les produits de beauté les plus vendus.

Notre tête compte 300 à 900 cheveux au centimètre carré. Les poils du corps ne poussent pas tous à la même vitesse. Le cheveu, lui, peut vivre 5 ans et atteindre environ 60 cm. Quant aux cils, ils ont besoin de 100, voire 150 jours, pour pousser.

Les shampooings

Leur premier devoir est de débarrasser cheveux et cuir chevelu du sébum, de la poussière, des traces de laque et autres produits de coiffage. Mais nous attendons aussi du shampooing bien d'autres qualités : non seulement il doit laver et faire briller la chevelure, la soigner et la démêler, mais il doit aussi mousser, se rincer facilement et ne pas piquer les yeux.

➢ La mousse ne lave pas

Les shampooings sont principalement constitués d'eau, de tensioactifs et d'épaississant. Des tests comparatifs montrent que les consommateurs sont très attachés à l'effet moussant. Les shampooings qui « se font mousser » ont très nettement la préférence et l'usager est persuadé qu'ils lavent mieux (ce qui est inexact). Pas étonnant que les fabricants se donnent un mal fou pour obtenir des mousses parfaites. K.-P. Wittern de Beiersdorf explique que : « La formation de mousse est signe qu'il n'y a plus rien à laver et qu'il ne reste plus aux tensioactifs qu'à faire des bulles. Mais le consommateur, lui, est persuadé qu'un shampooing qui ne mousse pas ne lave pas bien, et il est très difficile de lui enlever cette idée de la tête. »

En règle générale, un shampooing contient 65 à 70 % d'eau, 15 % de tensioactifs de base, 5 % de co-tensioactifs, et au maximum 5 % d'épaississant et autres auxiliaires. Les huiles parfumées, les colorants, les conservateurs et les agents actifs représentent entre 0,5 et 2 % du produit. Les gels-douche sont très proches des shampooings et peuvent être employés comme tels, surtout qu'ils sont souvent plus doux.

➢ Publicité et performance

Assourdis par le gigantesque concert publicitaire, nous oublions souvent l'essentiel : le pouvoir nettoyant. Ce qui rapporte financièrement, ce sont les formules de soins, soi-disant révolutionnaires, et les actifs en tout genre. On ne connaît désormais plus de limites à la surenchère : on encense les vitamines, les huiles naturelles et les fruits (de l'orange à la pomme). Et, vague écologique oblige, il n'y a pas un shampooing qui ne se dise doux et naturel. Pourtant, les mentions « à l'huile d'amandes », « aux actifs de citron » ou « biodégradable », nous en révèlent bien peu sur la qualité réelle d'un produit. Une giclée d'huile d'amandes n'a jamais transformé un shampooing en un produit doux et naturel. Seule la nature des tensioactifs employés fait la différence !

➤ Le rôle décisif des tensioactifs

On continue à employer des tensioactifs durs et des tensioactifs doux. Les adjectifs durs ou doux ne signifient rien en termes de pouvoir nettoyant.

Très doux, les tensioactifs modernes nettoient parfaitement mais ont « l'inconvénient » de ne pas bien mousser. Certains tensioactifs récents tiennent la route côté mousse mais sont bien plus chers que les substances classiques.

Les poils sont profondément ancrés dans l'épiderme et poussent par division cellulaire sous l'influence d'hormones. Les hormones androgènes (mâles) font pousser la barbe et les poils du corps mais ralentissent plutôt la pousse des cheveux.

➤ À chaque type de peau son shampooing

La majorité des shampooings sont des shampooings traitants ayant pour mission de résoudre les problèmes du cuir chevelu. Si celui-ci produit trop peu de sébum, les cheveux sont secs et cassants. Si les glandes sébacées travaillent à plein régime, les cheveux sont gras. La production de sébum étant hormonale, les shampooings n'ont sur elle qu'une influence mineure.

Pour les cuirs chevelus secs, il est conseillé de prendre des substances lavantes douces qui ne compromettent pas la production de sébum, déjà insuffisante. Pour les cuirs chevelus gras, on pourrait penser qu'il faut choisir des tensioactifs plus durs pour enrayer la séborrhée. Il n'en est rien, bien au contraire : supprimer la séborrhée de manière radicale entraînerait, après un premier ralentissement, une surproduction de sébum.

Pour répondre aux besoins complexes et très diversifiés des différents types de peaux et de cuirs chevelus, un shampooing doit être à la fois composé d'un bon excipient, de regraissants (qui compensent le dessèchement dû aux tensioactifs) et d'actifs. Or, bien souvent, les regards se braquent exclusivement sur les principes actifs.

La biotine des aliments (vitamine H) fait bien plus d'effet qu'appliquée sur la peau. Elle fortifie les cheveux dont elle stimule la pousse. Pour renforcer son action on peut se faire des massages avec une lotion capillaire adaptée.

L'entretien des cheveux secs

Parmi les bons agents actifs pour shampooing, on peut citer le panthénol, les extraits végétaux d'ortie ou de souci des champs (calendula) et les protéines de soie.

➢ Des actifs efficaces contre les cheveux secs

- Le panthénol, qui fait partie du groupe des vitamines B, se transforme en acide pantothénique (vitamine B5) dans l'organisme. Le manque d'acide pantothénique entraîne le grisonnement des cheveux. Dans les soins capillaires, le panthénol favorise la rétention d'eau dans les cheveux et évite leur dessèchement.
- La biotine (vitamine H) joue un rôle important. Si l'on n'en absorbe pas assez par voie alimentaire, les cheveux tombent et la peau s'enflamme facilement. Les aliments riches en biotine (lait, jaune d'œuf, levure) sont de vrais sources de beauté pour la peau, les cheveux et les ongles.
- Les protéines de soie donnent du brillant aux cheveux.
- Les shampooings traitants pour cheveux secs contiennent des tensioactifs cationiques qui ont l'avantage d'empêcher les cheveux de se charger en ions négatifs, mais l'inconvénient d'irriter le cuir chevelu.

L'entretien des cheveux gras

Seule la proportion de tensioactifs permet de distinguer un shampooing pour cheveux normaux d'un shampooing pour cheveux gras. Dans ce dernier, le mélange tensioactif doit être efficace mais très doux afin de ne pas stimuler la sécrétion des glandes sébacées. La plupart des gens pensent que le sébum monte de la racine vers la pointe du cheveu. En réalité, il se répand par contact. C'est pourquoi une permanente légère donne de bons résultats : les cheveux devenus plus rugueux gardent la distance et se séparent plus facilement.

➤ Des actifs efficaces contre les cheveux gras

- Les tanins, de romarin par exemple, rendent les cheveux plus toniques et évitent qu'ils se plaquent.

Depuis 1997, les goudrons de houille ne peuvent plus entrer dans la composition des produits antipelliculaires. Les shampooings qui en contenaient ont dû être retirés du marché parce leurs hydrocarbures aromatiques polycycliques sont considérés comme cancérogènes.

L'entretien des cheveux pelliculeux

Une femme sur trois et un homme sur cinq luttent contre des problèmes de pellicules. Les actifs contenus dans les shampooings antipelliculaires ont la tâche complexe d'éliminer les pellicules, de ralentir leur formation et d'apaiser les démangeaisons dues à la présence de micro-organismes (action antimicrobienne).

Si la formation de pellicules est trop importante, le shampooing à lui seul n'y peut pas grand-chose. Le problème est alors du ressort du dermatologue qui dispose d'une tout autre gamme d'actifs que ceux autorisés en cosmétologie pour lutter contre une inflammation chronique du cuir chevelu et les microbes. Le médecin prescrit le plus souvent des teintures pour soigner l'inflammation et des antibiotiques à large spectre contre les bactéries et les mycoses.

➢ Des actifs contre les pellicules

- Pour détacher les squames, on peut utiliser de l'acide salicylique ou du soufre, combinés à du Piroctone Olamine, qui ralentit la division cellulaire et est autorisé comme conservateur dans les produits à rincer (maximum 1 %).
- Le Zinc Pyrithione (ZPT) est l'un des plus vieux remèdes contre les pellicules. Cette substance toxique n'est autorisée que dans les produits à rincer immédiatement.
- Bien qu'ils ne soient pas toxiques, les goudrons de cade (genévrier)– qui ne contiennent pourtant pas d'alcaloïdes pyrrolicidiniques– subissent le contrecoup de la polémique autour des goudrons. On ne les emploie pratiquement plus car le consommateur, lui, ne fait pas la différence avec les goudrons nocifs.
- L'acide fumarique est un acide de fruits efficace contre les mycoses, donc contre les champignons provoquant les démangeaisons.

Chute des cheveux : une perte douloureuse

Certains hommes portent bien leur calvitie, mais des millions d'autres souffrent terriblement de perdre leur parure. Il en va de même des femmes. Elles aussi inspectent attentivement les peignes et les brosses avec la crainte de voir leur chevelure s'éclaircir.

Pourquoi les cheveux poussent-ils ou tombent-ils ? Combien de temps jouirons-nous de notre chevelure intégrale ? La réponse est de nature génétique. La perte de cheveux commence vers 30 ans pour les uns et beaucoup plus tard pour d'autres. Chez les femmes, les cheveux peuvent s'éclaircir à la ménopause. Mais il n'y a pas seulement les raisons génétiques qui expliquent la perte de cheveux.

Les plaques rondes dégarnies peuvent avoir des origines diverses et il est conseillé de consulter un médecin. Même chose si l'on constate une chute de cheveux généralisée.

➤ Est-ce que la caféine fait repousser les cheveux ?

Plus la souffrance est grande, plus on est enclin à s'accrocher à la plus petite branche salvatrice. Selon les scientifiques, l'homme atteint de calvitie héréditaire est victime d'une attaque de testostérone. Le Docteur Fischer de l'Université de Iéna explique : « Ils souffrent d'une hypersensibilité des racines de cheveux à l'hormone DHT, un métabolite de la testostérone. Les racines de cheveux meurent prématurément car la testostérone leur coupe l'approvisionnement en énergie. »

Au laboratoire d'Iéna, l'action de la caféine a été testée sur des cheveux vivants. Conclusion : elle agit. Mais cela ne nous avance pas beaucoup en ce qui concerne la pousse de nos propres cheveux.

- En supposant que les résultats obtenus en laboratoire soient transposables à l'homme, la caféine ne peut qu'empêcher la chute prématurée des cheveux. Ceux qui sont tombés sont tombés. La prévention ne sera efficace que si elle est appliquée au moment opportun.
  Les scientifiques pensent que les cheveux humains connaissent 14 cycles de croissance. Un cycle de croissance dure environ 7 ans. Dans le cas d'une chute de cheveux d'origine héréditaire, les choses vont plus vite : 4, 6 ou 8 cycles. Comme personne ne sait quand la force des racines est épuisée, un traitement préventif n'a de sens que s'il est commencé très tôt, et pratiqué régulièrement et durablement.
- Comme le mot caféine est devenu synonyme d'espoir et d'opportunité commerciale, on trouve

une importante quantité de produits à la caféine sur le marché. Les tests menés par le magazine *Ökotest* (mai 2005, www.oekotest.de) sur les produits contre la chute des cheveux donnent les résultats suivants : « Pour la plupart des produits, on jette de l'argent par les fenêtres car seuls deux agents actifs offrent un certain espoir. » Et ces agents actifs ne se trouvent pas dans les cosmétiques mais dans des médicaments sur ordonnance. De plus, ils ne sont efficaces que pour l'homme souffrant d'une chute de cheveux héréditaire. Ce dernier devra bien peser le pour et le contre (effets secondaires) car le prix à payer pour une belle chevelure pourrait bien être une perte de libido.

Comment éviter les problèmes de cheveux

- Dans l'ensemble, les cheveux sont lavés trop souvent et trop intensément. Même si l'on utilise un shampooing aux tensioactifs doux, il est préférable de renoncer au lavage quotidien.
- Les cheveux secs, cassants et ternes sont le résultat des mauvais traitements qu'on leur fait subir : séchage à grande chaleur, lavages fréquents avec des produits décapants, colorations ou permanentes répétées. Ménager ses cheveux est déjà le premier point important pour leur santé.
- S'il est vrai que les démêlants et les soins traitants font du bien aux cheveux abîmés, on peut obtenir le même effet lissant de manière bien plus naturelle. Voici une recette simple pour faire briller les cheveux les plus ternes : dissoudre une cuillère à café de miel dans 75 ml d'eau tiède, ajouter une cuillère à café de vinaigre de pommes, masser les cheveux avec ce mélange après le shampooing, rincer, c'est tout.
- Coiffer et brosser les cheveux gras le moins souvent possible car l'emploi du peigne et de la brosse modifie la composition chimique du sébum et augmente le taux d'acides gras insaturés. Ce sébum chimiquement modifié se dépose plus facilement sur les cheveux.

Les démêlants et les soins traitants

Tous les soins traitants et produits de coiffage après shampooing promettent de restructurer le cheveu et de le nourrir, nous faisant rêver d'une plus belle chevelure, en meilleure santé, avec toujours plus de volume et de brillance. Ces conditionneurs existent sous de multiples formes : cure, démêlant-crème, démêlant-masque, lait, cire, crème, mousse, sérum. Mais, les démêlants-masques par exemple ne sont rien de plus que des démêlants très épais qu'on laisse poser plus longtemps et qui donnent de ce fait de meilleurs résultats. Le consommateur a l'embarras du choix mais au bout du compte les produits de coiffage, aussi disparates soient-ils, agissent pratiquement tous sur le même principe.

L'efficacité des soins traitant (les démêlants par exemple) vient du fait que, si les cheveux sont abîmés, les tensioactifs cationiques y restent accrochés malgré le rinçage. Ils peuvent ainsi résister à plusieurs lavages. Par conséquent, si on les emploie trop régulièrement, les couches se superposent et les cheveux deviennent lourds et collants.

➢ Les produits de coiffage jouent en quelque sorte un rôle de mastic

C'est la couche écailleuse qui recouvre les fibres capillaires et donne son bel aspect satiné aux cheveux sains. Si elle est abîmée, le cheveu devient sec et rugueux. Lorsque les fibres se séparent à l'extrémité, les cheveux fourchent. Tous les produits de coiffage agissent comme des mastics : ils couvrent le cheveu et colmatent les brèches. Pour mieux comprendre, imaginez-vous une corde rêche recouverte d'une couche de silicone. Elle est plus lisse et a meilleure allure qu'avant, ce qui à première vue est une amélioration. Mais à l'intérieur, la corde (ou le cheveu) est toujours en aussi mauvais état. Cependant, le cheveu qui repousse sera sain.

Pour obtenir ce gainage, on peut tout aussi bien prendre des produits chimiques de synthèse que des produits naturels. La plupart des produits formant un film autour des cheveux viennent du pétrole (paraffine) mais on trouve aussi des huiles (ou corps gras) végétales, animales ou synthétiques (huiles de silicone). On utilise aussi des protéines (de soie ou de blé) et des cires de fruits (tirées de la peau de pomme). La cosmétologie naturelle, elle, mise surtout sur les matières premières végétales renouvelables comme les huiles de noix de coco, de soja et de germe de blé, le cassier (plante tropicale) ou les extraits de henné, qui sont plus écologiques et soignent parfaitement le cheveu.

Il est primordial de déterminer d'abord les raisons pour lesquelles les cheveux sont abîmés. Presque tous leurs maux viennent des traitements chimiques (colorations et permanentes), des expositions prolongées au soleil et d'une mauvaise alimentation.

➢ On ne peut pas réparer des cheveux abîmés

On ne peut nier que les produits de coiffage peuvent avoir un effet bénéfique sur le cheveu. Mais ce qui est mensonger c'est d'affirmer qu'ils vont restaurer ou restructurer le cheveu : un cheveu abîmé ne peut en aucun cas redevenir sain. Les produits font effet un certain temps, contre les fourches par exemple, mais à plus ou moins longue échéance il faut se résoudre à couper les pointes. Les conditionneurs à l'huile naturelle de noix de coco ou à l'huile de silicone (comme la Dimethicone) lissent momentanément les cheveux. Quant aux démêlants hydratants, ils donnent du volume et un aspect satiné aux cheveux secs. Mais en dépit de tout cela, les produits de coiffage ne « guérissent » pas les cheveux. Ils facilitent le coiffage, donnent brillance et volume optique, empêchent les cheveux d'être électriques, mais ils ne peuvent jamais redonner la santé aux cheveux.

Les produits de coiffage

- Les texturisants (sprays, laques...) ont pour fonction de faire tenir les cheveux, ce qu'ils font d'une manière plus ou moins douce. Les agents fixateurs employés sont des résines de synthèse (acrylates) ou des substances naturelles (gomme-laque ou chitine de la carapace des crustacés). Les laques pour cheveux gras contiennent des additifs pour fixer la graisse, les laques pour cheveux secs des regraissants.

- Le principe des laques est de former un film qui maintient la coiffure en place. Sous leur forme liquide, elles se déposent sur la chevelure puis le solvant s'évapore laissant une couche qui s'amenuise après chaque coiffage.
- Mis à part qu'elles sont très appréciées pour leur facilité d'emploi, les mousses de coiffage ne diffèrent pas des autres fixateurs.

D'un point de vue chimique, les cheveux sont un support très arrangeant. Leur surface irrégulière permet à toute une gamme de substances chimiques de s'y accrocher (les pigments des colorations par exemple).

Retenir sa respiration quand on utilise un spray

Nous savons tous que nous inspirons en permanence de la poussière fine et d'autres poisons de notre environnement. Il nous est pratiquement impossible d'y échapper. Mais on peut très bien éviter d'y ajouter des dangers supplémentaires. Si l'on utilise de la laque par exemple, il faut retenir sa respiration et s'éloigner rapidement de la vaporisation de la laque. Cette vaporisation peut contenir des substances problématiques qui irritent et endommagent les voies respiratoires (certains scientifiques parlent de « poumons laqués »). Les composants problématiques pour la santé peuvent être des agents filmogènes ou des composés musqués polycycliques utilisés comme parfum.

Les colorants

L'envie de se teindre ou se colorer les cheveux augmente chaque année car il n'a jamais été aussi facile de se créer un look totalement nouveau grâce aux colorations. Mais voilà, des études nourrissent depuis longtemps le soupçon que les femmes qui se colorent régulièrement les cheveux depuis des années sont plus exposées au risque de cancer.

➢ De nombreux colorants chimiques sont toxicologiquement douteux

Les amines aromatiques sont les premières soupçonnées de déclencher des allergies et d'être cancérigènes. Il est, par exemple, prouvé que le toluène-2,5-diamine déclenche des allergies chez les coiffeuses. Cet enjeu problématique est connu depuis longtemps et l'Office Fédéral pour l'évaluation des risques de Berlin a recensé « 26 amines aromatiques potentiellement cancérigènes ».

Maintenant l'Union européenne s'est enfin décidée à adopter une nouvelle « stratégie concernant les colorants ». C'est-à-dire que les fabricants doivent fournir des dossiers de sécurité pour les colorants qu'ils veulent continuer à utiliser. Une substance n'ayant pas fait l'objet d'un dossier sera considérée comme interdite. Il est prévu qu'après examen des dossiers la Commission européenne établisse une liste positive des colorants autorisés.

Reste à savoir quels vont être les résultats des évaluations de sécurité par le SCCNFP (Scientific Committee on Cosmetic and Non-Food Products) et le collège consultatif scientifique de la Commission européenne. Voici où on en était fin 2007 : 56 colorants obtenaient une autorisation provisoire jusqu'à fin 2007 ; pour 14 autres, aucun dossier n'avait été fourni, ils ont donc été interdits; l'industrie a fourni des informations supplémentaires pour 42 autres, qui doivent maintenant être étudiés par le SCCNFP. L'évaluation définitive ne sera rendue que d'ici fin 2009. En attendant, ces colorants sont encore provisoirement autorisés.

Compte tenu du potentiel de risque de nombreux colorants, de plus en plus de femmes cherchent des solutions moins risquées. Mais derrière des mots évoquant le naturel ne se trouve pas toujours un produit inoffensif. Voici les critères qui peuvent aider à trouver un colorant chimique le moins nocif possible.

- Dans le cas des teintes claires, les produits à composant unique comme les crèmes ou mousses colorantes présentent peu de danger. En revanche, plus la couleur est foncée plus le risque d'être en contact avec des substances nocives pour la santé augmente – c'est un principe de base.
- Les produits à deux composants sont souvent accompagnés d'un avertissement, signe de la présence éventuelle d'acides aminés dangereux pour la santé.

Très en vogue, les tatouages semi-permanents au henné ne séduisent pas que les ados comme une petite fantaisie sans conséquence. Sans conséquences ? Ces tatouages temporaires peuvent déclencher des allergies graves. Ce n'est, généralement, qu'au bout de 2 à 3 semaines qu'un eczéma, parfois sévère, se déclare, laissant place à une tache dépigmentée indélébile et à une sensibilisation définitive. Ce n'est pas le henné lui-même, accusé à tort, qui est en cause, mais un colorant, la PPD qui se révèle un puissant allergène. Les personnes sensibilisées à la PPD le restent à vie et doivent apprendre à se méfier des teintures capillaires qui peuvent en contenir ou des filtres solaires dérivés de l'acide parabenzoïque avec lesquels il existe des réactions croisées.

➢ Différence entre coloration fugace, coloration permanente et décoloration

Les colorants pour cheveux se répartissent en trois groupes : colorants fugaces ou semi-permanents, colorants permanents et décolorants.

- Les colorants fugaces ne pénètrent pas dans les fibres capillaires mais se contentent de recouvrir les écailles du cheveu, formant une gaine qui s'élimine au fil des shampooings. C'est le cas du henné (colorant naturel).
- Les colorations par oxydation teintent plus durablement. Il ne s'agit pas de pigments colorés qui pénétreraient dans les fibres capillaires mais de l'association de deux produits chimiques incolores qui modifient la structure chimique du cheveu. La nuance recherchée s'obtient par oxydation en présence de peroxyde d'hydrogène (eau oxygénée).
- La décoloration des cheveux se fait à l'eau oxygénée (H_2O_2). Comme les produits à deux composants, la décoloration et les mèches blondes ne font pas entrer de pigments nocifs en jeu.

SE COLORER LES CHEVEUX AVEC DES TEINTURES VÉGÉTALES

Tout a commencé par le henné que proposaient quelques petites firmes biologiques. Aujourd'hui, les colorants végétaux nous offrent une grande variété de nuances, allant du blond au noir en passant par les reflets acajou et châtain.

Mais depuis, des voix critiques se sont élevées contre le henné, provoquant des discussions passionnées autour de ce colorant capillaire. Aux États-Unis, les tatouages au henné firent la une des journaux, mais on s'est aperçu entre-temps que ce n'était pas le henné lui-même qui était à remettre en question, mais un additif, la paraphénylène diamine (PPD) destiné à renforcer la coloration et la tenue du tatouage et qui provoquait de graves allergies de la peau. En Europe, une expertise de l'Union Européenne datant de 2001 échauffe les esprits. Elle conclut que le henné (Déclaration INCI : Lawsone) peut présenter un danger pour la santé.

Le Lawsone (2-Hydroxy-1,4-Naphtochinon) est une substance utilisée comme coloration semi-permanente ; c'est aussi le principe colorant de la plante Lawsonia inermis dont les feuilles servent à la fabrication du colorant végétal henné.

Extrait d'un arbuste du nord de l'Afrique, le henné est utilisé depuis des milliers d'années comme colorant pour les cheveux et le corps. Depuis le rapport d'experts de l'U.E., d'autres toxicologues impartiaux, de renommée internationale, se sont emparés de la „problématique henné" pour constater que la mise en cause n'est pas justifiée. Les autorités allemandes et françaises compétentes ont elles aussi examiné les dossiers de sécurité et les tests génotoxiques concernant le henné. Là aussi, il a été constaté que les méthodes actuelles de tests ne permettent pas de prouver une activité génotoxique du henné.

Le rapport des experts de l'Union Européenne n'a pas pour autant été mis au placard par Bruxelles, qui ne s'est pas jusqu'ici laissé impressionner par les éléments qu'ont fournis l'industrie des colorants capillaires, les autorités nationale de sécurité et les experts internationaux.

Le grand perdant, dans ce conflit qui couve depuis quelques années, est le consommateur. Le doute a été semé dans les esprits et les responsables de cette affaire ne se donnent pas le mal de tout mettre en œuvre pour clarifier la situation. Discréditer des substances végétales semble être une stratégie pour insécuriser le consommateur. Personne ne remet en cause le fait que les composants végétaux doivent aussi être testés pour détecter d'éventuelles intolérances, mais dans l'intérêt du consommateur, une politique plus énergique concernant l'étude des données concernant le henné devrait enfin être mise en place.

Les différents types de produits pour les soins corporels

Produits solaires et produits de soins corporels sont, pour la plupart, des émulsions : laits, lotions et crèmes. On leur attribue les mêmes critères de qualité qu'aux produits pour le visage : plus l'excipient contient d'ingrédients proches de la composition de l'épiderme, plus le produit a une action bénéfique sur la peau. La grande mode est aux produits de soins corporels contenant des liposomes (lotions pour le corps, crèmes pour les mains, etc.)

Le film protecteur acide de la peau est son meilleur défenseur. S'il est trop acide, la peau est sèche, tirée et sa capacité d'absorption est faible. Si le film est plutôt basique, la peau est grasse et à la merci des agents pathogènes. Bien entretenir sa peau se résume donc à maintenir un bon équilibre acides-bases.

- Les émulsions (laits, crèmes et lotions) ont pour rôle de rétablir rapidement la protection hydrolipidique naturelle de la peau. Les laits corporels sont généralement des émulsions huile dans l'eau contenant beaucoup d'eau pour gagner en fluidité, ne pas coller ou graisser. Ils sont souvent enrichis de quelques principes actifs.
- Les huiles corporelles et les émulsions eau dans l'huile ne sont pas prévues pour des soins corporels quotidiens, mais plutôt pour lutter contre un stress cutané passager, un bain de soleil par exemple.
- Une fois par mois, un gommage pour le corps peut faire le plus grand bien. Il stimule la circulation du sang et élimine les cellules mortes. L'alternative consiste à se brosser. Après le gommage, comme après le brossage, appliquer une bonne crème sur le corps.

Tenir compte de la nature de la peau

Les soins corporels, tout comme les soins du visage, dépendent du type de peau. Une peau normale est peu exigeante et facile à entretenir. Les peaux sèches, comme les peaux grasses et impures, demandent une attention plus particulière.

➢ Soins pour peaux sèches

Si l'on a une peau sèche et que l'on adore se détendre dans son bain, il faut donner la préférence aux huiles de bain qui forment un film protecteur sur la peau et préviennent le dessèchement cutané. Après le bain, se sécher avec douceur pour ne pas détruire la couche protectrice de la peau. Choisir une crème de soin eau dans l'huile ou une huile corporelle. L'huile de jojoba est une merveille pour les peaux sèches. Les gels, eux, sont déconseillés aux peaux sèches car ils soignent et protègent moins bien que les émulsions.

➢ Soins pour peaux grasses présentant des impuretés

Ce qui convient à une peau sèche est déconseillé à une peau grasse. Plus question d'huile de bain et de crème sur tout le corps. Le choix se portera sur les détergents synthétiques pour le bain et à la sortie, une émulsion légère huile dans l'eau pour enduire le corps.

Soin des mains

Exposées aux intempéries, constamment sous l'eau, impliquées dans les travaux ménagers et de jardinage, nos mains sont très sollicitées. Pas étonnant alors que leur peau soit souvent rugueuse et abîmée. Les précautions de base consistent d'une part à les sécher en douceur en les tapotant soigneusement après lavage, d'autre part à porter des gants de ménage pour les travaux quotidiens.

Les crèmes pour les mains sont vendues sous forme de gel ou de laits qui contiennent une part importante de glycoéléments ayant la propriété de fixer l'eau. On y ajoute des principes actifs comme le panthénol ou l'allantoïne qui procurent le plus grand bienfait aux mains très abîmées.

Le grand succès des produits anticellulite et raffermissants

Pouvoir se débarrasser de sa cellulite et de ses bourrelets de graisse grâce à une crème! Ce rêve a toujours été trop beau pour être vrai et cela n'a pas changé. Les fabricants de produits anticellulite et raffermissants ne le savent que trop bien. Malgré tout, certains d'entre eux inondent le consommateur de promesses d'efficacité peu sérieuses.

- La marque française Nuxe présente, par exemple, son produit « Gel Crème Anti-Cellulite Tonific ® Minceur » accompagné de la phrase : « La cellulite est vraiment notre pire ennemi. » Et de promettre : « Après un mois, les résultats sont spectaculaires. Diminution du tour de cuisse de 2,5 cm. »
- À l'opposé de cette présentation, on trouve les dires de Logona concernant ses soins du corps « Age Protection ». On y lit : « Combinés à de l'activité régulière et à une alimentation saine et équilibrée, les produits Logona Age Protection peuvent contribuer à ... »
- De même, le fabricant de cosmétiques naturels Weleda ne se contente pas seulement de commercialiser son produit « Huile anticellulite au bouleau », il précise aussi clairement : « Une

bonne hygiène alimentaire est indispensable en complément d'une activité physique régulière, des soins de la peau et du massage… »

Les différences sont évidentes :

- Les notices de Logona et Weleda expliquent bien que la cellulite ne disparaît pas suite à l'utilisation d'un produit. Tout un ensemble de mesures sont nécessaires pour en venir à bout.
- En revanche, la présentation de Nuxe donne l'illusion trompeuse que la graisse et la cellulite peuvent disparaître grâce à l'application d'une crème.

Les cosmétiques ne peuvent régler les problèmes de silhouette. Celui qui a des bourrelets de graisse doit opter pour une alimentation équilibrée combinée à beaucoup d'exercice. Les produits cosmétiques et le massage à l'aide de la crème contribuent à rendre la peau plus ferme et plus belle mais ils ne peuvent combler tous les espoirs.

Les produits solaires

Bien qu'ils ne représentent que 5 % du rayonnement solaire, les rayons ultraviolets B sont extrêmement nocifs. Ils traversent l'épiderme jusqu'à la couche basale, stimulent les cellules pigmentaires (qui produisent la mélanine protectrice de la peau) et sont les grands responsables des coups de soleil.

Qui ne rêve pas de pouvoir profiter du soleil sans avoir à le regretter ? Pourtant, pour la peau, le soleil est à la fois un ami et un ennemi. À dose raisonnable et de manière appropriée, il stimule le corps et l'âme. À trop forte dose, le plaisir de s'exposer se paie sans aucune pitié : la peau vieillit prématurément et, dans le pire des cas, le prix à payer pour une belle peau bronzée est le cancer de la peau. Les mises en garde contre le trou dans la couche d'ozone ou le cancer de la peau ont – temporairement – choqué l'opinion, mais avec les produits solaires à indice de protection élevé, l'industrie a fourni un « antidote » aux adorateurs du soleil : beaucoup se croyant en sécurité, le culte du bronzage augmenta encore.

À cette envie permanente de soleil, on peut opposer quelques chiffres affolants : le cancer de la peau est devenu le cancer le plus répandu dans le monde. C'est pourquoi la commission de l'UE a adopté fin septembre 2006 une nouvelle recommandation concernant les produits de protection solaire.

Autoprotection de la peau

En fait, la peau, par nature, sait se préparer à l'exposition au soleil si nous lui donnons la chance de développer ses mécanismes naturels de défense qui empêchent les rayons nocifs de pénétrer dans les couches profondes de la peau et permettent d'obtenir un bronzage sain. Habituer progressivement sa peau au soleil dès le printemps peut être considéré comme un effet préventif bénéfique.

- Pour se protéger du soleil, le corps fabrique une couche cornée. Il a, pour ainsi dire, la « peau dure ». Mais cela ne fonctionne pas si on s'expose brutalement. Après être resté une longue période sans soleil, la peau a besoin de temps pour se préparer un manteau protecteur. Les premiers bains de soleil doivent être courts.
- La peau se défend contre les rayons UV en augmentant sa production de mélanine (pigment brun qui lui donne sa coloration). Mais même cela prend un certain temps, plus long d'ailleurs chez les personnes à peau blanche, de type nordique, que chez celles à peau mate, de type méditerranéen.
- Le seul moyen ultrarapide de défense de la peau contre la lumière est de produire de l'acide urocanique, qui forme un film protecteur à la surface de la peau. Efficace en cas de bain de soleil modéré et si la peau est sèche, cela ne suffira pas pour un séjour balnéaire, surtout que l'acide est éliminé par les baignades fréquentes.

L'indication « photostable » nous rappelle que tous les filtres solaires ne résistent pas indéfiniment aux rayons solaires. Il faut dire que les substances filtrantes n'ont pas toutes les mêmes qualités. Une exposition prolongée s'accompagne parfois de réactions d'intolérance et d'allergie (photosensibilisation par exemple).

- Si la peau a été surexposée au soleil, elle se met naturellement à réparer les dégâts des rayons. Mais s'il y a eu overdose de soleil, ses efforts seront vains et l'amoureux du soleil aura droit à un coup de soleil.

Les silicones ne sont pas des huiles mais en ont certaines propriétés ce qui présente le grand avantage pour les publicitaires de pouvoir y jouer de la mention « sans huile ». Ceci rassure les consommateurs qui redoutent l'acné de Majorque (acné cosmétique).

➢ Nouvelles réglementations concernant les indices de protection

En s'exposant au soleil, on s'expose aux rayons UVB, à ondes courtes, et aux rayons UVA, à ondes longues. Jusqu'ici l'indice de protection se basait uniquement sur la protection contre les UVB et, en ce qui concerne la protection contre les UVA, responsables du cancer, on se trouvait face à une incompréhensible anarchie : « Protection contre les UVA selon le standard australien AS 2607 », « Persistent Pigment Darkening Faktor – PPD » ou « Immediate Pigment Darkening – IPD ».

Désormais, la commission de l'UE stipule et rend obligatoire la recommandation suivante : « Les produits de protection solaire devront être suffisamment efficaces contre les rayons UVB et UVA pour assurer une protection élevée de la santé publique. » Et elle précise aussi à quelle échelle : « Les résultats des recherches scientifiques indiquent que certaines lésions biologiques de la peau peuvent être empêchées ou réduites si le rapport entre le facteur de protection mesuré par essai de pigmentation persistante (c'est-à-dire concernant principalement les rayons UVA) et le facteur mesuré par la méthode d'essai du facteur de protection solaire (c'est-à-dire concernant principalement les rayons UVB) est d'au moins 1/3. »

Une recommandation de la Fédération européenne de l'industrie cosmétique, COLIPA, a transposé les exigences de l'UE en une prescription : les produits solaires porteront un nouveau symbole – un cercle dans lequel sont inscrites les lettres UVA.

COMMENT LES RAYONS AGISSENT SUR LA PEAU

Qu'entend-on par rayons UVA ou UVB ?

- L'intensité des rayons UVB dépend à la fois de la position du soleil, de la latitude à laquelle on se trouve, du lieu (bord de mer ou montagne) et aussi de la couverture nuageuse.
- Le rayonnement UVA est à peu près le même où que l'on se situe dans le monde, indépendamment de la température – et il est dangereux et traître. Ces rayons pénètrent dans le tissu conjonctif où ils peuvent entraîner des dommages irréversibles et provoquer le cancer de la peau.
- Le rayonnement est efficace aussi sous l'eau. À un mètre de profondeur, on reçoit encore presque 50 % des rayons UVB et presque 80 % des rayons UVA.

Selon l'Organisation mondiale de la santé, le nombre de cancers de la peau augmente de 5 à 10 % par an. Les coups de soleil attrapés pendant l'enfance ou la jeunesse sont un facteur de risque notable.
Selon une étude de L. Remontet *et al.*, publiée en 2003 dans la *Revue d'épidémiologie et de santé publique*, l'évolution anormale de l'incidence des mélanomes en France, pour la période 1980-2000, est de + 5,93% par an pour les hommes et de + 4,33% pour les femmes.

➢ Les filtres solaires : protection solaire chimique et physique

La protection contre le rayonnement UVA et UVB est assurée par des filtres solaires. C'est surtout dans les produits solaires à indices 30, 40 ou 50 qu'on trouve un important mélange de filtres solaires qui peuvent représenter jusqu'à 30 % du produit. Dans les produits solaires conventionnels, ne sont pratiquement utilisés que des filtres chimiques (filtres UVA, filtres UVB, ou filtres à large spectre contre UVA et UVB).

- De tels filtres solaires ne forment pas une couche protectrice qui s'interposerait entre le soleil et la peau, mais ils réagissent sur et avec la peau. Ces réactions chimiques sont à l'origine d'effets secondaires souvent non négligeables.
- Dans les produits de cosmétiques naturels certifiés, on utilise exclusivement une protection solaire physique. Cette protection est constituée de micropigments qui réfléchissent les rayons solaires et les dispersent. Une petite partie des rayons est également absorbée. Les substances

protectrices physiques utilisées sont généralement des micropigments, le dioxyde de titane (INCI : Titanium Dioxide) et l'oxyde de zinc (INCI : Zinc Oxide).

- Ce type de protection solaire a deux avantages décisifs : elle ne provoque pas d'effets secondaires comme ceux qui peuvent découler de l'utilisation de filtres solaires synthétiques, et elle n'est pas polluante.
- On a déjà testé à plusieurs reprises, si la protection solaire minérale, dans laquelle le dioxyde de titane et l'oxyde de zinc sont employés sous forme de nanoparticules, était sûre. Tous les résultats concordent pour dire que les nanoparticules ne pénètrent pas les cellules saines. Elles se répartissent à la surface de la peau et atteignent ses couches plus profondes que par les follicules pileux. Elles y restent un certain temps mais remontent à la surface quand le poil pousse. D'après les experts, on n'a enregistré aucun cas de « nanotoxicologie », même sur des peaux blessées.

Presque tous les filtres solaires sont limités à 10 % du poids du produit solaire : Octyl Méthoxycinnamate (très couramment utilisé) peut aller jusqu'à 10 % ; 4-Methylbenzylidene Camphor jusqu'à 4 % ; Benzophenone-4 jusqu'à 5 % ; Isopropylbenzylsalicylate jusqu'à 4 %. Seuls l'oxyde de zinc et le dioxyde de titane ne connaissent pas de limitation.

La politique de protection solaire peut-elle avoir des conséquences fatales ?

Le trop-plein de soleil est dangereux et peut avoir de graves conséquences. La nouvelle politique de l'UE en matière de protection solaire vise à apporter sa contribution à la protection du consommateur. Mais cet objectif nécessiterait une autre politique.

Réserve N° 1 : les produits solaires porteront le sigle UVA. On peut d'ores et déjà prévoir des erreurs d'interprétation lourdes de conséquences. Ce signe est trompeur et laisse penser que le produit offre une protection totale contre les rayons UVA cancérigènes. Or ce n'est pas le cas.

Il serait plus correct qu'au lieu du signe UVA le produit porte la mention : « Ce produit offre une certaine protection partielle contre les rayons UVA mais vous n'êtes en aucun cas à l'abri du risque de cancer. » Les instances européennes responsables le confirment elles-mêmes quand elles constatent : « Même les produits solaires très efficaces qui protègent à la fois contre les UVB et les UVA ne peuvent offrir une protection intégrale contre les risques sanitaires dus aux rayonnement ultraviolet (UV). Aucun produit de protection solaire ne peut filtrer tous les rayons UV. En outre, il n'existe à ce jour aucun élément scientifique prouvant que l'utilisation de produits de protection solaire prévient la formation des mélanomes. »

En fin de compte, le signe UVA va conduire à ce que l'utilisateur du produit solaire se sente complètement en sécurité et soit ainsi plus exposé aux risques de cancer.

Réserve n° 2 : cette nouvelle réglementation va augmenter de manière considérable l'emploi de filtres UV synthétiques. Avec toutes les conséquences connues pour l'homme et l'environnement.

➢ Les filtres solaires de synthèse sont problématiques à divers égards

La controverse est vive concernant la question de savoir si les bienfaits des filtres solaires synthétiques sont effectivement plus grands que les dégâts qu'ils peuvent causer aussi bien dans la nature que pour l'homme.

Selon la directive sur les cosmétiques, seules certaines substances sont autorisées, et en quantité limitée pour chacune. Certains filtres, comme l'oxybenzone, doivent non seulement être déclarés sur la liste INCI mais aussi être assortis de l'avertissement : « Contient de l'oxybenzone. »

De nombreux filtres solaires présentent un sérieux potentiel de risque car la fonction de filtre s'appuie sur le fait que des molécules absorbent un certain spectre d'ondes. Cela ne se déroule pas sans laisser de traces puisque les molécules vont être modifiées par le processus. De nouveaux composés moléculaires au fort potentiel allergisant ou provoquant des réactions phototoxiques (c'est-à-dire qu'ils peuvent devenir instables à cause de la lumière ou des enzymes produites par le corps) peuvent se former. L'Octyldimethyl PABA en est un exemple. Ce filtre solaire longtemps utilisé a été interdit en 2007.

En outre, une étude de l'Institut de pharmacologie et de toxicologie de Zurich a constaté que dans des tests de laboratoire, les filtres solaires réagissaient comme des œstrogènes. De manière suffisamment minime, il est vrai, pour que l'on ne puisse pas en tirer de conclusions négatives pour notre santé.

➢ Les coraux meurent à cause des filtres solaires

En 2003 déjà, Margret Schlumpf, W. Lichtensteiger et H. Frei, dans leur livre *Les cosmétiques, effets et comportement environnemental des substances odorantes et des filtres solaires de synthèse* (*Kosmetika, Wirkungen und Umweltverhalten von synthetischen Parfümstoffen und UV-Filtern,* Verlag Kind und Umwelt, 2003), présentaient des recherches approfondies sur les conséquences de l'utilisation massive de filtres synthétiques. Selon ces études, nous sommes doublement exposés – par l'intermédiaire de la peau et de la chaîne alimentaire – « car ces composés généralement lipophiles s'accumulent dans les aliments gras comme les poissons et le lait maternel. »

De nouvelles recherches menées par des biologistes marins, et rendues publiques début 2008, ont décrit l'étendue effrayante des dégâts. Les scientifiques de l'Université Polytechnique d'Ancône (Italie) en tirent une conclusion très claire : les crèmes solaires contenant des filtres synthétiques mettent en danger les récifs de coraux du monde entier. Ce sont des observations réalisées au Mexique qui ont donné naissance à ces recherches sur les effets des filtres solaires : en effet, on avait alors constaté une forte mortalité de tous les êtres vivants dans les bassins marins fermés de la presqu'île du Yucatan, très fréquentés par les vacanciers.

Les scientifiques de l'Université d'Ancône ont travaillé dans le monde entier, que ce soit dans l'Atlantique, l'océan Indien et l'océan Pacifique ou la mer Rouge. Leurs résultats sont alarmants. D'après eux, 10 microlitres de crème solaire dans un litre d'eau de mer entraînent déjà une décoloration totale du corail en l'espace de 4 jours. On estime que les plus problématiques sont les filtres chimiques Ethylhexyl Methoxycinnamate, Benzophenone-3 et -4 et Methylbenzylidene Camphor, tous déjà mis en doute pour leur action hormonale. Conclusion des scientifiques : les produits solaires participent activement à la destruction d'écosystèmes importants et merveilleux du monde entier. Les experts s'attendent à ce que le nombre de récifs de coraux diminue de manière significative. Une première raison pour laquelle il serait urgent de changer de cap en matière de produits solaires.

➢ Les consommateurs se bercent d'illusions sécurisantes

Mais justement, la nouvelle politique de l'UE en matière de protection solaire impose presque l'utilisation de filtres solaires synthétiques. La question est de savoir avec quels moyens la protection exigée (La protection contre les UV-A doit représenter 1/3 de l'indice de protection mesuré par les méthodes de tests) peut être atteinte ? La réponse pour les indices élevés de protection qui sont exigés : uniquement par des filtres chimiques. Jusqu'à un indice de 15, voire 20, les cosmétiques naturels peuvent faire face aux exigences, au-delà, ceci est probablement impossible.

Mais doit-on considérer qu'un indice de protection 15 est une protection solaire insuffisante ? Non, ce n'est pas le cas. Malheureusement, l'UE, même dans ses nouvelles recommandations a laissé du jeu pour l'interprétation des chiffres. Seuls les indices de protection excessifs, allant jusqu'à 100 ont été recadrés. Les limites supérieures sont actuellement les suivantes.

Catégorie de produit	**Indice de protection**
Faible (low)	6 et 10
Moyenne (medium)	15, 20 et 25
Haute (high)	30 et 50
Très Haute (very high)	50+

De la même manière que le symbole UVA nous donne l'impression d'être parfaitement protégés, les indices de protection solaire à partir de 15 et 20 sont source d'erreur d'interprétation : d'un côté, l'action des indices 15 et 20 est sous-estimée, de l'autre, celle des indices élevés est surestimée.

➢ Pourquoi un indice élevé apporte-t-il peu ?

Les produits présentant un indice très élevé sont très onéreux et apportent finalement peu. Tout ce qui dépasse l'indice 20 ne fait pas de grande différence du point de vue de la protection. La protection contre les UVB assurée par un indice de 15 est de 93,3 %, celle d'un indice de 20 est de 96 %, celle de l'indice de 30 est de 97,4 % et celle de l'indice 40 est de 97,5 %.

Si l'on classe les filtres selon leur effet, on constate qu'au-dessus de l'indice 15 la différence entre les 6 autres indices (20, 25, 30, 40, 50 à 50+) ne correspond qu'à une marge relativement faible de 6,7 %. Cela fait en moyenne 1 % de progression par indice sachant que la différence entre l'indice 40 et l'indice 50 est encore plus minime, 0,x % par facteur plus élevé.

Le Pr. Eckard Breitbart, Directeur du Centre dermatologique de Buxtehude et Vice-Président du Groupe de Travail pour la prévention dermatologique explique : « L'augmentation des indices a une raison psychologique exploitée à des fins économiques. » (www.arezteblatt-studieren.de). Selon lui, l'utilisation de produits ayant un indice de protection supérieur à 20 n'est pas utile.

La commission de l'Union européenne se rallie elle-même à cet avis lorsqu'elle constate dans ses recommandations de 2006 que : « L'accroissement de la protection d'un chiffre à l'autre est négligeable, surtout dans la tranche supérieure. (...) Toutefois, un produit ayant un facteur de protection solaire 15 absorbe 93 % des rayons UVB, alors qu'un produit de facteur 30 en absorbe 97 %. Enfin, les facteurs de protection solaire supérieurs à 50 n'augmentent pas sensiblement la protection contre le rayonnement UV. » Ceci ne s'est pas accompagné de la suppression des indices de protection qui ne nous apportent rien de plus, car ils profitent à certains et assurent une bonne rentrée d'argent aux fabricants.

➢ Problématique : la mesure de l'indice

Se fier à l'indice indiqué est déjà un risque en soi compte tenu des méthodes de test. Cet indice est-il correct ? Les contrôles sont quasi inexistants et il n'existe aucun institut ou instance qui testerait tous les produits solaires selon les mêmes critères et dans les mêmes conditions. Il existe tout au plus des tests ponctuels sur échantillon et, occasionnellement, les magazines de protection des consommateurs font effectuer des tests.

Les fabricants mesurent les indices de protection solaire eux-mêmes ou les font mesurer par un institut de leur choix. Quelle confiance accorder à ces mesures ? Il est bien compliqué de le savoir et cela laisse la place au doute. Le problème commence déjà avec l'application de la couche de produit solaire sur la peau (qui doit être de 2 mg par cm^2). Est-ce que c'est vraiment cette quantité qui a été étalée ? Se pose ensuite le problème du système de mesure utilisé. On n'obtient pas le même indice de protection contre les UVA selon qu'on emploie la méthode IPD ou la méthode japonaise PPD. En ce qui concerne les insuffisances et le manque de fiabilité de la méthode IPD, le fabricant de cosmétique La Roche-Posay constate : « La méthode IPD est encore moins fiable du fait que les doses UVA utilisées sont trop basses, donc irréalistes (1-6 J), et ne tiennent donc pas compte de l'instabilité photochimique de la plupart des filtres chimiques. En d'autres termes : un filtre photochimiquement instable exposé par la méthode IPD à une dose de 1-6 J, perdrait déjà une grande part de son efficacité si on l'exposait à une dose réaliste de 15 J, et offrirait de ce fait une protection bien plus faible contre les rayons UVA. »

Autre facteur entrant en ligne de compte non seulement pour la mesure des UVA mais aussi pour celle de l'indice de protection (contre les UVB) : les mesures ne devraient être effectuées que deux heures après que la pigmentation instantanée se soit stabilisée. Tout le monde se tient-il à cette règle ?

Si l'on en reste à la fixation néfaste de nombreux consommateurs sur les indices de protection élevés, on verra arriver sur le marché toujours plus de nouveaux filtres chimiques. Et on connaît la musique : jusqu'à preuve du contraire, on affirmera qu'ils sont sûrs et bénéfiques. Même si la méthode PPD, déjà érigée en norme au Japon, vient juste de mettre en évidence que les doutes concernant de nombreux filtres solaires étaient plus que justifiés puisqu'ils se sont révélés non photostables et de ce fait moins efficaces. Derrière cet état de fait il y a un double risque pour le consommateur : le manque de photostabilité peut se révéler être un facteur irritant pour la peau, et un produit qui n'apporte pas la bonne protection solaire expose l'utilisateur à tous les risques inhérents à l'exposition au soleil.

½ FLACON DE PRODUIT SOLAIRE POUR QUELQUES HEURES DE PROTECTION SEULEMENT

Pour la détermination de l'indice de protection, la couche de produit utilisé est très épaisse : 2 mg par cm^2. Mais dans la réalité, les consommateurs n'utilisent généralement que 0,5 mg à 1 mg de crème par cm^2. Pour atteindre la protection que l'indice de protection offre, il faudrait mettre 2 à 4 fois plus de crème que la normale.

Le fait de mettre moins de crème diminue fortement la protection. Pour éviter les dégâts sur la peau, il faudrait alors réduire le temps d'exposition à 50 ou 60 % du temps indiqué sur le tube. Pour un indice 20 par exemple : 50 à 60 % de 200 mn, 120mn, soit 2 heures.

Remettre de la crème est un geste sensé mais qui ne permet pas pour autant de prolonger le temps d'exposition! Si la première application de crème vous permettait 2 heures d'exposition, il faut vous en tenir à ces deux heures, même si vous avez remis de la crème entre-temps.

➢ Autoprotection et protection de l'environnement : les consommateurs doivent se prendre en main

En ce qui concerne les produits solaires, et malgré la nouvelle réglementation de l'UE, le consommateur est livré à lui-même. Un comportement irresponsable face au soleil est et reste – même avec un indice de protection 50+ – une prise de risque pour la santé et la beauté. Le risque de cancer de la peau plane et on ne peut garantir à la peau de protection totale. C'est pourquoi l'utilisation massive de filtres synthétiques n'est défendable ni d'un point de vue sanitaire ni d'un point de vue écologique.

Une alternative aux filtres synthétiques est la protection solaire purement minérale comme celle qui est garantie par les cosmétiques naturels certifiés BDIH ou Ecocert. Les ingrédients utilisés sont respectueux de l'environnement et les produits doivent être considérés comme faisant partie du seul et unique concept utile en matière de protection solaire : le contact modéré et raisonnable avec le soleil.

S'éloigner du soleil brûlant et se mettre à l'ombre, avec des vêtements protecteurs et un chapeau, c'est la protection la meilleure et la plus efficace pour tous, et surtout pour les enfants. Les générations précédentes savaient très exactement que l'homme n'est pas fait pour rester sous un soleil de plomb : ils l'évitaient et se protégeaient, et pas seulement à cause de ses méfaits sur la peau. Chaque année, de nombreux vacanciers meurent et la faute est souvent à mettre sur le compte du soleil. Se faire griller à midi puis sauter à l'eau – quelquefois en ayant bu de l'alcool – c'est prendre un risque mortel.

L'AVENIR : VÊTEMENTS PROTECTEURS DU SOLEIL

Les médecins rappellent toujours que les enfants ne doivent surtout pas rester nus au soleil sur la plage. Ils doivent être couverts. Il faudrait de préférence choisir des vêtements anti-UV (norme européenne). Le label pour ces vêtements anti-UV est un soleil jaune. Il garantit un indice de protection de 40 au moins, que les vêtements soient secs ou mouillés. Les vêtements correspondant à la norme EN-13758 doivent porter non seulement le pictogramme soleil mais aussi le numéro de la norme et l'indice 40+. Il n'y a pas encore beaucoup de textiles anti-UV sur le marché, et de toute façon eux non plus n'offrent pas de protection efficace contre les rayons UVA. Il serait bon de changer notre façon de voir les choses : des produits pour se protéger du soleil, oui, mais pour une exposition modérée avec les vêtements adéquats. Et par dessus tout, la règle d'or devrait être que : même en vacances, l'exposition au soleil doit constituer l'exception et non la règle.

➢ Les gels hydratent mais ne soignent pas

La mode du gel est imputable à des études ayant désigné du doigt la sacro-sainte Trinité (soleil + émulsifiant + huile) comme étant le déclencheur de l'acné dite de Majorque. Cependant, d'autres recherches prouvent que les corps gras et les émulsifiants ne peuvent être tenus pour seuls responsables de cette acné. Côté émulsifiants, il semblerait que les PEG (Polyéthylènes Glycol qui sont des émulsifiants éthoxilés) puissent déclencher cette acné toxique (voir page 187). Quoi qu'il en soit, une peau normale sera mieux lotie avec une émulsion classique (crème ou lait) qu'avec un gel. Pour compenser les carences des gels, il existe des produits avec composants regraissants ou des combinaisons, gel plus émulsion. Mais, l'un et l'autre sont des compromis.

➢ En cas d'acné de Majorque changer de produits à temps

Par prudence, il est conseillé aux personnes sujettes à l'acné de Majorque (acné de soleil) de se rabattre sur les produits sans corps gras et sans émulsifiant. Cependant, les dermatologues déconseillent de se contenter de choisir un gel solaire. Pour préparer des vacances au soleil et se protéger efficacement, ce sont tous les soins de beauté qui devraient être effectués avec des produits sans corps gras et sans émulsifiant. Dans certains cas, il suffit d'écarter les laits solaires à base de substances éthoxilées. Les composants éthoxilés sont aisément reconnaissables aux lettres PEG ou PPG, ou à la combinaison finale « -eth » et un chiffre (par exemple Cetear**eth-20**).

CHAPITRE IV

Le maquillage

Maquillage et mode vont de pair. Les pinceaux et les couleurs sont aux visagistes ce que les tissus et les aiguilles sont aux couturiers : des instruments de création. Les uns créent des vêtements d'un coup de crayon, les autres des « looks » d'un coup de pinceau. En matière de cosmétique comme en matière de mode, le monde se transforme à chaque saison, et chaque nouvelle tendance de la mode exalte un peu plus les couleurs. Pour Margaret Astor « le maquillage a acquis son indépendance et va bien au-delà de la simple apparence. Il est un moyen d'exprimer sa fantaisie créatrice et son ouverture d'esprit. »

Peu de produits de maquillage sont élaborés à partir d'un excipient qui soigne vraiment la peau. Il est donc conseillé de passer le fond de teint sur une crème de jour (exception faite des peaux très grasses).

Les couleurs, rêves et réalités

Des couleurs qui racontent la transformation de la femme par la lumière et le maquillage. C'est beau de rêver et nous nous laissons volontiers séduire et tenter. Mais le réveil n'en est que plus douloureux si par malchance le rêve tourne au cauchemar, ce qui arrive assez souvent avec le maquillage. Car justement, le problème de la couleur, ce sont les pigments ! Mais tout cela ne doit pas nous gâcher le plaisir. L'essentiel est d'être informé des risques.

Le fond de teint

Crème teintée ou fond de teint, l'objectif reste le même : obtenir un teint frais et hâlé.

- Le plus simple des fonds de teint est la crème de jour teintée, qui ne se différencie de la crème de jour que par la dose de pigments qu'elle contient. On l'applique directement sur la peau mais elle n'a pas d'effet couvrant (qui cache les imperfections).
- Le fond de teint, lui, est appliqué sur la crème de jour, et doit être couvrant. Comme dans les autres types de crème, l'excipient est une émulsion d'huiles, de graisses et de cires, enrichies de poudres (talc ou autres) et de pigments. Il n'aura donc de propriétés soignantes que si ses ingrédients sont de qualité (et la comparaison en vaut la peine.
- L'effet couvrant dépend de la consistance du produit. Plus le fond de teint est fluide (émulsion eau dans l'huile) plus il est léger. En revanche, s'il est crémeux, il couvre mieux. S'il est épais, il permet le camouflage comme c'est le cas des maquillages de théâtre.

La poudre libre permet de fixer le fond de teint. Elle est transparente et se marie avec la carnation de la peau. La poudre compacte couvre mieux et rend la peau mate. L'application se fait à la houppette en tapotant sans frotter.

La poudre

La poudre remplit plusieurs fonctions : couvrir, absorber le sébum et l'humidité, bien adhérer, tout en restant si possible douce comme de la soie. La matière première utilisée pour chaque poudre est très finement broyée, puis tamisée et enrichie de composants liquides ou semi-liquides.

- Le talc et le kaolin sont les bases naturelles les plus souvent utilisées. Le talc est un produit blanc, inodore, qu'il faut soigneusement nettoyer et désinfecter, après avoir vérifié qu'il ne contient pas d'amiante. Il est très agréable à la peau car c'est une roche grasse. Ce n'est pas le cas du kaolin que l'on doit pulvériser d'huile de jojoba pour lui donner de la douceur.

- Les poudres bon marché sont à base de matières synthétiques, comme la poudre de polyéthylène et la poudre de nylon, qui permettent d'obtenir une consistance ultrafine. La poudre de soie est principalement constituée de fibroïnes de soie provenant des cocons de vers à soie.
- On ajoute souvent de l'amidon aux poudres (amidon de riz par exemple). Il a l'inconvénient de coller puisqu'il absorbe l'humidité ambiante. Beaucoup plus onéreuse mais plus exceptionnelle aussi, la Lauroyl Lysine (un ester d'acide aminé ajouté à raison de 1 à 2 %) confère au produit une merveilleuse douceur.

Le rouge à lèvres

Dépourvues de glandes séborrhées, les lèvres sont constituées d'une fine couche cornée et contiennent peu de mélanine (protection naturelle contre le soleil). Constamment humectées de salive, elles sont souvent crevassées et sujettes aux infections microbiennes. Un bon soin des lèvres les rend plus douces et combat les infections. S'il contient un filtre U.V., il protège aussi des méfaits du soleil.

Les rouges à lèvres diffèrent plus par la variété de leurs coloris que par leur composition. À chaque saison arrivent sur le marché des douzaines de nouvelles nuances à la mode, car le rouge à lèvres est par excellence le produit qui doit suivre la mode pas à pas. La formule de base, elle, peut rester inchangée pendant des années. À partir d'une seule formule, on a déjà fabriqué des milliers de bâtons différents (environ 2 000).

Cette recette de base comprend une vingtaine de composants (graisses, cires et huiles). La cire apporte la consistance désirée, et plus il y en a, plus le rouge à lèvres est ferme. Par contre, s'il y a plus de graisses, le rouge est crémeux et mou, et tient moins bien. Les huiles, quant à elles, assurent une meilleure répartition des pigments et apportent aux lèvres le brillant souhaité.

Les bons composants

L'O.M.S. (Organisation Mondiale de la Santé) a les preuves que les huiles minérales peuvent être stockées dans l'organisme et endommager le foie, ou entraîner une inflammation des valvules du cœur (due aux cires de paraffine par exemple). Actuellement, seuls quelques huiles minérales et quelques produits pétroliers ont été testés, mais les résultats alarmants devraient d'ores et déjà nous engager à renoncer à ces produits, au moins dans la fabrication des rouges à lèvres.

- Les meilleurs ingrédients de base sont l'huile de ricin, la cire d'abeille, les cires de Carnauba, de Candelilla, et la lanoline. Les huiles de paraffine sont de moindre qualité et, en quantité importante, elles sont rejetées par les lèvres qui se dessèchent de plus en plus. Il faut constamment remettre de la crème. Pour éviter de tomber dans cette spirale infernale, l'idéal est de mélanger de petites quantités d'huile de paraffine à des ingrédients de qualité nettement supérieure.
- Les rouges à lèvres contenant une quantité importante de corps gras soignent et protègent mais ne tiennent pas bien. Pour éviter d'être barbouillée, il est conseillé d'utiliser un crayon spécial contour des lèvres avant d'appliquer le rouge, ou de poudrer légèrement le rouge après l'application
- Pour que les lèvres paraissent plus charnues, utiliser des tons clairs ; les rouges à lèvres foncés, en couche épaisse, rapetissent la bouche.

Des rouges à lèvres assurés tous risques

Les attentes concernant les rouges à lèvres ont changé. Ils doivent non seulement soigner et embellir mais aussi tenir longtemps. Le rouge à lèvres « résistant au baiser » est totalement à la mode.

Cent dix ans après sa création, il est temps que le rouge à lèvres sache enfin rester là où il se doit : sur les lèvres. La formule qui ne file pas est un mélange de pigments et d'huiles volatiles à la température des lèvres qui mettent les couleurs « sous scellés » au bout d'une minute. Les huiles et les céramides garantissent aux lèvres leur élasticité, mais à dire vrai, le rouge à lèvres qui soigne et tient bien à la fois n'a pas encore été trouvé.

Ce sont les couleurs qui font la différence

Plus que l'excipient, ce sont les filtres solaires et les colorants qui différencient les qualités de rouges à lèvres. Les colorants contenant de dangereux métaux lourds ont été interdits mais les colorants azoïques (voir page 180) et les colorants aux composés organo-halogénés restent la cible de la critique. La teneur en pigments des rouges à lèvres varie selon les modes, et peut atteindre 10 %. La coloration, argument de vente décisif, est le dernier maillon de la chaîne de fabrication. Les pigments sont soigneusement incorporés dans la masse encore chaude à l'aide de machines ultramodernes qui garantissent une bonne répartition des particules.

Les femmes allergiques aux bijoux de pacotille réagissent souvent au mascara. Le grand responsable en est le nickel. Si les produits de maquillage sont infestés de métaux lourds, cela vient de leur taux important de pigments et de colorants. Les allergies de contact sont dues aux impuretés contenues dans ces derniers.

Le mascara

Il est un fait qu'un œil bien maquillé est plus expressif. Les cils sont sa meilleure protection contre les intrus. Hélas, se maquiller les yeux et les cils va totalement à l'encontre de la nature car poudres à paupières et mascara augmentent le risque qu'un corps étranger pénètre dans l'œil. Si ces particules se placent au coin de l'œil, elles s'éliminent facilement, mais si l'une d'entre elles se coince sous la paupière inférieure et forme une petite tumeur

Pour appliquer le mascara, il est préférable de regarder vers le bas en entrouvrant légèrement la paupière (placer son miroir en conséquence). Pour celles qui portent des lentilles de contact, éviter de placer la brosse à mascara à la base des cils, ou ne maquiller que le dessus des cils.

(orgelet), il faut consulter un ophtalmologue. Il est donc conseillé de manier avec précaution le maquillage pour les yeux afin d'éviter le passage de substances indésirables dans le corps, par la voie du canal lacrymal ou de la couche cornée de l'épiderme.

Colorants et conservateurs irritent la peau

Les produits de maquillage déclenchent souvent des allergies dues à leur pourcentage important de colorants.

- Le mascara contient souvent du nickel auquel de nombreuses femmes sont allergiques. Il provient de l'oxyde de fer employé en particulier dans les mascaras noirs. L'oxyde de fer naturel est souvent souillé, et même l'oxyde de synthèse n'est pas 100 % pur. Les mascaras colorés ont un potentiel allergène encore plus important.
- Les poudres à paupières contiennent un taux élevé de pigments (30 %) et sont, par conséquent, elles aussi, potentiellement allergènes. En comparaison, les mascaras et les fonds de teint en contiennent moins : 5 et 8 %.
- Des auxiliaires de conservation doivent être ajoutés aux fonds de teint et aux mascaras, comme, par exemple, les libérateurs de formaldéhyde. Pourtant couramment utilisés, ces derniers peuvent provoquer des irritations.

CHAPITRE V

Effets secondaires et risques

La toxicologie est la science qui permet de juger si une substance est bienfaisante ou nocive. Mais où commence et s'arrête chacune de ces catégories ? Le débat s'enflamme quand il s'agit de déterminer à partir de quand s'alarmer : lorsqu'il a été démontré de manière irréfutable qu'une substance est cancérigène, ou dès qu'il y a des indices qu'elle pourrait l'être ? Les avis très divergents concernant les colorants nous montrent que les substances cosmétiques peuvent être jugées de manières très différentes. Aux États-Unis par exemple, on a interdit un grand nombre de colorants qui sont encore autorisés dans l'Union européenne.

Les savons ne renferment généralement pas de conservateurs puisque leur pH les rend microbiologiquement stables. Les huiles de bain et les poudres pour le visage non plus, si elles ne contiennent pas, ou très peu, d'eau.

Dans quelle mesure certains ingrédients cosmétiques sont-ils problématiques ? Le fait que la critique dépasse souvent les limites rend difficile l'identification du juste milieu entre un signal d'alarme justifié et l'habitude de certains fabricants ou certaines interprofessions de minimiser les dangers. Faire remarquer que ce qui est autorisé est bon et inoffensif ne permet pas plus de faire avancer les choses qu'une dramatisation excessive des dangers.

Que les cosmétiques puissent provoquer des effets secondaires indésirables est une certitude. Mais l'ampleur du phénomène est difficilement mesurable. Parallèlement aux faits dûment établis (comme les allergies), on rencontre une multitude de dysfonctionnements cutanés consécutifs à l'emploi des cosmétiques. Ces derniers n'apparaissent dans aucune statistique, et les effets systémiques sont encore plus mal évalués. Le Professeur W. Raab, dermatologue, et Ursula Kindl, pharmacienne, en sont arrivés à la conclusion suivante : « Pas de doute, ce sont les produits de soin pour le visage qui déclenchent le plus souvent des réactions indésirables. Dans le domaine du maquillage, les produits pour les yeux battent tous les records d'intolérance. »

Pour obtenir des matières premières saines pouvant entrer dans la composition des cosmétiques, il est nécessaire de purifier avec soin les adjuvants utilisés dans les procédés d'affinage et les produits de synthèse intermédiaires. Cette règle vaut également pour les constituants naturels, comme la lanoline, qui peuvent contenir des pesticides. L'alternative pour la lanoline existe : se procurer la lanoline (plus chère) en provenance d'Australie ou de Nouvelle Zélande, pays où les moutons ne sont pas traités par des bains de pesticides.

« Réactions indésirables » est l'appellation commune pour les irritations de la peau et les réactions allergiques (allergies de contact). Le nombre de personnes allergiques croît de manière dramatique dans tous les pays industriels. En Europe, entretemps, presque une personne sur trois est concernée (30 % de la population). On estime que ce nombre pourrait atteindre 50 % en 2010.

Lourde responsabilité des fabricants

Chaque fabricant est responsable des ingrédients qu'il utilise. Il lui revient de décider, par exemple, si certains colorants azoïques seront employés ou seulement des colorants moins inquiétants. En matière de conservation aussi, il existe des chemins complètement différents. L'évaluation de la nocivité ou de l'innocuité d'une substance est une étape fondamentale dans l'élaboration d'une formule, mais ce n'est pas la seule. D'autres facteurs très importants entrent en ligne de compte. En plus de la décision de principe de savoir si tel ou tel ingrédient sera ou non utilisé, chacun des ingrédients doit être soigneusement étudié sous tous les angles.

- La pureté des substances : les résidus de synthèse, les pesticides ou les traces de solvants ne peuvent malheureusement pas être décelés à partir de la déclaration INCI. L'importance de l'engagement des fabricants est soulignée par le Dr. Klaus Pater Wittern, responsable Recherche et Développement de l'entreprise Beiersdorf depuis de longues années : « Si une matière première a été soumise à une catalyse, nous contrôlons les traces de catalyse restant dans le produit, car aucun catalyseur n'entre ou ne sort sans laisser de traces. Certains fournisseurs ne procèdent pas à ces vérifications et l'on trouve 10 ppm de résidus d'un catalyseur de plomb dans une matière première. Il faut impérativement changer de catalyseur car personne ne veut de ce plomb ! Ce n'est qu'en posant des questions précises que l'on peut être sûr de ces matières premières. »

- La garantie microbiologique d'un produit : la microbiologie a un rôle particulièrement important à jouer dans la fabrication des produits naturels ayant un mode de conservation doux.

Les responsables d'impuretés et de points noirs sont nombreux : l'alcool cétylique, le stéarate butylique, l'isopropylmyristate, le glycol hexylique, le sulfate laurique de sodium, le polyéthylène-glycol-300 ou les pigments rouges du fard à joue. Tous sont connus pour déclencher des réactions d'intolérance.

Comédons : signe de soins inadéquats

La formation de comédons (points noirs) et, pire encore, les eczémas comparables à de l'acné, sont un indice d'intolérance aux produits de soin. Même une préparation douce peut déclencher une irritation si elle n'est pas adaptée au type de peau. C'est pourquoi, les personnes ayant une peau sensible doivent veiller à ce que la composition de leurs produits de soin, les crèmes en particulier, soit la plus proche possible de celle de l'épiderme quant au type d'émulsion et aux corps gras employés. Le potentiel d'irritation est d'autant plus faible si l'émulsion-crème est adaptée au film hydrolipidique naturel de la peau (à base d'huile de jojoba ou de beurre de karité, par exemple).

Allergies et irritations de la peau

Les effets secondaires indésirables des cosmétiques sur la peau sont dus en premier lieu à certains additifs. Les plus critiques du point de vue de la santé sont les substances odoriférantes, les conservateurs et les colorants. Ainsi, du fait de l'emploi de plus en plus fréquent du conservateur Methyldibromo Glutaronitrile, le taux des phénomènes de sensibilisation est passé de 1 à plus de 4 %. On soupçonne le Methyldibromo Glutaronitrile, composé organohalogéné controversé déjà depuis longtemps, d'avoir un effet sur le fonctionnement de la glande thyroïde. Entre-temps il n'est plus autorisé que dans les produits immédiatement rincés.

Les additifs cosmétiques de A à S

- Antioxydants : ils préservent huiles et corps gras du rancissement.
- Antimoussants : ils suppriment la mousse qui se forme lors de la fabrication ou empêchent un certain produit de mousser lorsque ce n'est pas souhaitable.
- Antistatiques : ils évitent que les cheveux ne se chargent d'électricité.
- Agents de consistance : ils permettent de fluidifier ou d'épaissir l'excipient.
- Exfoliants : appelés abrasifs par les professionnels, ils sont les constituants principaux des peelings (son de blé ou d'amandes) et des dentifrices (nettoient et font briller les dents).
- Gaz propulseur : substances gazeuses des sprays déodorants ou des laques qui propulsent les substances à l'extérieur du contenant (ce peut aussi être de la mousse).
- Matières filmogènes : on les utilise lorsque le produit doit former un film.
- Régulateurs de viscosité : la viscosité nous indique si une matière est molle, cireuse ou se présente comme un gel. Un cosmétique à forte viscosité est généralement très collant et adhère aux surfaces. Un liquide peut devenir très épais si on

lui ajoute un gélifiant qui joue ici le rôle de régulateur de viscosité.

- Solvants : ils ont le pouvoir de dissoudre d'autres substances.
- Stabilisateurs d'émulsion : ils favorisent la formation et la stabilisation de l'émulsion.
- Substances tampon : elles stabilisent le pH à une valeur bien tolérée par la peau.

Substances odoriférantes allergènes

La plupart des parfums ont été d'abord connus sous leur forme naturelle d'extraits de plantes, puis plus tard synthétisés. Depuis, il existe une kyrielle de notes parfumées introuvables dans la nature. Le musc xyléné est un exemple de ces parfums artificiels. Les substances odorantes synthétiques peuvent être fabriquées à peu de frais et leur senteur est stable.

Le consommateur, c'est bien connu, achète à l'odeur. Les produits dont la senteur séduit se vendent bien. La fragrance d'un produit de beauté est donc de la plus haute importance. En conséquence, toute une palette de substances naturelles dont on n'a pas réussi à couvrir l'odeur par un parfum ne peut être utilisée dans les produits cosmétiques. Inversement, une note parfumée peut fidéliser le client et lui faire acheter plusieurs produits de la marque, uniquement pour leur senteur (le parfum étant alors associé à la marque). Fidéliser les consommateurs par l'intermédiaire des fragrances est une opération lucrative pour le fabricant. Mais attention, le parfum, s'il peut faire la force d'un produit, est aussi son talon d'Achille : bon nombre de substances odorantes ne sont pas inoffensives pour les personnes sensibles ou allergiques.

L'aldéhyde cinnamique dans le dentifrice, l'huile d'une lampe à parfum ou la « force citronnée » d'un produit nettoyant, par exemple, peuvent être déclencheurs d'une allergie à un parfum. Prenons l'exemple du baume du Pérou : une personne sur deux réagit allergiquement à son parfum. Que les hommes ne se croient pas à l'abri ! Il suffit qu'ils utilisent un rasoir électrique et appliquent quotidiennement une lotion après-rasage pour s'exposer à un risque d'allergie deux à trois fois plus élevé que ceux qui se rasent au savon à barbe et ne sont pas exposés aux parfums des lotions. Dans toutes les études menées sur les déclencheurs d'allergies cutanées, que ce soit aux Pays-Bas, aux États-Unis ou en Allemagne, les parfums occupent toujours la première ou la deuxième place. Cette tendance va en augmentant du fait que nous sommes exposés à un nombre croissant de produits parfumés. Les phénomènes de sensibilisation sont de plus en plus fréquents chez les femmes qui, outre les nombreux produits de beauté, sont aussi en contact avec les produits ménagers parfumés (détergents et lessives).

Toute réaction allergique doit être examinée de très près par un spécialiste, seul habilité à tirer les bonnes conclusions. En cas d'allergie, il ne suffit pas toujours d'abandonner un produit précis car il n'est pas rare que la personne soit allergique à tout un groupe d'allergènes. Les anticorps peuvent entrer en action au contact d'un colorant (par exemple le p-phénylènediamine), d'un filtre solaire (p-acide benzoïque aminé) ou de conservateurs (nipaesters / parabènes).

Les dermatologues font une différence entre allergie et intolérance. En cas d'allergie, c'est le système immunitaire qui réagit à un allergène spécifique (par ex. du nickel ou du formaldéhyde). Une intolérance est une manifestation cutanée en réponse à une agression de la peau.

Substances odoriférantes au fort potentiel allergique

Puisque des substances odoriférantes sont en ligne de mire pour leur potentiel allergène élevé, 26 d'entre elles doivent désormais être listées dans la déclaration INCI à partir d'une certaine concentration (0,001 % pour les produits « Leave-on », qui sont ceux qui restent sur la peau et 0,01 % pour les produits « Rinse-off », ceux qui sont rincés). Ces 26 substances sont :

- Alpha-Isomethyl Ionone, Amyl Cinnamal, Amylcinnamyl Alcohol, Anisyl Alcohol, Benzyl Alcohol, Benzyl Benzoate, Benzyl Cinnamate, BenzylSalicylate,Butylphenylmethylpropionate,

Cinnamal, Cinnamyl Alcohol, Citral, Citronellol, Coumarin, Eugenol, Farnesol, Geraniol, Hexyl Cinnamal, Hydroxycitronellal, Hydroxyisohexyl 3-Cyclohexane Carboxaldehyde, Isoeugenol, Limonene, Linalool, Methyl 2-Octynonate, Oak Moos (Evernia Prunastri Extract / extrait de mousse de chêne), Tree moos (Evernia Furfuracea Extract / extrait de mousse d'arbre).

Mais les 26 ne présentent pas tous des risques de même importance, les plus problématiques étant :

- Cinnamal, Isoeugenol, Oak Moos (Evernia Prunastri Extract) et Tree moos (Evernia Furfuracea Extract).

Les moins problématiques sont :

- Alpha-Isomethyl Ionone, Amyl Cinnamal, Amylcinnamyl Alcohol, Anisyl Alcohol, Benzyl Alcohol, Benzyl Benzoate, Benzyl Cinnamate, Benzyl Salicylate, Butylphenylmethylpropi onate, Cinnamyl Alcohol, Citral, Citronellol, Eugenol, Farnesol, Geraniol, Hexyl Cinnamal, Hydroxycitronellal, Hydroxyisohexyl 3-Cyclohexane Carboxaldehyde, Limonene, Linalool, Methyl 2-Octynonate.

Des marques importantes dans la région du cou et des taches blanches et rêches sur le haut des bras indiquent une prédisposition à la névrodermite. On peut également procéder à un test simple : si on irrite la peau de l'intérieur du bras en se grattant, et que celle-ci ne se décolore pas en rouge mais en blanc, on peut y voir un signe de prédisposition aux allergies.

Fin 2007, l'Institut allemand pour l'évaluation des risques enjoignait les fabricants de cosmétiques de diminuer l'exposition des consommateurs à la substance odoriférante qu'est la coumarine. La coumarine est une substance végétale à l'odeur épicée que l'on trouve dans les graminées, ou les papilionacées comme l'aspérule odorante, les dattes, et la fève tonka. Fortement diluée, elle sent le foin ou l'aspérule. La coumarine est devenue l'objet de critiques à cause d'aliments qui en contenaient une forte proportion. Cependant, les risques potentiels liés à l'absorption orale d'une grande dose de coumarine ne sont pas comparables à l'utilisation de coumarine dans les cosmétiques.

Huiles essentielles, une mauvaise utilisation augmente le risque d'allergie

Les huiles essentielles ne sont pas des produits naturels anodins et doivent être choisies et dosées avec le plus grand soin, à une goutte près. Trop concentrée, une huile essentielle peut provoquer des irritations de la peau, des allergies ou des maux de tête.

Vouloir déterminer si les substances chimiques possèdent un pouvoir allergène plus élevé que les composants végétaux ou animaux est un débat stérile : toute substance, chimique ou naturelle, peut déclencher des allergies. En revanche, les mises en garde insistantes concernant les risques d'allergie à des substances pourtant naturelles sont justifiées par le fait que l'on croit pouvoir abuser plus facilement d'un produit lorsqu'il est naturel. En agissant ainsi, on court au-devant de problèmes, surtout avec les huiles essentielles. Leurs qualités (absorption rapide et action en profondeur) peuvent se retourner contre nous en cas d'utilisation non appropriée et provoquer des réactions indésirables.

Réactions indésirables pouvant provoquer des risques chez le consommateur

Dans le cadre de la mise en place de la cosmétovigilance à l'Afssaps, le groupe de travail sur la sécurité d'emploi des produits cosmétiques s'est attaché à définir les réactions indésirables aux produits cosmétiques pouvant provoquer des risques chez le consommateur et donc nécessitant d'être déclarées à l'Afssaps.

On distingue trois types de réactions aux cosmétiques :

- les réactions locales qui peuvent être immunologiques (eczéma allergique de contact, urticaire de contact, photosensibilisation...) ou non immunologiques (dermite d'irritation, phototoxicité, comédogénèse, troubles de la pigmentation...) ;
- les réactions à distance : asthme, rhino-conjonctivite, urticaire ;
- les réactions générales : effets systémiques.

La différence « de risque » entre ces réactions réside dans leur fréquence d'apparition.
Concernant les réactions non immunologiques locales, ce sont les réactions d'irritation et de phototoxicité qui se trouvent être les plus fréquentes ; ce sont aussi celles qui se gèrent le plus facilement au niveau quotidien. Ces réactions dépendent le plus souvent des conditions d'utilisation du produit cosmétique. Rapporter ce type de réactions est donc important, car il peut suffire d'adapter les conditions d'utilisation, de mettre de nouvelles mises en garde... pour réduire de manière significative le risque d'effets indésirables.
En ce qui concerne les réactions immunologiques locales, elles sont moins fréquentes que les réactions précédentes, mais aussi beaucoup moins faciles à gérer au quotidien. Il n'est pas « possible » de perdre sa sensibilisation. Ces réactions sont donc très importantes à rapporter pour déterminer les ingrédients potentiellement sensibilisants qui peuvent se trouver dans les produits cosmétiques concernés et permettre la mise en place rapide de mesures correctives adaptées (retrait de ces ingrédients, réglementation de ces ingrédients, précautions d'emploi...).
Les autres types de réactions comme les réactions à distance ou encore les réactions générales sont des réactions entraînant des risques importants pour le consommateur.

(Source : Vigilances n° 13, janvier 2005)

Les atopiques, personnes ayant un terrain familial prédisposant à l'asthme, aux rhinites allergiques ou à la névrodermite (ou lichénification), sont un groupe à problèmes. Leur peau très sèche supporte généralement bien les crèmes hydratantes à l'urée et les produits à base de graisses douces (par ex. l'huile de jojoba).

CERTAINES SUBSTANCES NE SUPPORTENT PAS LE SOLEIL

Les rayons du soleil déclenchent des réactions dites photosensibles et phototoxiques. S'exposer au soleil après s'être enduit d'huile de bergamote entraîne l'apparition de taches brunes dues aux furocoumarines, substances photodynamiques contenues dans cette huile essentielle. Les huiles de bergamote marquées « FeF » sont distillées et ne contiennent pas de furocoumarines. Elles sont donc inoffensives. Mais les conservateurs et les parfums, dont la composition n'est pas soumise à l'obligation de déclaration, peuvent très bien contenir des substances photodynamiques.

Conservateurs problématiques

La mention « sans parabènes » est souvent utilisée à des fins publicitaires. Les parabènes sont sous les feux de la rampe et, avec eux, un aspect particulier des produits cosmétiques : la conservation. Dans les produits cosmétiques conventionnels, les parabènes sont les conservateurs les plus utilisés. Sont-ils aussi les plus problématiques ? Quels modes de conservation sont les bons, lesquels sont douteux pour la santé ?

La conservation est assurée par un ensemble de conservateurs qui luttent contre les levures, les moisissures et les bactéries. Le phénoxyéthanol, par exemple, est couramment utilisé contre les levures. Le pyrithion de zinc, lui, est un produit très fort (un « tueur total ») qui ne peut être employé que dans les produits à rincer.

La mention « sans parabènes » peut induire le consommateur en erreur d'une manière assez incongrue. Ainsi, un fabricant australien fait-il la publicité d'un produit emballé dans un paquet évoquant la nature et muni de l'indication « Sans parabènes ni sulfates ». Mais si ce produit ne contient effectivement pas de parabènes, il contient un composé organohalogéné comme conservateur, le Methyldibromo Glutaronitrile. Celui-ci se trouve en tête de la liste des substances allergisantes. Renoncer aux parabènes et utiliser à la place des conservateurs comme le Methyldibromo Glutaronitrile ou le Methylchloroisothiazolinone, c'est remplacer le diable par Belzébuth. D'ailleurs, le Methylchloroisothiazolinone est aussi un composé organohalogéné qui a échappé de peu à une interdiction.

La conservation : un défi résolu de manières très différentes

Chaque produit cosmétique doit être microbiologiquement stable. C'est-à-dire qu'après ouverture du contenant, il ne faut pas qu'il y ait prolifération de trop de micro-organismes comme des bactéries, des levures ou des moisissures. Ces micro-organismes ne peuvent pas vivre sans eau, mais la plupart des cosmétiques contiennent de l'eau. Donc il est nécessaire de choisir un mode de conservation.

En employant les grands moyens de la chimie, il est facile d'assurer la conservation d'un produit. Avec l'un des premiers conservateurs employés, le formaldéhyde, tout marchait à merveille. Même à petite dose, il est déjà extrêmement efficace. Mais aussi extrêmement dangereux comme on le sait maintenant. Entre-temps, il a été classé dans la catégorie des substances cancérigènes.

Comme le sait tout responsable compétent d'un département de Recherche et Développement, il n'existe pas de conservateurs non problématiques. Les conservateurs doivent détruire les micro-organismes. Ils remplissent ainsi leur fonction. Mais chaque produit qui détruit les micro-organismes peut s'avérer agressif pour la peau et même dangereux pour la santé, s'il n'est pas soigneusement dosé et s'il n'a pas été testé quant aux effets secondaires indésirables.

Raison supplémentaire d'utiliser des vitamines comme principes actifs, elles stabilisent les préparations. On emploie la vitamine E (Tocophérol) et la vitamine C comme antioxydants pour éviter que des quantités, même minimes, d'oxygène de l'air ne puissent déclencher de vraies réactions de décomposition en chaîne.

Les conservateurs au potentiel de risque le plus élevé

Une annexe à la Directive européenne sur les cosmétiques indique quels conservateurs sont autorisés. Les mettre tous dans le même sac serait une négligence, car ils se distinguent de façon significative. La manière de conserver un produit et les conservateurs utilisés relèvent de la seule responsabilité du fabricant. Il lui incombe aussi de garantir qu'aucun conservateur indésirable ne sera introduit dans le produit par des matières premières ayant déjà été soumises à un précédent mode de conservation.

Les fabricants ont le choix. Dans les cosmétiques conventionnels, on utilise généralement un mélange de conservateurs de synthèse. Ce sont les composés organohalogénés qui ont le potentiel de dangerosité le plus élevé. Les substances halogènes ont un potentiel allergisant très important, elles sont réactives et peuvent, en pénétrant dans les tissus, se décomposer, se fixer et causer des dégâts (voir page 182).

- Comme personne ne peut savoir exactement ce qui se passe sur la peau de l'utilisateur, les matières hautement réactives représentent un risque particulier. En interaction avec d'autres substances réactives, elles peuvent déclencher une réaction imprévisible. Cette problématique, appelée « effet cocktail », n'est encore que très peu étudiée.
- En ce qui concerne les conservateurs, le formaldéhyde et les libérateurs de formaldéhyde font actuellement l'objet de controverses (voir page 182).

En cas d'allergie, la réaction cutanée apparaît 24 heures au plus tôt après le contact et atteint son point culminant après deux jours environ. Elle déborde la zone de contact. Une intolérance en revanche se déclenche rapidement (au plus tard dans les 24 heures) et s'apaise relativement vite.

Les parabènes

Lorsqu'en 2004, une étude menée par des scientifiques britanniques fit la une des journaux et conduisit à penser qu'il pourrait y avoir une relation entre les parabènes des déodorants et le cancer du sein, il restait à vérifier que cette mise en relation était fondée. Le « Lexique des composants » situé à la fin de ce livre reflète, pour un bon nombre d'ingrédients, l'état des connaissances à un moment précis. Quand des informations plus approfondies ou même contraires apparaissent, il faut en tirer les conclusions correspondantes.

Comme ce livre suit l'affirmation de base « Dans le doute, il est préférable d'opter pour la sécurité », les parabènes ont obtenu la note 4 (passable) car le soupçon d'être cancérigène pèse sur eux. Pourquoi avoir maintenant choisi la note 4 (passable) et non la note 5 (insuffisant) ou 6 (déconseillé) ? Il était nécessaire d'évaluer les soupçons des effets cancérigènes. L'étude britannique nourrissait des doutes quant à l'innocuité des parabènes, mais on ne pouvait pour autant en conclure que les soupçons étaient vraiment confirmés. Les faits n'étant pas encore éclaircis de manière satisfaisante, les parabènes reçurent la note 4 (passable) au lieu de 3 (satisfaisant).

La « stigmatisation » des parabènes au cours de ces dernières années n'a malheureusement pas encouragé – mais plutôt empêché – que les risques et dangers potentiels ne soient considérés de manière différenciée. C'est ainsi que des conservateurs dont le potentiel de dangerosité est pourtant plus élevé et prouvé par des recherches, ont totalement été ignorés et mis de côté.

Les parabènes constituent un groupe de substances chimiques largement utilisées comme conservateurs dans l'alimentation, les produits cosmétiques et pharmaceutiques. Certains parabènes sont aussi retrouvés dans la nature à l'état de traces. « Parabènes » est le nom courant d'une classe de produits chimiques qui sont, cependant, connus sous d'autres dénominations comme « esters d'acide p-hydroxybenzoïc ». Le moyen le plus sûr de les identifier est de connaître leur n° CAS. Voici les principaux : benzyparabène (n° CAS 94-18-8) ; isobutylparabène (n° CAS 4247-02-3) ; butylparabène (n° CAS 94-26-8) ; n-propulparabène (n° CAS 94-13-3) ; éthylparabène (n° CAS 120-47-8) ; méthylparabène (n° CAS 99-76-3). ***Source NICNAS (Department of Health and Aging Australian Government).***

Pas de lien entre parabènes et cancer du sein

De 2004 à 2006, le SCCP (Scientific Committee on Consumer Products – Comité de conseillers scientifiques auprès de la Commission européenne) s'est activement penché sur les parabènes. Qu'est-il advenu des doutes sur les parabènes ? Le résultat principal indique que l'effet cancérigène des parabènes n'a pas pu être prouvé. Les auteurs de l'étude britannique (Darbre et Harvey) se sont distanciés de la conclusion selon laquelle il y aurait une relation entre parabènes et cancer du sein. Ils ont clairement indiqué que leur étude ne permettait pas d'établir un tel lien.

D'autres études, comme, par exemple, celle de l'Institut danois de recherche alimentaire et vétérinaire (Danish Institute of Food and Veterinary Research) ont également conclu qu'il n'y avait pas de corrélation entre les parabènes et le cancer du sein. L'Institut allemand d'évaluation des risques, est arrivé, lui aussi, à la même conclusion. Les parabènes peuvent déclencher des allergies mais comparativement à d'autres substances, les parabènes jouent un rôle mineur dans la fréquence de déclenchement d'allergies.

Les rouages du SCCP tournent lentement

Quand le SCCP se met en branle, cela peut durer des années, voire des décennies, avant que les contrôles ne soient terminés. Cependant, en matière de méthylparabène et d'éthylparabène, une décision a été prise en 2005 : une modification de la réglementation actuellement en vigueur n'est pas justifiée.

En ce qui concerne le propyl-, l'isopropyl-, le butyl- et l'isobutylparabène, le SCCP a demandé de rassembler des données supplémentaires. La raison en est la présupposition que l'industrie disposerait de données qu'elle n'aurait pas jusqu'ici présentées. Par conséquent, il a été décidé en 2006 que les données présentées jusqu'ici (par exemple deux études se basant sur des expériences sur les animaux) présentaient trop de lacunes pour qu'on puisse leur accorder une valeur scientifique.

Y a-t-il un problème avec le propyl-, l'isopropyl-, le butyl- et l'isobutylparabène ? Y a-t-il un problème de protocole scientifique d'études et de leur réalisation ? De quoi s'agit-il au fond ? Il ne s'agit pas de confirmer ou d'infirmer des découvertes concrètes concernant un hypothétique danger des parabènes puisque de tels résultats n'existent pas.

La question que se pose le SCCP est : la concentration maximale actuellement autorisée doit-elle être maintenue ou non ? Prendre cette décision est un processus difficile. Le fait que cela demande beaucoup de temps ne permet pas pour autant de tirer de grandes conclusions.

L'un des principaux problèmes pour l'évaluation des études est le suivant : il n'existe pas de résultat d'un seul bloc. Les études présentées proviennent de laboratoires différents et chaque étude est difficilement comparable à une autre. Les recherches sont faites selon diverses méthodes, à partir d'autres interrogations de départ, sur des animaux différents, avec des dosages différents, et elles portent une fois sur tel parabène, une fois sur tel autre, etc. Par conséquent, les données recueillies peuvent généralement être interprétées de manières très différentes. Certaines études posent plus de questions qu'elles n'apportent de réponses. C'est le cas, par exemple, quand leurs résultats contredisent ceux d'autres études. Quoi qu'il en soit, en ce qui concerne les parabènes cités, il n'existe pas d'indication concernant d'éventuels dommages pour la santé dus aux principes chimiques (comme, par exemple, la dénaturation des protéines). C'est pourquoi les parabènes ont la note 3 (satisfaisant) dans le « Lexique des composants ».

Paracelsus reste la ligne directrice

Il se confirme régulièrement que, comme l'avait dit le célèbre naturopathe et guérisseur Paracelsus : « tout est question de dosage ». Ceci est valable pour tout ce que nous trouvons délicieux et bon pour la santé. Concernant les vitamines, par exemple. Si nous mangeons de manière équilibrée, nous absorbons une quantité saine de vitamines. Si nous faisons appel aux compléments alimentaires, qui peuvent être surdosés, cela peut devenir très dangereux. Surtout pour les vitamines qui sont stockées dans les graisses du corps (comme la vitamine A). Un surdosage permanent risque de déclencher des maladies graves comme, par exemple, des problèmes de foie, et peut augmenter les risques de cancer. Même en ce qui concerne les vitamines, il existe donc des études conséquentes et d'autres sont en cours pour pouvoir déterminer quelles sont les doses à ne pas dépasser.

Classer les parabènes dans la zone entre « bon » et « mauvais » ne signifie pas pour autant que les parabènes soient le meilleur mode de conservation. Il existe des alternatives. Et de nombreux produits cosmétiques naturels certifiés ne contiennent même aucun conservateur de synthèse.

On trouve surtout des parabènes en tant que conservateurs dans les marques souhaitant se donner un look végétal, naturel, une conscience « verte », mais qui ne sont pas des produits naturels certifiés bio. Dans tous les cas de figure, tant qu'on n'a pas jeté un coup d'œil sur les composants du produit qui nous intéresse, on ne peut jamais savoir si une marque renonce vraiment de façon conséquente aux conservateurs potentiellement dangereux.

La conservation des cosmétiques certifiés bio

En ce qui concerne les cosmétiques bio ou naturels certifiés, une chose est certaine : aucun d'entre eux n'est autorisé à contenir des conservateurs du groupe des conservateurs problématiques présentés ci-dessus. La certification (allemande) du BDIH exclut également les parabènes. La certification Ecocert/Cosmébio autorise un faible taux de parabènes, mais la certification aussi exclut un mode de conservation par les parabènes. Les parabènes peuvent tout au plus se trouver dans les matières premières en tant que conservateur.

Dans les différents cahiers des charges de certification les conservateurs qui peuvent être utilisés sont clairement indiqués. Il s'agit de ceux « identiques à des produits naturels » comme les acides benzoïque, salicylique ou sorbique. De fait, il s'agit aussi de conservateurs de synthèse, mais ce sont les plus doux que l'annexe de la réglementation sur les cosmétiques contienne. Le savoir-faire dont dispose un fabricant de cosmétiques en matière de conservation dépend de son expérience et d'un long travail de développement.

- Pour les cosmétiques naturels et bio, un système cohérent de conservation concerne l'ensemble du processus de fabrication : de la formulation du produit, en passant par la production, pour arriver au conditionnement adéquat (les tubes ou vaporisateurs, par exemple). Donc des contenants qui garantissent que le moins de germes possible ne pénètrent dans le produit au moment de l'utilisation.

« Sans conservateurs de synthèse », comment cela est-il possible ?

Pour les pionniers des cosmétiques naturels et bio, la question de la conservation fut le plus dur des challenges des années 60/70. Un travail de développement de plusieurs années et beaucoup d'expérience furent nécessaires pour arriver à de bons résultats, et pour pouvoir concevoir même des produits sans conservateurs de synthèse.

Ce qu'il faut faire pour garantir la stabilité microbiologique d'un produit dépend d'une série de facteurs : de la formulation du produit, de sa production et d'un troisième élément – non des moindres – du type de conditionnement. Assurer la conservation sans conservateurs de synthèse nécessite tout un ensemble de mesures. C'est à cela qu'ont travaillé pendant de nombreuses années les sociétés de cosmétiques naturels et bio. Leur concept est le suivant : faire en sorte que le moins de micro-organismes possible ne puissent se développer lors de la production ou du conditionnement, ou pénétrer dans le produit au moment de l'utilisation. Mieux on y réussit, moins on a besoin de conservateurs et le moyen de conservation restant malgré tout nécessaire pourra être plus doux.

Même les cosmétiques bio certifiés ne sont pas tous conservés de la même manière

- Premier cas de figure : le produit contient un des conservateurs autorisés par les cahiers des charges de cosmétiques bio. Benzyl Alcohol, Potassium Sorbate ou Benzyl Salicylate, par exemple. Si l'un des conservateurs autorisés est utilisé, la certification BDIH impose que soit ajoutée la mention « conservé avec… » [nom du conservateur]. Pour les produits certifiés Ecocert/Cosmebio, ceci n'est pas obligatoire.
- Deuxième cas de figure : aucun des conservateurs, même ceux autorisés, n'est employé. Le produit peut donc porter la mention « sans conservateurs de synthèse ».

On se pose souvent la question de savoir comment la conservation peut être assurée sans recourir à des conservateurs de synthèse. Cela est possible par une synergie cohérente de tous les domaines concernés : conception du produit, qualité des matières premières, fabrication, conditionnement dans des contenants adéquats et sous conditions stériles (par exemple en amenant de l'air purifié). Si l'on renonce à l'ensemble des conservateurs de synthèse, le produit est généralement conçu de manière à ce qu'il contienne des composants ayant des propriétés conservatrices, comme l'alcool ou les huiles essentielles.

Une longueur d'avance grâce à la recherche et l'expérience

Le grand succès des cosmétiques bio attire de nombreux fabricants de cosmétiques de la planète, qui aimeraient en profiter. L'éventail de fabricants de cosmétiques naturels et bio va d'entreprises qui sont depuis des décennies sur le marché et disposent de leurs propres départements de recherche et de développement, jusqu'à des marques ressemblant plutôt à des agences de marketing, qui font développer leurs produits par d'autres et ne les produisent pas elles-mêmes.

Un fabricant souhaitant mettre sur le marché une gamme de produits cohérents, modernes et complets, ne s'en sortira pas sans un excellent savoir-faire en matière de conservation. Nombreux sont ceux qui échouent dans ce domaine et n'obtiennent pas la certification de leurs produits. Car s'il est vrai que les fabricants de matières premières de cosmétiques au niveau mondial présentent souvent des nouveautés, une vigilance extrême est de rigueur en matière de conservateurs. La « substance miracle » permettant d'obtenir une conservation douce et sûre n'existe pas. Des produits présentés comme capables de résoudre tous les problèmes de conservation de manière naturelle, se sont révélés problématiques, voire dangereux, lors des tests plus approfondis. Faire confiance aux dires des fabricants de matières premières peut s'avérer extrêmement risqué, comme l'expérience l'a déjà montré.

C'est la raison pour laquelle les entreprises sérieuses ont développé une série de moyens pour étudier et évaluer des matières premières en amont. L'instance décisive reste l'expérience et la qualité du département de recherche et développement. Même si de nombreuses précautions ont été prises en amont, les nouveaux conservateurs doivent être testés de fond en comble avant d'être utilisés. C'est lorsque certaines données nous interpellent que l'expérience joue un rôle important. La nécessité de dissiper tous les doutes s'impose alors. S'il le faut, on mettra en place des analyses chimiques poussées pour découvrir la vraie nature de la substance.

Les attributions de la « Commission de cosmétologie »

Créée par arrêté du 23 juin 2000, la « Commission de cosmétologie » dépend de l'Agence française de sécurité sanitaire des produits de santé (Afssaps). Elle a pour mission principale d'émettre des avis sur la fixation des listes de substances autorisées ou interdites dans la composition des produits cosmétiques ; listes prévues à l'article L 5263-3 du Code de la santé publique et qui correspondent aux annexes de la directive 76/768/CE. Elle peut, en outre, sur demande du ministre chargé de la Santé, du directeur général de l'Afssaps et, dans certains cas de sa propre initiative, formuler des avis sur :

Cosmétovigilance : par référence à la pharmacovigilance, activité qui consiste à surveiller et analyser les effets délétères ou toxiques des cosmétiques.

- la sécurité des produits cosmétiques ;
- leur composition ;
- la toxicité d'ingrédients entrant ou susceptibles d'entrer dans la composition des cosmétiques ;
- les demandes de dérogation d'inscription d'ingrédient sur l'étiquetage des produits cosmétiques en vertu de l'article L 5263-7 du Code de la santé publique ;
- les informations relatives aux effets indésirables liés à l'utilisation des produits cosmétiques dont l'Afssaps a connaissance.

À noter que de nouvelles dispositions visant à améliorer le système de cosmétovigilance ont été prévues dans le cadre de la loi n° 2004-806 du 9 août 2004 relative à la politique de santé publique. Ces dispositions concernent essentiellement, d'une part la mise en œuvre du signalement par les professionnels de santé, des effets indésirables graves dus aux produits cosmétiques ; d'autre part, le contenu des informations demandées aux fabricants – censés, désormais, « participer au système national de cosmétovigilance » – ainsi que le délai de réponse et la sécurisation des données transmises (art. L-5131-9 ; L 5131-10 et L 5131-11).

Le risque de cancer, une épée de Damoclès

Malheureusement, le mot cancer est souvent associé, depuis des décennies, au mot cosmétique et on n'en voit pas la fin. Les exemples de composants qui, après de longues hésitations, ont fini par être classés cancérigènes puis retirés de la circulation ne manquent pas. Ainsi, le Journal Officiel de la Communauté européenne, du 24/07/1997, traite du caractère cancérigène des goudrons minéraux (si longtemps utilisés en cosmétologie) : « Les données scientifiques disponibles indiquent que les hydrocarbures aromatiques polycycliques (HAP) contenus dans le goudron de houille raffiné atteignent la même concentration que celle du goudron de houille brut. Plusieurs études permettent de conclure que les HAP peuvent pénétrer dans la peau et y déclencher une carcinogenèse dermale ou systémique. Un grand nombre de HAP sont des carcinogènes génotoxiques, et par conséquent aucune concentration ne peut être considérée comme inoffensive. C'est pourquoi l'utilisation de goudrons de houille bruts ou raffinés devrait être interdite pour les cosmétiques. » En clair : les goudrons de houille sont cancérigènes, et l'on comprend qu'ils soient maintenant interdits. Mais il subsiste toute une série de substances encore autorisées dont l'innocuité n'est pas prouvée de manière irréfutable.

Ces substances ont un dénominateur commun qui est leur haute réactivité : non seulement elles interagissent très vite entre elles mais aussi dans le corps. Or, tout ce qui réagit rapidement, et peut se fixer, est aussi capable de détruire les cellules. Personne ne sait ce qui se passe vraiment sur la peau de l'utilisateur. Employer des agents hautement réactifs augmente le danger de réaction des composants avec de quelconques substances se trouvant sur la peau.

S'il est vrai que l'industrie cosmétique proteste souvent avec véhémence contre les études mettant en garde contre le fort potentiel cancérigène de certains ingrédients, quelques-uns des contre-arguments sont tout sauf convaincants. L'un de ces arguments consiste à rétorquer que l'on n'utilise que des ingrédients autorisés. Une affirmation non convaincante à laquelle on peut opposer que la liste des ingrédients actuellement interdits, alors qu'ils étaient autrefois autorisés est longue. Ce n'est que pendant la discussion autour du projet « REACH » (nouvelle réglementation de la CE sur l'utilisation des substances chimiques) que la plupart des consommateurs ont réalisé qu'il y avait dans le circuit des dizaines de milliers de substances chimiques pas du tout ou pas suffisamment étudiés pour les risques ou les effets secondaires qu'ils peuvent présenter.

Les huiles minérales dans des rouges à lèvres : une source de danger

Les recherches prennent souvent des années avant d'aboutir. Ainsi le danger potentiel des hydrocarbures minéraux (huiles et cires minérales) a été longuement discuté. Entre-temps, des études ponctuelles et longitudinales ont été menées sur des rats et ont montré qu'en cas d'ingestion par voie orale de certaines huiles et cires d'hydrocarbures minéraux (ayant une viscosité moindre et des chaînes courtes), on notait des effets d'accumulation dangereux. Ce qui signifie concrètement que les rouges à lèvres contenant de tels ingrédients – qui atterrissent en grande partie dans l'estomac de l'utilisatrice – sont source de danger. C'est pourquoi on ne devrait utiliser que les hydrocarbures minéraux pour lesquels un taux DJA (Dose Journalière Admissible) a été fixé. Mais les formules cosmétiques ont-elles réellement été modifiées ? Le consommateur ne peut pas le vérifier.

Les muscs synthétiques : soupçonnés d'être cancérigènes

Les muscs synthétiques font partie des substances chimiques soumises depuis des années au feu croisé de la critique. Le vrai musc est un produit naturel, une substance odorante sécrétée par le chevrotain mâle pendant le rut pour attirer la femelle. L'obtention du musc coûte la vie aux chevrotains porte-musc. C'est pourquoi il faut refuser le vrai musc pour protéger les animaux et les espèces. Pour des raisons financières, on ne trouve pratiquement plus de musc naturel : un kilo peut coûter jusqu'à 100 000 euros.

Pour le remplacer, l'industrie des parfums a proposé de nombreux composés nitro-musqués, comme le musc xylène, musc ambrette, le musc cétone, le musc mosken ou des muscs polycycliques comme Galaxolid, Cashmeran et Celestolid. Pourtant, des données alarmantes concernant ces ersatz existent depuis des années. Elles montrent que du fait de leur fort potentiel d'accumulation biologique certaines de ces substances odorantes artificielles sont stockées dans les tissus.

- Le musc xylène a été trouvé dans le lait maternel. Dans les expérimentations sur les rats, il endommageait le système nerveux. Chez les mâles, il entraînait des modifications malignes des testicules.
- Après des années de débats sur l'évaluation des risques que présentent les parfums musqués, le musc ambrette, le musc mosken et le musc tibetène ne sont plus autorisés dans les cosmétiques (Décret européen 95/34/EEC, 98/62/EC).
- En ce qui concerne musc xylène et musc cétone, leur utilisation dans les cosmétiques est soumise à une limitation.

La question des muscs n'est pas pour autant mise au placard. De nombreuses questions restent ouvertes, entre autres celle des effets à long terme des composés musqués. Ainsi les effets sur les enfants qui ingurgitent des composés musqués de synthèse par l'intermédiaire du lait de la mère n'ont pas encore été étudiés.

Les colorants pour cheveux : soupçonnés d'être cancérigènes depuis des décennies

De nombreux colorants pour cheveux encore autorisés sont critiqués depuis les années 70. Le premier à trouver des résultats alarmants fut l'Américain Bruce Ames qui a constaté que la majorité des colorants les plus utilisés modifiaient les gènes. Finalement, 2,4-Diaminoanisol et 2,4-Toluylendiamin (TDA) furent interdits en tant que cancérigènes avérés. C'était un début et on continue encore à chercher, chercher, chercher.

Les colorants sont rangés en deux groupes, les solubles et les insolubles. Les colorants solubles servent entre autres à teindre les textiles, les insolubles (appelés pigments) colorent par la dispersion de leurs particules microscopiques dans un produit. Les fonds de teint, ombres à paupières, mascaras, crayons à sourcils et la plupart des rouges à lèvres contiennent des pigments.

Le sujet fit de nouveau la une des journaux lorsqu'une étude américaine provenant de l'université sud-californienne établit un rapport entre les colorants pour cheveux et le cancer de la vessie. Selon cette étude, le risque de souffrir d'un cancer de la vessie double pour qui se teint les cheveux tous les mois pendant un an. Le risque est même multiplié par trois pour les personnes se colorant régulièrement les cheveux depuis 15 ans. L'étude était basée sur un questionnaire soumis à 1 514 patients souffrant de cancer de la vessie, dont 879 se teignaient les cheveux. Selon les scientifiques, ce sont les arylamines se trouvant dans les colorants oxydatifs qui déclenchent le cancer. Ces arylamines passent de la peau dans la vessie. Rien n'a été fait, même après la publication de cette étude. Au milieu des années 80, le PDA (Phenylendiamin), interdit des années plus tôt pour ses effets nocifs, a même été de nouveau autorisé.

En dehors des soupçons d'effets cancérigènes, il serait conseillé de porter un œil délibérément plus critique sur les colorants pour cheveux, Une allergie aux colorants n'est pas une mince affaire pour les utilisateurs et utilisatrices. Ainsi, il est prouvé que le 2,5-Toluylendiamin est une substance déclenchant des allergies chez les coiffeuses. Cela n'empêche pas de continuer à exposer les consommateurs à cette substance. Plus encore : les fabricants redoublent d'éloges sur la coloration.

Puisque les colorations comportent des risques pour la santé, il faut éviter de se laver les cheveux avant de les teindre pour que le sébum protège le cuir chevelu des substances nocives.

Ainsi, on lit chez L'Oréal : « Alors que dans le monde entier le cheveu est depuis toujours l'objet d'attentions, de croyances et de traditions très variées, celui qu'on a considéré autrefois comme une espèce de plante qui croît sur la tête de l'homme est resté trop longtemps un oublié de la science. » Aujourd'hui ces temps sont révolus : sous l'impulsion de grands groupes comme L'Oréal, le cheveu est entré dans les laboratoires et, jour après jour, au terme d'aventures parfois très longues, les découvertes sur le cheveu et les inventions fascinantes se succèdent. Curieusement, de par ses propriétés et sa structure, « le cheveu semble s'offrir comme un matériau idéal à des transformations de couleurs et de formes infinies par lesquelles nous nous racontons tant à nous-mêmes et à l'autre. »

Les cheveux : un matériau idéal pour les changements de couleur ? Le fait est que les hommes et les femmes s'exposent à de gros dangers en se faisant des colorations chimiques durables. « Les femmes, constate Garnier, sont particulièrement ouvertes aux progrès technologiques et ont par là même permis le développement rapide et innovant des produits colorants » (www.garnierbeautybar.fr, 2.4.05). Mais peut-être peut-on espérer que les femmes seraient également particulièrement ouvertes à une réflexion sur les risques encourus.

Des chercheurs américains ont constaté que l'utilisation de colorants pour les cheveux multipliait par cinq le risque de cancer du sein. Dans un cabinet de New York, parmi cent patientes atteintes du cancer, quatre-vingt-sept avaient utilisé des colorants pendant plus de cinq ans.

En avril 2005, le *Süddeutsche Zeitung* rapportait qu'une Danoise s'apprêtait à intenter un procès exemplaire à Copenhague, afin de faire constater la responsabilité juridique des fabricants. « Ce procès, le premier du genre, est aussi important pour les citoyens des autres pays européens souffrant d'une allergie aux colorants capillaires », indiquait un porte-parole d'un organisme de défense des consommateurs de Copenhague au journal *Politiken*. Et il poursuivait en indiquant qu'auparavant, le fabricant de colorants avait payé des dommages et intérêts pour des cas semblables mais hors procédure judiciaire.

Il faut saluer le fait que les instances concernées de l'Union européenne aient abordé le sujet des colorants capillaires, mais il faut attendre pour voir si la protection du consommateur est effectivement une priorité. En 2006, la Commission européenne a commencé par interdire 22 composés chimiques pour lesquels l'industrie n'avait pas déposé de dossier de sécurité. Elle s'est appuyée pour cela sur une étude scientifique selon laquelle l'utilisation prolongée de colorants capillaires pourrait être en relation avec le risque de cancer. Mais il est probable que l'industrie se mette à lutter de toutes ses forces pour le maintien de nombreuses matières premières. Les colorants capillaires sont un marché phénoménal et on peut s'attendre à ce que le travail des lobbies soit à la hauteur des enjeux. Il est encore et toujours à déplorer que les processus de prise de décision s'étirent sur des périodes injustifiables et que l'on offre à l'industrie des nouveaux délais de plus en plus longs.

Le chapitre de la sécurité en matière de cosmétiques est loin d'être clos. Les filtres UV qui passent dans notre organisme lorsque nous dégustons un délicieux poisson; les bébés qui boivent un petit coup de musc avec leur tétée; les sels d'aluminium dans les déodorants – qui comme le prouvent les tests sur les animaux, « voyagent dans le corps et peuvent atterrir dans le cerveau et dans le lait maternel » (www.antiperspirantsinfo.com) – autant de représentations qui nous mettent en tout cas très mal à l'aise.

En France, 55% des femmes de 18 ans et plus se colorent les cheveux, 38% utilisent des teintures à appliquer soi-même et les hommes ont de plus en plus recours à la coloration (selon l'INC).

Compte tenu des poisons auxquels l'être humain est déjà exposé dans son environnement, une surcharge due aux cosmétiques n'est certainement pas ce que le consommateur attend lorsqu'il débourse de l'argent pour un produit de beauté.

Les substances CMR : cancérigènes, mutagènes et reprotoxiques

CMR, trois lettres apparemment inoffensives qui désignent des substances pouvant entraîner des dommages de santé gravissimes : cancer, mauvais développement des fœtus, fausses couches, problèmes de fertilité ou du système immunitaire. Les substances CMR sont classées en trois catégories de risques. Entre-temps des produits appartenant à la deuxième catégorie ont été interdits ; par exemple les solvants Dibutyl Phtahalate et Dimethoxydiglycol, le colorant bleu Disperse Blue 1 et les solvants éthoxyéthanol et méthoxyéthanol.

Substances à risques

Certaines appréciations toxicologiques de composants cosmétiques autorisés sont sujettes à des astuces qui sont tout sauf rassurantes. On parle par exemple de « marge de sécurité » que l'on peut obtenir dans la mesure où « l'emploi de la substance se limite aux conservateurs et où la concentration et le temps de pose sur la peau sont limités ». Même si une telle estimation est exacte, pourquoi le consommateur devrait-il s'exposer à des substances dangereuses qui nécessitent une « marge de sécurité », et pour lesquelles il faut âprement lutter si on veut obtenir une limitation acceptable de la quantité. Surtout qu'il existe des alternatives qui ne comportent, elles, pas le moindre risque ou doute. La qualité, voire l'efficacité d'un produit cosmétique, ne nécessite en aucun cas l'utilisation de constituants problématiques. Les substances douteuses pourraient, si on le voulait vraiment, être depuis longtemps remplacées par des matières premières moins nocives pour l'environnement et la santé. Vous trouverez ci-dessous des informations sur les composants cosmétiques les plus souvent utilisés dans les produits cosmétiques conventionnels.

Les huiles de parfum sont des mélanges complexes dont la composition n'est pas toujours connue des fabricants. Or, elles entrent elles aussi en compte dans l'évaluation d'un produit. Le producteur de matières premières devrait être contraint de fournir un certificat attestant que les exigences de sécurité sont satisfaites.

Amines aromatiques

Les diamines aromatiques et les aminophénoles (appellation commune : amines aromatiques) sont les substances de base des colorants d'oxydation. Comme ils sont nécessaires à l'obtention de la coloration, on les appelle aussi « développeurs ». Les phénols ou amines aromatiques sont des « coupleurs » qui permettent d'obtenir différentes nuances de couleurs. Comme le dit le Professeur Heymann : « À l'exception du H_2O_2, tous les développeurs et coupleurs sont des substances toxiques qui peuvent être absorbées par la peau. Les diamines aromatiques possèdent aussi un potentiel non négligeable de sensibilisation. »

Colorants azoïques

En matière de maquillage, les couleurs sont une des clés de la réussite commerciale. Nous les voulons lumineuses sans savoir que c'est au détriment de notre santé. Le fait que les produits cosmétiques naturels ne puissent pas vraiment participer à la course aux nouvelles couleurs à la mode, et choisissent d'autres voies en matière de couleurs, s'explique facilement : leurs fabricants renoncent au plus grand groupe de colorants que sont les colorants azoïques.

Les pigments azoïques sont synthétisés. Ils présentent des couleurs intenses et se révèlent problématiques sur le plan toxicologique. Des études prouvent que 25 des colorants utilisés en Europe peuvent franchir la peau, endommager le foie et dissocier l'aniline. Or, la dissociation de l'aniline est tout aussi problématique que la formation de nitrosamines. Ce qui signifie, ni plus ni moins, que certains colorants azoïques sont soupçonnés d'être cancérigènes. Il est prouvé qu'ils peuvent déclencher des allergies surtout chez les personnes présentant une sensibilité extrême à l'aspirine (acide acétylsalicylique). En ce qui concerne les dangers potentiels liés à l'aniline, l'Autorité européenne de sécurité des aliments (EFSA) a déclaré le 9/09/2007 : « Sur la base d'études conduites sur l'animal, le groupe scientifique AFC a conclu que l'aniline devrait être considérée comme cancérigène. Selon les nouvelles preuves scientifiques, il ne peut être exclu que le potentiel cancérigène de l'aniline affecte le matériel génétique des cellules. Par conséquent, il n'est pas possible de déterminer un taux d'apport d'aniline qui pourrait être considéré comme sûr pour l'homme. »

Les tensioactifs doivent être scrupuleusement testés pour évaluer leur action irritante. Selon le Pr Heymann, « Les tensioactifs des dentifrices, par exemple, peuvent pénétrer dans le tissu conjonctif par la muqueuse buccale, favorisant ainsi la parodontose ».

BHT et BHA

Le BHT (Butylhydroxytoluène) et le BHA (Butylhydroxyanisole) sont encore et toujours employés comme antioxydants dans toute une série de matières premières lipophiles (huileuses), pour les empêcher de rancir. Le magazine allemand des consommateurs, *Ökotest*, constate en ce qui concerne le BHT et le BHA : « Dans les tests sur les animaux sont apparues des modifications du système immunitaire et de la formule sanguine, de la thyroïde et du foie. Le BHT et le BHA se fixent dans les tissus humains et atterrissent dans le fœtus. Ils sont connus pour être des déclencheurs d'allergie. » Comme ils peuvent être remplacés sans problème par l'antioxydant naturel Tocophérol (vitamine E), il n'y a aucune raison de continuer à les utiliser encore.

Certaines indications se présentent sous la forme d'informations apparemment neutres et ne jouent donc pas leur rôle de mise en garde auprès du consommateur. C'est le cas de cette petite phrase apparemment banale : « Contient de l'oxybenzone. » Ce filtre solaire n'étant pas du tout indispensable dans les crèmes normales, on devrait renoncer aux préparations contenant de l'oxybenzone.

Composés organohalogénés

Les conservateurs sont souvent des substances halogénées. Cela signifie que leurs molécules portent quelque part du chlore, du brome ou de l'iode. Quand on trouve des halogènes lors de l'analyse chimique d'un produit, on a tendance à en conclure qu'ils proviennent de conservateurs de synthèse. Or, les composés halogénés existent aussi dans la nature, ce qui ne signifie pas pour autant qu'ils ne se révèlent pas problématiques ! Ils ont tous un important potentiel allergique, sont réactifs et peuvent, en pénétrant dans les tissus, se décomposer, se fixer et provoquer des dommages.

Formaldéhyde et libérateurs de formaldéhyde

Le formaldéhyde (ou formol), pourtant classé substance cancérigène, est encore autorisé comme conservateur dans les cosmétiques si sa concentration ne dépasse pas 0,2 % (0,1 % dans les produits bucco-dentaires). Au dessus de 0,05 % la présence de formaldéhyde doit être mentionnée sur l'emballage. Les libérateurs de formaldéhyde comme le DMDM Hydantoin sont utilisés en remplacement des formaldéhydes. Dans certaines conditions (un contact prolongé avec l'eau, par exemple), ils libèrent des formaldéhydes.

En juin 2004, le Centre international de recherche sur le cancer (Circ) annonçait que 26 scientifiques de 10 pays étaient arrivés à la conclusion que les formaldéhydes étaient cancérigènes pour l'homme. En juin 2006, l'Institut fédéral allemand de l'évaluation des risques (Bundesinstitut für Risikobewertung) informait : « Effet cancérigène du formaldéhyde inhalé suffisamment prouvé. » De ce fait, l'utilisation de formaldéhyde dans les aérosols fut interdite. À part cela, le formaldéhyde est autorisé dans les produits bucco-dentaires (jusqu'à 0,10 %, soit 1 000 ppm) et dans d'autres produits cosmétiques (jusqu'à 20 %, soit 2 000 ppm).

Pour déclencher une allergie, une substance doit se lier à des protéines. La probabilité d'allergie devient d'autant plus grande que cette liaison est solide. C'est le cas des aldéhydes, des libérateurs d'aldéhydes (nombreuses substances odoriférantes et certains conservateurs) et des produits pour permanentes.

Pour l'industrie, le formaldéhyde reste irremplaçable dans les durcisseurs d'ongles conventionnels. Il n'existe aucun produit de remplacement ayant les mêmes propriétés. L'interprofession allemande concernée, l'IKW (Industrieverband Körperpflege und Waschmittel), est inquiète et prépare ses membres à un éventuel changement de classification du formaldéhyde dans la juridiction allemande des produits chimiques. En juin 2006, la fédération notait : « Si le formaldéhyde était classé carcinogène de cat. 1 ou cat. 2 dans la juridiction sur les produits chimiques, son utilisation dans les cosmétiques sera formellement interdite. Des conférences ont montré que les autorités étaient d'accord pour faire une différence entre les formaldéhydes et les libérateurs de formaldéhyde, c'est-à-dire que les libérateurs de formaldéhyde ne seraient probablement pas directement touchés par la réglementation sur les formaldéhydes. »

Les libérateurs de formaldéhyde : ils sont employés comme conservateurs dans toutes sortes de produits cosmétiques. Doit-on les traiter comme des formaldéhydes purs ou non ? Les experts ne sont pas d'accord sur ce point. Sous certaines conditions (comme par exemple un long contact avec l'eau), les libérateurs de formaldéhyde libèrent du formaldéhyde. Le Professeur Eberhard Heymann

(Haut, Haare, Kosmetik, Verlag Hans Huber, Bern, 2003) qualifie les libérateurs de formaldéhyde de chevaux de Troie : « Les substances qui libèrent du formaldéhyde ont un pouvoir antimicrobien encore plus fort que les formaldéhydes. Cela vient probablement du fait que ces substances introduisent l'aldéhyde dans les cellules, tel un cheval de Troie, alors que le formaldéhyde libre, lui, est, du fait de sa réactivité, détruit de diverses manières avant même d'atteindre les cellules. » Le formaldéhyde peut endommager de manière décisive la fonction des protéines, et comme toute substance capable de dénaturer les protéines, c'est un danger potentiel pour la santé.

La libération de formaldéhyde est un processus que l'on rencontre aussi dans la nature. Dans le cas de poissons stockés, par exemple, le formaldéhyde provient d'une libération enzymatique à partir du triméthylaminoxyde présent dans la chair du poisson. Dans certains légumes comme les tomates, le chou-fleur, les oignons ou les épinards, on trouve 3 à 60 ppm de formaldéhyde. On en trouve aussi à l'état naturel dans les fruits (raisins, pommes, poires) ou le poisson. Quelles conclusions doit-on en tirer ? Il existe de nombreuses données concernant les dangers du formaldéhyde. Les affirmations concernant l'innocuité du formaldéhyde libéré reposent largement sur des déductions et des suppositions.

Aucun consommateur qui achète un produit conservé avec des libérateurs de formaldéhyde ne sait combien de formaldéhyde celui-ci contient. Tous les libérateurs de formaldéhyde ne libèrent pas les mêmes quantités, ceci est très variable. La fumée de cigarettes par exemple libère 57 à 115 ppm de formaldéhyde. La protection des non-fumeurs sert justement à ce que les autres ne respirent pas cette fumée. Et les paquets de cigarettes portent un avertissement sur le danger qu'ils représentent pour la santé. Dans les produits bucco-dentaires, en comparaison, (qui peuvent facilement être avalés) : le formaldéhyde y est autorisé jusqu'à 1 000 ppm, dans d'autres produits cosmétiques jusqu'à 2 000 ppm.

Compte tenu des connaissances sur le formaldéhyde pur, une affirmation généralisée selon laquelle « les libérateurs de formaldéhyde ne présentent pas de danger » n'est pas défendable. La quantité que contient un produit cosmétique est-elle effectivement minime (comme c'est le cas dans certains aliments) ? Ou est-elle plus élevée ? Le consommateur ne sait pas à quelle quantité de formaldéhyde il est confronté.

L'acide urocaïnique, filtre de protection solaire, a été autorisé un temps pour être ensuite interdit. Une nouvelle réglementation a dû être mise en place pour l'utilisation d'hydroxyde de lithium et d'hydroxyde de calcium dans les produits défrisants. Plus on veut augmenter les performances des cosmétiques par la chimie, plus les risques pour la santé sont importants.

Les nitrosamines

Lorsque des substances réagissent entre elles pour former des nitrosamines, une chaîne dangereuse et potentiellement cancérigène se constitue (on observe, par exemple, ce phénomène lorsque la graisse de viande tombe sur le feu du barbecue). Dans les produits cosmétiques, les nitrosamines peuvent se former quand, par exemple, la triéthanolamine et certains conservateurs nitrosants sont employés simultanément. Des matières premières peuvent aussi être polluées par des nitrosamines. Il arrive régulièrement que des cosmétiques soient incriminés par des services de contrôle pour leur taux trop élevé en nitrosamines. Les Services de Santé et d'Alimentation du Land de Bavière vérifient, par exemple, à partir d'échantillons, l'éventuelle présence de nitrosamines dans des produits cosmétiques. Fin 2006 le magazine allemand *Ökotest* rapportait, en se basant sur des recherches effectuées en Bavière, qu'un cosmétique sur cinq contiendrait manifestement des nitrosamines cancérigènes. Le taux le plus élevé de mises à l'index concernait les produits de maquillage comme les mascaras et les eye-liners. Du fait de la dangerosité des nitrosamines, les cosmétiques ne devraient pas contenir de composants pouvant entraîner leur formation. Par conséquent, le renoncement aux substances halogénées comme conservateurs est une avancée supplémentaire dans la protection du consommateur.

Les composés d'aluminium de synthèse

L'aluminium dans les déodorants est dangereux : nombreuses sont les personnes qui ont retenu cette information et refusent tout produit en contenant. Mais les oxydes ou hydroxydes d'aluminium utilisés en cosmétologie naturelle diffèrent de façon significative des substances de synthèse aux noms d'Aluminium Chloride ou d'Aluminiumchlorhydrate. En bouchant les pores, les complexes aluminium-chlore et les sulfates empêchent l'élimination de la sueur. Ce phénomène assez agressif peut provoquer des réactions inflammatoires et endommager les glandes sudoripares.

Les produits solaires ne se volatilisent pas dans la station d'épuration. De grandes quantités atterrissent dans la nappe phréatique. On peut d'ailleurs mesurer l'étendue du désastre en observant les lacs de baignade à la lumière du crépuscule : de gros yeux de graisse flottent à la surface de l'eau.

Les filtres UV

Les filtres solaires chimiques réagissent sur et avec la peau. Ce processus est à l'origine d'effets secondaires non négligeables car la fonction de protection résulte du fait que les molécules absorbent une certaine longueur d'ondes. Cela n'est pas sans effet puisqu'elles sont modifiées et que cela peut entraîner la formation de nouveaux composés moléculaires au fort potentiel allergène, ou provoquant des réactions phototoxiques. En 2003, Margret Schlumpf, W. Lichtensteiger et H. Frei présentaient dans leur livre les résultats de leurs conséquentes recherches : *Les cosmétiques, effets et comportement environnemental des substances odorantes et des filtres solaires de synthèse* (*Kosmetika, Wirkungen und Umweltverhalten von synthetischen Parfümstoffen und UV-Filtern,* Verlag Kind und Umwelt, 2003). Selon eux, nous sommes doublement exposés aux filtres UV : par l'intermédiaire de la peau d'une part et par la chaîne alimentaire d'autre part, « car ces composés généralement lipophiles se fixent dans les aliments gras, comme le poisson ou le lait maternel ». Dans une étude de l'Institut de pharmacologie et de toxicologie de l'Université de Zürich, des filtres UV synthétiques testés en laboratoire ont réagi comme des œstrogènes. Mais en quantité si infime qu'on ne peut en tirer de conclusion sur le danger qu'ils pourraient représenter pour la santé.

PEG et PPG

Dans la déclaration INCI, on repère facilement un groupe de substances à leurs lettres PEG ou PPG. Ces composants éthoxylés sont élaborés à partir de polyéthylèneglycol (PEG) et de polypropylèneglycol (PPG). Les substances hydroxypropyliques, comme l'Hydroxypropyl Guar ou l'Hydroxypropyltrimonium Chloride, sont la forme la plus simple des éthers de propylène-glycol. Ils sont principalement employés comme émulsifiants, mais également comme base de gels, comme substances liantes ou comme émollients. Ils peuvent rendre la peau perméable et laisser passer les substances nocives.

Les PEG et PPG sont fabriqués à partir de substances cancérigènes qui peuvent aussi être utilisées pour produire des gaz de combat. Même si aujourd'hui, pour les obtenir, on travaille avec des procédés de purification modernes sans le dangereux oxyde d'éthylène libre, l'éthoxylation reste un procédé chimique dur, hautement explosif, qui impose les mesures de sécurité les plus strictes. La substance de base, l'oxyde d'éthylène, est un liquide toxique dont le point d'ébullition se situe à 10,7°C. Très inflammable, il peut exploser en se dissociant. Les réacteurs (généralement des cuves en inox) sont protégés de la surpression par des plaques de rupture spéciales. Pendant la dangereuse réaction de l'oxyde d'éthylène avec les alcools, les amines ou les acides gras (en présence d'un mini catalyseur, 0,1 à 1 %), il faut remuer et refroidir intensément. Autre cible de la critique, les résidus, qui ont rendu tristement célèbres les substances éthoxylées. Dans le sulfate d'éther laurique, par exemple, on a trouvé d'importantes quantités de dioxane (500 ppm = parties par million), nocives pour la santé. La publication de ces informations a permis de diminuer le taux à 50 ppm. Ce chiffre tourne aujourd'hui autour de 10 ppm, ce qui est tout de même plus rassurant.

➢ Dans quoi utilise-t-on encore les PEG ?

Les PEG ont la consistance d'un liquide ou d'une cire. Ils sont souvent employés comme émulsifiants et tensioactifs car ils aiment aussi bien l'eau que la graisse, ce qui leur permet de lier ces deux substances. On les trouve dans des produits pour les soins de la peau, les shampooings, les crèmes à raser et les savons pour peau grasse (en cas de séborrhée ou d'acné juvénile par exemple). Mais ils sont aussi présents dans les dentifrices (comme épaississant), dans les sprays pour cheveux (comme agent antistatique) ou sous forme plus consistante dans les rouges à lèvres.

➢ Les alternatives aux PEG et PPG

Il est vrai qu'un Laureth Sulfat (PEG) a l'avantage d'être plus doux qu'un sulfate laurylique (qui n'est pas un PEG). Si l'on veut tout de même renoncer au Laureth Sulfat, le sulfate laurylique pourra être « adouci » en étant associé à d'autres tensioactifs. Le résultat est tout à fait satisfaisant. Depuis environ cinq ans, il existe tellement d'émulsifiants alternatifs que l'on peut renoncer sans difficulté aux substances éthoxylées.

Il existe une offre intéressante de substances non-éthoxylées. Le consommateur a le choix et peut faire en sorte que les PEG et PPG dans les cosmétiques ne soient bientôt plus qu'un vieux souvenir. La cosmétologie naturelle certifiée refuse d'utiliser des matières premières éthoxylées car, pour fabriquer un bon émulsifiant, on n'a pas besoin de produits de base dangereux, et encore moins d'une cuve sous pression pour garantir toute sécurité.

Pour obtenir un bon émulsifiant à partir du sucre, il ne faut ni cuve sous pression, ni gaz de combat, mais seulement un acide gras naturel, du sucre et de la chaleur. Ce procédé très doux, permettant d'obtenir des émulsifiants écologiques de grande qualité à partir d'acides gras et d'alcool, s'appelle une estérification.

Les matières premières cosmétiques polluantes

Les composants cosmétiques qui ne font « que » polluer l'environnement sont-ils moins problématiques que ceux qui sont classés comme étant mauvais ou dangereux pour la santé ? Non, car les conséquences de la pollution environnementale mettent, elles aussi, les hommes et les animaux en danger. Les matières qui ne sont pas biodégradées dans les stations d'épuration, ou qui atterrissent directement dans la nature, se développent de manière autonome. On ne sait pratiquement rien sur les chemins que ces matières vont prendre et les dégâts qu'elles pourraient causer. Elles peuvent, par exemple, atteindre l'homme par le biais de l'eau potable. Elles peuvent aussi être ingérées par des animaux, par exemple des poissons, et être ensuite consommées par l'homme par l'intermédiaire de la chaîne alimentaire. Ces facteurs imprévisibles jouent un rôle important dans la méfiance croissante qui s'installe face à ces substances non biodégradables.

Les quantités époustouflantes de produits solaires achetés par des millions de personnes sont un des exemples les plus visibles des tonnes de produits (dont certains ne sont pratiquement pas biodégradables) que nous déversons sur notre planète. Devant ce désastre écologique, l'industrie cosmétique explique qu'il ne faut pas dramatiser les choses, qu'il y a pire. Leur stratégie de longue date, au détriment de l'environnement, consiste à se renvoyer la balle et à attendre que les autres fassent le premier pas de renoncer aux matières polluantes, aux procédés chimiques et aux emballages inutiles. Rien ne changera si l'on ne fait pas pression. Et cette pression ne peut venir que du consommateur : c'est de son comportement au moment de l'achat que dépend la protection de l'environnement.

Puisque les substances odorantes des cosmétiques sont en contact permanent avec la peau (qui les absorbe), il faudrait qu'elles soient toxicologiquement inoffensives. Or, les crèmes et les lotions contiennent en moyenne jusqu'à 0,8 % de parfum, les shampooings jusqu'à 1 %, les savons jusqu'à 4 % et les préparations pour le bain entre 4 et 5 %.

EDTA

L'EDTA (Éthylène-Diamino-Tétra-Acétate) était, et est encore très apprécié pour ses qualités d'agent chélateur. Mais l'EDTA et son ersatz (Editronic Acid) se fixent dans l'organisme et sont difficilement biodégradables. Ceci s'explique par l'interaction entre L'EDTA et les métaux lourds, les substances à fonction hydrogénante ou les micronutriments. L'EDTA n'est pas éliminé dans les stations d'épuration et atterrit (avec les métaux lourds qu'il a fixés) dans les rivières et les lacs. Comme l'EDTA se trouve déjà dans les eaux usées (stations d'épuration) comme substance complexe contenant des métaux lourds, il n'y a pas de processus de biodégradation dans les cours d'eau. Cependant, les complexes EDTA-fer sont biodégradables dans les eaux de surface, sous l'action de la lumière. Cette dégradation dégage des substances inconnues, qui pourraient représenter des risques majeurs pour l'environnement. De plus, comme l'EDTA (qui peut accélérer ou inhiber la production d'algues dans les eaux) n'est pas retenu par les filtres à charbon actif, il peut arriver dans notre eau potable. Quel danger représente cette eau potable chargée de complexes de métaux lourds et d'EDTA pour l'homme ? Il existe très peu de recherches sur la question comme d'ailleurs sur de nombreuses autres conséquences possibles de la pollution de l'environnement. L'EDTA est reconnaissable dans la déclaration INCI par les lettres EDTA, généralement combinées avec un autre mot, comme par exemple Tetrasodium EDTA. C'est un scandale que l'EDTA soit encore utilisé alors qu'il serait très facile de le remplacer. L'acide phytique obtenu à partir du son de riz, par exemple, est une alternative naturelle à l'EDTA.

COV (ou VOC)

Les lettres COV signifient Composés organiques volatils. La pollution de l'environnement par les COV produits par l'homme a fortement augmenté. Quelques-uns des nombreux COV sont considérés comme hautement toxiques et cancérigènes, d'autres, comme l'éthanol, sont inoffensifs.

Les COV sont des hydrocarbures organiques volatiles entrant dans la composition des peintures, des détergents et aussi de certains produits cosmétiques. D'après le ministère de l'Intérieur suisse : « Sous l'influence du rayonnement solaire, les émissions de COV et les émissions d'oxyde d'azote contribuent à la formation d'une couche d'ozone excessive au ras du sol (smog estival). Ces importantes quantités d'ozone sont nocives pour la santé et l'environnement. » Les obligations et les interdictions étaient jusque-là les principaux instruments de défense de l'environnement. Avec sa taxe sur les

COV, la Suisse innove en utilisant pour la première fois le levier économique : une régulation (des émissions de COV) par le prix. Cette taxe sur les COV a été collectée à partir de janvier 1999, sauf pour les produits qui en contiennent moins de trois pour cent.

Depuis 2004, il existe une directive (2004/42/EG) du Parlement européen et du Conseil de l'Europe sur la limitation des émissions de composés organiques volatils. Selon la commission, les émissions de COV devraient être réduites à 5,5 millions de tonnes si l'on veut protéger la santé des humains et de la végétation!

La directive évalue que la quantité annuelle de solvants contenus dans les peintures d'intérieur vendues aux professionnels et aux non-professionnels s'élève à 1,5 million de tonnes par an, et en matière de cosmétiques à 200 000 tonnes par an. La commission est chargée de présenter au Parlement européen et au Conseil de l'Europe, jusqu'en 2008 et en 2012, des rapports sur les autres possibilités de réduire les COV dans différents produits.

Les silicones volatils sont un ersatz des COV, mais ne sont pas non plus une bonne solution. Elles n'entraînent pas la formation d'ozone, mais sont malheureusement très peu biodégradables.

Quats et Polyquats

Les quats classiques sont le CTAC (Cétyl triméthyl ammonium chlorure) et le DSDMAC (Quaternium-5). Tous les quats simples ne sont pas biodégradables et ils entraînent généralement une légère irritation de la peau. Ceci est également vrai pour les polyquats (Polyquaternium, suivi d'un chiffre). Ce sont des composés complexes ayant comme molécule centrale des sels d'ammonium quaternaires. Ces polyquats sont utilisés car les polycations s'accrochent mieux à la surface du cheveu que les cations simples. Ils contiennent souvent des substances naturelles : les polyquaternium-4 ou -10, par exemple, sont deux composés complexes renfermant de la cellulose. Les parties naturelles se dégradent en général facilement, contrairement à la molécule centrale. Les quats (composés d'ammonium quaternaires, INCI : Quaternium, suivi d'un chiffre) sont utilisés comme antistatiques dans les produits capillaires pour éviter que les cheveux ne se chargent électriquement et pour faciliter le coiffage.

Les silicones

Les silicones sont-elles biodégradables ou non ? S'accumulent-elles dans l'environnement ? Les experts débattent toujours sur la question. Les arguments des défenseurs des silicones ne sont pas convaincants. Ils font valoir que les silicones qui arrivent dans les stations d'épuration s'évaporent ou s'accrochent à de petites particules se trouvant dans l'eau et atterrissent ainsi dans les boues d'épuration. Ces boues sont brûlées, déposées, enfouies ou épandues dans les champs. Même s'il est vrai que l'évaporation des silicones et la combustion des boues d'épuration contenant des silicones n'ont pas de conséquences sur l'effet de serre, on ne connaît pas pour autant les implications que pourraient avoir une utilisation massive de silicones. Que deviennent-elles une fois dans le sol ? Elles ne sont biodégradées que lorsque le sol s'assèche. S'il est durablement humide, elles ne se dégraderont pas. Dans les régions sans station d'épuration (et cela concerne la plus grande partie de la planète!) les silicones atterrissent dans les lacs et les fleuves où elles ne seront pas décomposées, et on ignore encore quelles pourraient en être les conséquences sur les êtres humains, la flore et la faune.

Les acrylates

Un shampooing et une crème ne doivent pas être trop liquides. Pour qu'un produit cosmétique ait la consistance à laquelle nous sommes habitués, on utilise des agents gonflants. Alors qu'on pourrait utiliser des substances naturelles comme l'acide alginique, l'amidon, ou la bentonite d'origine minérale, l'industrie cosmétique conventionnelle a fait le choix des acrylates, substances polluantes. Il est vrai que les agents gonflants naturels ont parfois l'inconvénient (en surdose) de former un film sur la peau, qui s'enlève néanmoins facilement en frottant. Les acrylates n'ont pas ce désavantage, mais présentent un tout autre inconvénient : ils peuvent boucher les pores de la peau.

CHAPITRE VI

Les cosmétiques naturels

Qu'est-ce qui différencie les conceptions des fabricants de produits naturels de celles de l'industrie cosmétique classique ? Si la différence se résumait à « composants naturels versus composants chimiques », la question serait rapidement élucidée. Mais les choses ne sont pas si simples.

Au commencement était l'alchimie

A priori, rien ne justifie la mauvaise réputation de la chimie, définie par le dictionnaire comme « science de la constitution des corps gazeux, liquides et solides, de leur structure et des transformations qu'ils peuvent subir ». Le domaine des soins de la peau et du corps ne peut pas se passer de la chimie, bien au contraire, puisqu'il s'agit justement de préserver la saine « chimie » de la peau.

Grâce à la chimie, il est possible de transformer du sucre de bois, issu de déchets de scieries, en alcool de sucre pour cosmétiques ou même en arôme valable de fraises.

C'est à son précurseur, l'alchimie, que la chimie doit de nombreux procédés et découvertes, comme la fusion, l'alliage, la distillation, la filtration ou la coloration des substances, pour ne citer que quelques unes de ces opérations. Toutes les formes de médecine ainsi que la cosmétologie naturelle puisent leurs racines à la fois dans l'alchimie et la chimie.

Depuis les temps les plus reculés, l'être humain, animé par un esprit de recherche concernant, entre autres, sa santé et sa beauté, a découvert dans la nature quantité de substances actives dont il a su tirer profit en variant les procédés, les dosages et les combinaisons. Quelle évolution entre les débuts chimiques, mais naturels, de la cosmétologie, et la conception des produits de soins haute technologie du 20e siècle – deux périodes que des milliers d'années séparent ?

Dans le courant des années 1970 et 1980, la mouvance écologique et biologique a œuvré en faveur d'une véritable prise de conscience. Cette mouvance est également le point de départ pour de nombreux fabricants de cosmétiques naturels.

Alors pourquoi vouloir revenir en arrière, nous dira-t-on ? Les allergiques le savent bien, eux qui ont perdu confiance en de nombreux composants modernes responsables de leurs maux. Mais ils ne sont pas les seuls à chercher une alternative aux produits cosmétiques conventionnels. Beaucoup de gens dont l'équilibre naturel de la peau a été détruit par les cosmétiques savent en tirer les conséquences. Leur retour à la nature est le signe d'une perte de confiance en un soi-disant progrès, dont les effets néfastes et secondaires sont désormais considérés comme plus graves que les bienfaits qu'il faisait miroiter.

Une approche holistique de la cosmétologie et non une simple cosmétologie des symptômes

Le Petit Larousse donne d'holistique la définition suivante : « qui se rapporte à l'holisme ». Holisme : (du gr. Holos, entier). En épistémologie ou en sciences humaines, doctrine qui ramène la connaissance du particulier, de l'individuel à celle de l'ensemble, du tout dans lequel il s'inscrit.

Après des décennies de croisade victorieuse, où la chimie – en l'espace d'un siècle – a offert au monde 60 000 substances synthétiques, 50 000 insecticides et engrais, 30 000 médicaments chimiques, et un arsenal phénoménal de produits de soins corporels les plus divers, les années soixante-dix/quatre-vingt ont vu renaître, dans tous les domaines, les concepts de « nature » et de « protection de la nature ». Et, bien entendu, la cosmétologie fut l'une des premières concernées.

On devrait juger les cosmétiques à leur capacité

de stimuler les fonctions naturelles de la peau et à leur pouvoir de la régénérer. En effet, plus la peau peut compter sur elle-même, mieux elle se porte. Or, de nombreux cosmétiques ne permettent pas d'avoir une peau en bonne santé car ils ne traitent que les symptômes apparents au lieu de s'attaquer à la racine des problèmes.

Une maxime populaire estime « qu'à 40 ans, on a le visage que l'on mérite. » Ce n'est certainement pas très flatteur, mais révèle une certaine vérité. Le visage de chacun reflète les expériences marquantes et les convictions profondes face à la vie.

Une peau sèche, par exemple, sur laquelle on appliquerait quotidiennement et depuis le plus jeune âge une crème grasse, serait saturée et donc paresseuse. La peau s'habitue à un apport extérieur de graisse et cesse d'en produire elle-même. Elle s'assèche de plus en plus et devient dépendante des apports extérieurs. Il est beaucoup plus judicieux d'avoir recours à des préparations qui permettent à la peau de remplir elle-même son rôle.

Le mot « cosmétique » vient du grec « kosmein » qui signifie mettre de l'ordre, harmoniser. « Cosmos », dans le sens d'univers, de système qui englobe tout, a la même racine étymologique. Ces définitions montrent à la cosmétologie naturelle la voie à suivre pour atteindre son objectif, qui est de maintenir les choses en ordre, voire de rétablir l'ordre des choses, dans une conception holistique des problèmes : agir à la fois de l'intérieur, en menant une vie saine, et de l'extérieur, par l'intermédiaire de préparations cosmétiques stimulant le métabolisme de la peau, le but étant de favoriser et optimiser ses fonctions essentielles.

Les esthéticiennes entendent de plus en plus fréquemment leurs clientes se plaindre : « Je n'avais jamais eu de problèmes de peau avant, mais aujourd'hui je ne supporte plus rien ! » Et de nos jours, qui dit « peau à problèmes » n'évoque généralement pas une peau à boutons ou à comédons, mais une peau hypersensible à tendance allergique.

En matière d'acné par exemple, les personnes qui se sont soignées des années durant avec des

Quand on demande à des top modèles ou d'autres beautés de dévoiler leurs secrets de beauté, elles dévoilent souvent des recettes étonnamment simples. Leurs armes secrètes sont par exemple : boire beaucoup d'eau minérale, des rinçages au lait, suffisamment de sommeil et des activités en plein air.

produits très agressifs souffrent souvent de graves irritations de la peau. Or, bon nombre de gens ayant des problèmes cutanés sont persuadés qu'un traitement drastique s'impose. Les esthéticiennes ont du mal à faire passer l'idée que moins on intervient, mieux on accompagne le processus réparateur de la peau.

Il semblerait que, même en matière de produits de beauté, « l'arme chimique » soit encore considérée comme la plus efficace : entre une crème naturelle aux amandes et un produit de haute technologie, c'est souvent ce dernier qui l'emporte. Cependant, une fois la confiance rétablie, même les gens atteints d'affections graves de la peau (comme la névrodermite) sont vite convaincus, car la nature, contrairement aux produits conventionnels, leur offre des produits utilisables à long terme. La simplicité n'est pas une faiblesse mais constitue, au contraire, la grande force des cosmétiques naturels.

Qu'entend-on par cosmétiques naturels ?

Les ingrédients des cosmétiques naturels sont principalement des composants familiers, bien connus, utilisés en phytothérapie dans nos contrées, mais aussi dans d'autres cultures du monde. Cette forme de cosmétologie s'appuie sur les richesses naturelles : à elle seule, une substance active végétale peut se composer de 50 éléments de base. Devant un tel miracle de la nature, la chimie est forcée de jeter l'éponge devant son incapacité à reproduire une telle complexité. Et d'ailleurs pourquoi vouloir le faire alors que l'on a déjà ce qui convient à portée de main ?

L'avantage des substances naturelles tient à leur nature. Sur la peau, une huile végétale naturelle, par exemple, se comporte très différemment de la paraffine employée dans les cosmétiques d'usage courant. Cette dernière est une huile minérale dérivée du pétrole. Or, les huiles minérales, constituées de chaînes d'hydrocarbures sans molécule d'oxygène, sont résistantes aux transformations par des processus vitaux et ne peuvent être assimilées par l'organisme humain.

Les huiles végétales, en revanche, proviennent de graines et de fruits. Produites sous l'action de la chaleur et de la lumière, elles sont le résultat d'un processus biologique. Par conséquent, elles favorisent les processus vitaux de la peau. Elles lui conservent sa souplesse et facilitent la formation du film naturel qui la protège. De plus, elles créent une saine enveloppe chaude autour du corps.

La recherche de substances bénéfiques pour la peau dans la nature représente souvent un équilibre précaire. Car ce qui est favorable à la beauté peut être nuisible à l'environnement. Le rhassoul par exemple est une base lavante parfaitement protectrice de la peau, mais les réserves naturelles du rhassoul sont limitées. C'est pour cela que le rhassoul ne devrait pas être exploité en trop grande quantité.

On est en droit d'attendre une excellente qualité des matières premières utilisées dans la fabrication des produits cosmétiques naturels. Malheureusement « naturel » et « bio » ne sont pas toujours synonymes de « bon » et « sans risque ». Au grand dam des consommateurs, certains fabricants de cosmétiques surfent sur la vague du naturel alors que leurs produits sont tout sauf naturels.

Qu'entend-on par qualité d'un produit de beauté naturel ? Les trois principaux critères sont :

- la nature des substances employées ;
- la pureté des matières premières ;
- les vertus réparatrices du produit.

Entrent aussi en ligne de compte d'autres critères, indépendants du produit lui-même, comme l'emballage, l'aspect écologique de la fabrication et la question de l'expérimentation sur les animaux.

La production des extraits : comment obtenir la meilleure qualité ?

Les extraits, ou drogues, jouent un rôle décisif en cosmétologie naturelle. Ils sont à la fois la base et « l'âme » de la plupart des produits. Dans la profession, le terme de drogues est employé pour les extraits de plantes. Comme ces derniers sont un des piliers de la cosmétologie naturelle, les fabricants ont développé des procédés spécifiques d'extraction. H.-J. Weiland-Groterjahn, ingénieur en technologie des cosmétiques et directeur du département scientifique de la Sarl Logocos précise : « Ces procédés ont été rôdés au fil des années et constituent souvent la colonne vertébrale de l'entreprise. » Ces préparations liquides prennent des formes différentes : les décoctions (obtenues en faisant bouillir), les infusions (par trempage dans un liquide bouillant) et les macérations. En voici quelques exemples.

Processus d'extraction de Logocos (Logona + Sante)

On utilise une unité d'extraction spécialement conçue pour l'entreprise et dans laquelle les plantes séchées sont extraites grâce à un mélange éthanol-eau. Les drogues sont brassées avec le solvant pendant 6 à 8 heures tout en étant soumises à des ultrasons à intervalles réguliers. Ensuite, les matières restantes sont pressées et la solution saturée est filtrée. Le soluté obtenu est mis au frais.

Processus d'extraction chez Wala (Dr. Hauschka)

Pour obtenir ses essences, Wala utilise des plantes broyées provenant de son propre jardin biodynamique ou de cueillettes sauvages contrôlées. Une fois triturées, on laisse macérer les plantes dans un récipient.

Côté extraits huileux, les plantes médicinales séchées sont placées dans de l'huile d'olive ou de l'huile d'arachide. Ces extraits huileux sont chauffés à 37°C et maintenus à cette température durant une semaine. Ils sont brassés matin et soir. Lorsque le processus est arrivé à sa fin, la mixture est pressée et la solution filtrée.

Processus d'extraction chez Weleda

Pour ses cultures de plantes médicinales, Weleda suit les préceptes de la biodynamique. En ce qui concerne les cueillettes sauvages, la firme prend garde à la sauvegarde des espèces et respecte toutes les règles écologiques et de protection de la nature.

Les plantes fraîches sont soigneusement triées, nettoyées et broyées avant d'être déposées dans un pot de terre, dans un mélange d'eau et d'alcool.

Ce mélange reste quatre semaines dans le pot, puis la teinture obtenue est pressée à l'aide d'un pressoir spécial avant d'être filtrée.

La philosophie anthroposophique du Dr Rudolf Steiner a donné naissance à une constellation de trois entreprises de produits de soins qui peuvent s'enorgueillir d'une solide tradition : Wala, Weleda et Speick. « Qu'est-ce que la vie ? » demandait en 1924 le chimiste Dr Rudolf Hauschka. Et Rudolf Steiner, père de l'anthroposophie, de répondre : « Étudiez les rythmes, c'est le rythme qui porte la vie ». En 1935, le Dr Hauschka suivit la doctrine de R. Steiner, selon laquelle c'est le rythme qui porte toute vie, en créant la SARL Wala, une firme de remèdes et soins naturels. Pendant vingt-sept ans, il mit toute son énergie dans ses recherches pour trouver un moyen de concevoir des produits thérapeutiques à base de plantes sans utiliser d'alcool pour l'extraction.

« Ce n'est pas au patient que l'alcool nuit, mais à la qualité du produit », écrivait R. Hauschka dans

Rudolph Steiner, le fondateur du mouvement de l'anthroposophie, est né en 1861 en Croatie et fut un excellent chercheur, spécialisé dans l'œuvre de Goethe et d'autres écrivains philosophes. De 1889 à 1896, il fut l'éditeur de publications scientifiques au sujet de Goethe et rédigea des articles tels que *La philosophie de la liberté ; Le christianisme en tant que fait mystique* ou *Théosophie : les questions essentielles de la question sociale.*

son traité sur les remèdes (*Heilmittellehre*). « Si l'on essaie d'aller au fond du problème, on remarque très vite que, dans la pratique, il s'agit d'un problème de conservation », disait-il. Un problème encore tout à fait d'actualité ! Ce scientifique d'inspiration anthroposophique cherchait des solutions « pour réussir à consolider un complexe vivant de manière à ce qu'il ne se dissocie pas et ne puisse former un substrat pour les micro-organismes. »

La tentative fut couronnée de succès. Le Docteur Hauschka mit au point un procédé pour obtenir des extraits de végétaux dans de l'eau de source pure, sans alcool ni autres types de conservateurs. Les extraits clairs gardent leur fraîcheur pendant sept ans environ, même à l'état pur, sans que leurs propriétés ne soient altérées. La transformation manuelle des plantes prend sept jours et respecte des processus soumis à un certain rythme.

Weleda, fondée en 1921, et Speick fondée en 1928 par Walter Rau – compagnon de route de Rudolf Steiner – se sont appuyées, elles aussi, quoique de manière différente, sur les principes de la médecine anthroposophique. Chez Weleda, les produits de beauté sont fabriqués selon les mêmes exigences d'hygiène que les remèdes naturels, le concept de « produit cosmétique » incluant lui aussi les préceptes de la médecine naturelle.

Le miel est une des recettes de beauté les plus anciennes de l'humanité. Il préserve l'hydratation de la peau et la rend lisse. Un masque idéal pour la peau sèche se compose d'une cuillère à café de miel, une cuillère à café d'huile d'olive, une cuillère à café de farine de seigle et un jaune d'œuf.

La provenance des matières premières

Les principes actifs naturels des produits de beauté sont en grande partie de nature organique ou inorganique.

- Parmi les grands classiques des cosmétiques naturels bio, on trouve : les huiles d'avocat, d'amande, de sésame, de jojoba, d'argan, le beurre de karité, etc.

- Le soufre, le talc ou le kaolin sont des matières inorganiques.

Quant aux matières d'origine animale (cire d'abeille et suint, par exemple), l'éthique des fabricants de cosmétiques naturels veut qu'on ne les utilise que si leur prélèvement n'empêche pas les animaux de continuer à vivre comme tout animal de leur espèce.

Les ingrédients naturels présentent de nombreux avantages par rapport aux substances de synthèse.

- La plupart d'entre eux sont connus depuis des centaines d'années et ont déjà fait la preuve de leur efficacité.
- Ils n'ont plus besoin d'être vérifiés par des tests sur les animaux.
- La protection de l'environnement fait partie intégrante de tout cahier des charges sérieux.

L'Anglais John Gerard, pharmacien et botaniste le plus réputé de son époque, rédigea en 1597 le livre des plantes de référence intitulé *Herbal*. Gerard avait ramassé des plantes du monde entier pour les faire pousser dans son jardin.

Un produit naturel est-il toujours doux et de qualité ?

Des millions de personnes souffrent du rhume des foins, d'autres réagissent allergiquement aux oranges, d'autres aux crustacés. Chaque élément de la nature peut déclencher une allergie.

Tout ce qui est utile peut aussi être nuisible. Cette vérité s'applique aussi aux composants naturels. C'est le mode d'utilisation de l'ingrédient naturel qui en fait un remède ou un poison. La clé de voûte de la médecine naturelle, et des cosmétiques naturels par conséquent, est contenue dans la phrase du grand médecin et philosophe, Paracelse (1493-1541) : « Tout est poison et rien n'est exempt de poison. Seul le dosage fait la différence. » Tout dépend donc des proportions, et également de la condition physique de chacun. Une personne qui

La recherche du déclencheur d'une allergie s'avère généralement assez compliquée. Cinquante composants avaient été testés sans succès avant d'identifier la propolis comme élément « coupable ».

utiliserait une huile essentielle hautement active et qui considèrerait que « puisque c'est naturel, quelques gouttes de plus ne peuvent être que bénéfiques », se conduirait de manière imprudente.

Même si les fabricants de cosmétiques naturels, réputés pour leur sérieux, peuvent être occasionnellement la cible de la critique pour le choix d'un composant, on peut généralement leur accorder des bons points en matière de confiance.

De grandes différences entre les éventuels effets secondaires

Les problèmes que les substances naturelles pourraient déclencher ne sont pas comparables au danger que pourraient représenter des substances chimiques hautement réactives. Qu'est-ce qui fait la différence ? Quelqu'un qui utilise un dentifrice contenant de l'aldéhyde cinnamique peut, par exemple, avoir une réaction à la cannelle. La cannelle peut provoquer une allergie chez les personnes réagissant allergiquement à cette substance. Mais cela s'arrête là, et la cannelle par ailleurs est tout aussi inoffensive que l'orange ou la lavande.

Une personne utilisant un produit cosmétique contenant le conservateur Triclosan peut aussi faire une réaction allergique. Mais contrairement à la cannelle ou à l'orange, le Triclosan, destructeur de bactéries, est une substance chlorée hautement réactive. On soupçonne le Triclosan d'entraîner des modifications génétiques et il attaque la flore naturelle de la peau. Dans les tests sur les animaux on a constaté des dommages au niveau du foie et des reins.

Les parfums sont la cause la plus fréquente des eczémas de contact

La déclaration INCI ne permet pas de savoir quel type de substance odoriférante a été employé dans un produit cosmétique : une substance de synthèse isolée, une huile essentielle naturelle ou l'un de ses composants isolé ? Les cosmétiques naturels contrôlés ne doivent contenir aucun parfum de synthèse. Mais les substances odoriférantes naturelles peuvent, elles aussi, déclencher des allergies. Pour savoir si quelqu'un est allergique aux parfums, on le soumet généralement au test « fragrance mix » (un mélange de parfums).

Une seule plante procure souvent plusieurs composants de soin pour les cosmétiques. La rose fournit non seulement de l'huile essentielle mais également une cire. Cette cire, utilisée dans une crème, dépose sur la peau une fine couche de protection.

Comme certaines substances odoriférantes présentent un risque d'allergie plus élevé, elles doivent désormais être indiquées dans la déclaration INCI. Dans le domaine des parfums et des allergies, certaines questions n'ont pas vraiment encore été posées. Par exemple la question de savoir ce qu'il en est du potentiel allergisant de certaines huiles essentielles naturelles.

L'analyse chimique de l'huile essentielle de rose, par exemple, montre qu'elle contient 27 substances. Leur interaction lui confère son merveilleux parfum et ses propriétés spécifiques. Mais en cas d'emploi de l'huile essentielle de rose, il faudrait déclarer selon la législation, 4 de ces 27 composants (géraniol, citral, farnesol, linalool) pour leur potentiel allergène plus élevé.

Une personne considérée allergique aux parfums suite aux tests classiques doit-elle renoncer à des cosmétiques contenant de l'huile essentielle naturelle de rose ? L'entreprise Wala a voulu en avoir le cœur net. Justement aussi parce que ses statistiques internes ne comptent qu'un seul signalement médical d'incompatibilité (sur un million de cosmétiques vendus). Wala a donc commandé

Pour les huiles, justement, la qualité est un facteur essentiel. Il y a de réelles différences entre une huile issue de récolte sauvage, d'agriculture biologique contrôlée ou d'une production de masse industrielle. La différence de qualité se démontre à l'exemple de l'huile de l'arbre à thé issue d'agriculture biologique ou de cueillette sauvage, qui contient environ 85 composants, alors qu'une huile provenant d'une production de masse n'en contient que 50 environ.

une étude auprès d'une clinique universitaire de dermatologie.

25 personnes présentant une allergie aux parfums ont été testées. Selon le protocole d'expérimentation, il aurait pu y avoir 500 réactions allergiques lors des 500 tests avec des huiles Dr-Hauschka, ou en tout cas on aurait pu s'attendre à un pourcentage élevé. Mais il n'y eut que 17 réactions allergiques sur les 500 tests malgré la concentration extrêmement élevée (5 %). Aucune réaction ne fut enregistrée pour une concentration de 0,5 %. Pour les allergiques aux parfums se dessine donc un espoir. Mais il reste conseillé d'être extrêmement prudent en reproduisant ces tests chez soi et d'essayer juste une petite quantité de cosmétique (contenant seulement des huiles essentielles) dans le creux du bras. Et plus il y a d'huiles essentielles dans le produit, moins il est conseillé de prendre de risques.

Des composants naturels

Parmi les 300 000 espèces de plantes à fleurs et les 500 000 autres plantes du monde, environ 5 000 sont utilisées en cosmétologie. La liste alphabétique ci-dessous comprend en premier lieu les ingrédients utilisés dans l'élaboration des produits de beauté naturels.

Les plantes appartenant au répertoire classique des plantes médicinales sont marquées d'un astérisque *.

Étant donné que l'huile d'amande est rare, il est souvent d'usage de la remplacer par de l'huile de noyaux d'abricots, également d'excellente qualité.

Abricot — ***Prunus armeniaca***

L'huile obtenue à partir des noyaux d'abricots est principalement constituée d'acides gras insaturés.

- Cette huile soigne bien la peau. Elle se rapproche de l'huile d'amande et donne une belle consistance crémeuse aux préparations cosmétiques.

- Dans les peelings, le noyau d'abricot finement pulvérisé contribue à éliminer les cellules mortes de l'épiderme (gommage).

Acide citrique *Citric acid*

Le citron fait partie des ingrédients classiques de la cosmétologie naturelle.

Le jus de citron et l'huile de citron sont rafraîchissants et antibactériens. Ils conviennent aux peaux grasses du fait de leurs propriétés astringentes et légèrement dégraissantes. Tremper ses ongles dans l'huile essentielle de citron avant le passage chez la manucure renforce les ongles trop fins et cassants.

Acide hyaluronique *Hyaluronic acid*

L'acide hyaluronique provient, entre autres, des crêtes de coq. Il sert de sel (hyaluron HT) dans les préparations cosmétiques à faire soi-même. Comme le sel est une substance qui absorbe l'humidité, il faut le conserver dans un récipient bien fermé.

L'acide hyaluronique, présenté depuis des années comme une découverte miraculeuse, ne peut pas rajeunir la peau durablement. Par contre, il lisse l'épiderme, forme un film qui retient l'humidité, et permet à la peau de rester plus ferme et plus élastique. L'acide agissant en surface et non en profondeur, l'effet lissant disparaît dès qu'on suspend l'utilisation. L'acide hyaluronique biologique n'est pas une substance naturelle, il est obtenu par biotechnologie.

Acide silicique *Silicea*

L'extrait de prêle des prés contient beaucoup d'acide silicique. Ce dernier joue un rôle extrêmement important dans les produits de beauté car il raffermit la peau et restaure l'élasticité.

D'origine minérale, l'acide silicique est utilisé dans les filtres solaires naturels sous forme de poudre très fine ; sous une forme plus grossière, il entre dans la composition des produits d'hygiène buccale.

Alcool ***Alcohol***

L'alcool est souvent utilisé en petite quantité dans les lotions et les toniques. Il dégraisse et aseptise, calme les inflammations et a un effet apaisant. Cependant, en trop grande concentration il peut irriter la peau.

Alcool cétylique ***Cetyl-Alcohol***

Proche de l'alcool, il fait partie des alcools gras. Par contre, il n'est pas fluide, mais cireux.

Dans les crèmes, l'alcool cétylique ne donne pas seulement la bonne consistance, il a aussi des propriétés curatives et rend la peau bien douce. En outre, l'alcool cétylique est souvent utilisé dans les démêlants et les soins capillaires.

Algue ***Algae***

Les extraits d'algues hydratent bien la peau et la protègent des radicaux libres. L'algue protège les fibres élastiques et agit sur les glandes sébacées.

Allantoïne ***Allantoin***

Tirée des racines de consoude, cette substance donne un teint frais et a des propriétés anti-inflammatoires. On la trouve également dans le salsifis noir, les germes de blé et le marron d'Inde.

L'allantoïne calme les irritations et assainit la peau. L'épiderme rêche et gercé redevient lisse. Elle est également utilisée dans les crèmes anti-acné.

L'aloès a de petites feuilles pointues très charnues qui laissent échapper un gel transparent lorsqu'on les casse en deux. Ce gel est la base pour l'aloé vera, agent actif utilisé en cosmétologie.

Aloès ***Aloe barbadensis (Aloe extract)***

Cette liliacée a connu ces dernières années un boom dans les produits cosmétiques. Cette substance tant convoitée, que les Indiens Hopi nomment « le miracle du ciel », est extraite des feuilles d'une plante s'apparentant à un cactus et qui ne pousse que sous des climats chauds et secs. La recherche a confirmé les propriétés cicatrisantes, curatives et bienfaisantes de l'aloès. Ses substances actives ont été étudiées par de nombreux scientifiques. Les méthodes modernes d'analyse en ont dénombré 160, les plus importantes étant des minéraux, des ferments, des vitamines et des acides aminés. Une fois extraite, la sève de la plante est extrêmement fragile et doit donc être transformée par des procédés très doux. Comme l'aloès se vend bien, on trouve malheureusement sur le marché des produits qui n'en contiennent que très peu, et souvent de qualité médiocre.

L'aloès assouplit les peaux sèches et abîmées et leur redonne de l'élasticité. Le suc des feuilles a de formidables propriétés hydratantes et calme les irritations. Il apaise et soigne aussi la peau échauffée par le soleil, c'est pourquoi on le trouve non seulement dans les crèmes hydratantes mais aussi dans les crèmes de protection solaire.

Amande *Prunus dulcis*

Un classique parmi les huiles utilisées en cosmétologie ! L'huile d'amande douce issue des fruits de l'amandier ne rancit pas vite et convient parfaitement dans les crèmes, les huiles de bain et huiles nettoyantes. Elle est considérée comme la plus douce et la meilleure huile de base pour la fabrication des produits de beauté.

L'huile d'amande est un soin lissant qui convient même aux peaux grasses et laisse une agréable sensation de douceur. Le son d'amande, sous-produit de l'huile, est un peeling très doux.

Vous pouvez facilement vous faire un gommage rapide grâce à l'huile d'amande. Mélangez pour cela une cuillère de graines de cumin broyées avec une cuillère d'huile d'amande. Étaler sur le visage et l'enlever doucement avec des petits massages circulaires. Après une telle préparation, la peau apprécie généralement le soin d'un masque.

Arachide *Arachis hypogaea*

L'huile d'arachide est obtenue par extraction ou pression à froid des cacahuètes. L'huile d'arachide ne rancit pas vite car elle contient des antioxydants naturels.

Argan (huile) *Argania spinosa*

L'huile d'argan a bonne presse : « sensationnelle », « découverte », « l'huile la plus chère et la meilleure », c'est ainsi que cette huile traditionnelle marocaine est présentée aux Européens. La qualité d'une bonne huile d'argan justifie ces louanges. « L'huile dorée » du sud-ouest du Maroc (au nord d'Agadir) est très riche en acides gras insaturés (plus de 80 %), surtout en acide oléinique et linoléique (oméga 4). De plus, elle offre un taux élevé de tocophérol, qui agit comme de la vitamine E, d'où sa réputation de « défense anti-âge ». Le tocophérol protège les cellules des radicaux libres et ralentit ainsi le vieillissement de la peau.

L'huile d'argan est particulièrement bénéfique pour la peau mûre et sèche. Mais ses avantages ne se limitent pas à un usage cosmétique : les Berbères l'apprécient depuis des siècles dans leur alimentation.

Son origine africaine explique aussi son succès récent : l'huile d'argan est devenue un symbole pour une « mondialisation positive ». Depuis longtemps, l'arganier fait la richesse de la région entre Agadir et Essaouira. Les forêts marocaines de cet épineux géant, qui peut atteindre 10 mètres et qui a ses racines au Ghana, ont été classées réserve de la biosphère par l'Unesco. Car les vingt et un millions d'arbres sur 800 000 hectares ont un rôle écologique immense : dans un climat semi désertique, ils préservent un écosystème fragile. L'arganier a aussi une dimension sociale : en valorisant le travail rural, il diminue l'exode rural et maintient un tissu social : trois millions de personnes vivent directement ou indirectement de sa culture.

Les Berbères utilisent tout l'arbre : son bois comme combustible et pour la menuiserie, ses feuilles et la pulpe de son fruit pour le fourrage des caprins et camelines, ses amandes pour l'huile, le tourteau pour l'engraissage du bétail.

Traditionnellement cultivé et transformé par les femmes, l'arganier est en même temps un moteur de l'amélioration du statut des femmes dans le sud marocain. La demande croissante en occident valorise le travail féminin et permettra de replanter des arganiers.

Une grande histoire pour un petit fruit : le fruit a la grosseur d'une noix, il est jaune parfois veiné de rouge. Il est formé d'un péricarpe charnu ou pulpe qui couvre le noyau très dur (ou noix). La noix d'argan renferme une à trois amandes albuminées et huileuses contenant jusqu'à 55 % d'huile.

Argousier ***Hippophae rhamnoides***

Ce sont surtout les baies rouge orangé de cet arbrisseau des terrains pauvres qui sont récoltées. Elles sont ajoutées sous forme de sirop aux yaourts et dans le muesli, offrant ainsi un apport en vitamine C particulièrement élevé. En cosmétologie, on utilise plus particulièrement l'huile de la pulpe des fruits, obtenue par pression à froid. L'huile d'argousier apaise et soigne les épidermes crevassés, desséchés et irrités par l'exposition au soleil. Elle protège des radicaux libres en cas d'exposition aux rayons ultraviolets.

Arnica* ***Arnica montana***

Plante médicinale aux substances actives très puissantes, l'arnica doit être employée avec les précautions d'usage. Très toxique par ingestion, l'arnica est réservée à un usage externe. Elle est extrêmement efficace sous forme de compresse en cas d'ecchymose, de pincement et de déchirure musculaire ou ligamentaire, mais ne convient pas en plaie ouverte. L'arnica peut aussi provoquer des allergies.

La plante d'arnica ressemble à la marguerite et compte parmi les plus anciennes plantes médicinales du monde. C'est une espèce protégée qui se plaît dans les prairies montagneuses maigres. Il ne faut pas ingérer de l'arnica dans le cadre d'une automédication car toutes les parties de la plante contiennent une substance toxique, l'hélénaline.

En matière de cosmétiques, l'arnica (qui contient la provitamine A) est surtout utilisée dans les lotions pour peaux grasses présentant des impuretés. La pommade à l'arnica est efficace pour lutter contre l'acné juvénile.

Avocat *Persea gratissima*

Ce fruit très riche, utilisé aussi bien frais que sous forme d'huile ou d'extrait, est un ingrédient extraordinaire.

Les substances naturelles exotiques comme l'avocat, la banane ou l'ananas restent marginales, les quantités généralement infimes intégrées dans les produits le montrent. On peut s'interroger sur leur efficacité.

L'huile d'avocat est bien absorbée par la peau, elle capte l'humidité et elle est riche en vitamines, acides gras insaturés et lécithine, cette dernière jouant le rôle d'émulsifiant. L'avocat est riche en vitamine A qui favorise la régénération des cellules et ralentit l'épaississement et la desquamation de la couche cornée.

- Les vitamines B renforcent le métabolisme cellulaire et la vitamine F empêche l'épiderme de gercer.
- Les extraits d'avocat protègent la peau du dessèchement et lui évitent de devenir rêche. Très doux et riches en substances variées, on les emploie surtout dans les crèmes de nuit et les masques pour peaux sensibles, sèches, fatiguées, desquamant ou vieillissantes.
- On dit que les substances insaponifiables de l'huile d'avocat pourraient même faire disparaître les taches de pigmentation.

Avoine *Avena sativa*

La culture de l'avoine est l'une des plus anciennes cultures de céréales. Outre les nombreuses vitamines, du groupe B pour la plupart, elle contient des graisses de grande qualité. L'avoine pilée lisse la peau et convient pour les masques du visage.

Baleine, blanc de ~ (ersatz de ~) — *Cetyl-Palmitate*

Le blanc de baleine provenant du cachalot a longtemps été un composant très apprécié en cosmétologie. Pour protéger l'espèce, on utilise un ersatz de blanc de baleine. Il donne aux crèmes une consistance plus douce que la cire d'abeille ou l'alcool cétylique.

Bardane (racine de ~) — *Arctium majus*

La racine de bardane est un produit couramment utilisé depuis la nuit des temps. Appliquée sur la chevelure, l'huile de bardane a la réputation de ralentir la chute des cheveux. L'extrait de racine de bardane est souvent intégré dans les produits de soin des cheveux et de la peau. Il est indiqué pour les peaux sèches, les dartres et l'eczéma.

Blé (son de ~) — *Triticum vulgare*

Le son de blé est un complément alimentaire. Il contient du magnésium, du potassium et des vitamines du groupe B. Le son de blé rend la peau lisse et la protège du dessèchement.

*Bouleau ** — *Betula alba*

En phytothérapie, l'infusion de feuilles de bouleau est utilisée pour nettoyer les voies urinaires, et pour les cures sudatoires. L'extrait, lui, est employé dans les produits cosmétiques, et surtout dans les lotions capillaires car ses actifs stimulent la circulation et ont des propriétés astringentes.

Les feuilles de bouleau contiennent de nombreux principes aux vertus thérapeutiques : huiles essentielles, calcium, fer, soude ou phosphore. En médecine, le bouleau soigne l'arthrite, la goutte, les calculs rénaux et urinaires, les rhumatismes ou l'excès de cholestérol.

Bourrache — *Borago officinalis*

La bourrache est une plante utilisée depuis longtemps en cuisine. L'huile de bourrache est tirée des graines de cette plante aux feuilles rêches. Elle est particulièrement riche en acides gras essentiels (acide linoléique, acide alpha-linoléique et acide gamma-linolénique).

La bourrache aux belles fleurs bleues est un remède qui a fait ses preuves. Préparées avec l'extrait végétal, les compresses de bourrache soulagent, pas exemple, les inflammations de la peau.

L'huile de bourrache est utile dans les cas de démangeaisons, de peau sèche, de cheveux rêches ou d'ongles cassants. Elle favorise la rétention d'eau et rend la peau plus élastique. L'huile de bourrache convient également au soin des peaux grasses sujettes aux inflammations.

Bromélaïne — ***Bromeliaceae***

La bromélaïne est tirée des fruits et tiges de fruits de l'ananas. On attribue de nombreuses propriétés à cette enzyme.

Cependant, il faut mettre en garde contre certaines utilisations très problématiques, comme les cures d'exfoliation, par exemple, qui peuvent provoquer des lésions de la peau et des muqueuses. Une telle cure est une ingérence dans le métabolisme cutané et n'est pas vraiment compatible avec une conception des soins douce et naturelle.

Cacao (beurre de ~) — ***Theobroma cacao***

Cette matière grasse est obtenue en écrasant les fèves du cacaoyer. Elle donne une consistance crémeuse au produit, qui s'étale et pénètre mieux. Le beurre de cacao peut irriter la peau du fait de sa teneur élevée en acides gras libres à chaînes courtes. C'est la raison pour laquelle on ne l'emploie généralement que dans les crèmes protectrices et les baumes réparateurs pour les lèvres et les ongles.

Camomille * — ***Chamomilla recutita***

Pour produire un litre d'huile de camomille, il faut compter entre 400 et 500 kilos de camomille bleue. La camomille romaine nécessite 150 kilos de fleurs pour un litre d'huile.

Les vertus de la camomille sont un bon exemple de ce qu'est un effet de synergie : une augmentation de l'efficacité due à l'action coordonnée de différents composants. L'huile de camomille contient du bisabolol, substance anti-inflammatoire, du proazulène, de la matricine, et environ 20 flavonoïdes dont l'apigénine, un actif très important.

Ses propriétés anti-inflammatoires et apaisantes

font de l'huile de camomille un bon soin pour les peaux sensibles et présentant des impuretés. Dans les colorants pour cheveux, la camomille permet d'obtenir des tons chauds, blond clair.

*Camphre ** *Camphor*

Le camphrier est un arbuste tropical qui fournit les principes actifs d'une poudre vivifiante.

Le camphre est une substance utilisée couramment dans les produits de soins naturels pour son action stimulante sur la circulation du sang et ses effets tonifiants ; sous sa forme alcoolisée, on le trouve dans les lotions toniques pour le visage. Incorporé dans un Kajal, il apaise et rafraîchit les yeux.

Carnauba (cire de palme) *Carnauba*

La cire de carnauba provient des feuilles du palmier de carnauba, un arbre d'Amérique du Sud. L'industrie cosmétique l'utilise comme durcissant pour les produits de maquillage.

Carotte *Daucus carota*

D'aspect huileux, l'extrait de carotte riche est riche en carotène (provitamine A). Il est souvent employé dans les crèmes cosmétiques. La lécithine de la carotte a aussi des vertus curatives.

L'huile de carotte a une couleur jaune orangé qui colore franchement les crèmes et les lotions.

La carotte régule le fonctionnement de la couche cornée et donne un grain fin à la peau. Elle ne colore pas seulement la crème mais donne également un léger hâle naturel.

Catechu *Acacia catechu*

L'acacia catechu provient de l'Inde et fait partie de la famille des mimosas. Autrefois, le catechu était utilisé comme substance tannante pour la préparation du cuir, et en médecine, on l'utilisait pour ses propriétés astringentes. Le catechu fournit aussi une poudre brun clair permettant de colorer les cheveux.

Céramides

Les céramides, composants importants de la graisse de la couche cornée, font partie des lipides. Elles raffermissent cette couche et ralentissent le processus de déshydratation. Les céramides forment un film protecteur qui rend la peau plus résistante aux influences extérieures. Elles renforcent la structure des cellules donnant ainsi une meilleure tenue à la peau.

Les céramides végétales des produits cosmétiques stabilisent les cellules et augmentent la capacité de la peau à retenir l'eau. La peau est assainie et les céramides constituent une lutte préventive contre les rides. L'épiderme a un aspect plus homogène et devient plus résistant.

Chanvre *Cannabis sativa*

Comme le chanvre peut aussi être utilisé comme drogue, il est longtemps resté tabou en phytothérapie. Aujourd'hui on cultive des variétés de chanvre avec un taux de THC (la substance euphorisante qui en fait une drogue douce) proche de zéro. On extrait de ses graines l'huile de chanvre, riche en acide gamma-linolénique et en vitamines.

Une huile de qualité s'obtient à partir de plantes non traitées et pressées à froid. Elle est riche en acides gras insaturés, dont font partie les acides gamma linoléniques.

L'huile de chanvre est utilisée pour les massages ou pour stimuler les fonctions de la peau. On l'emploie aussi dans les crèmes et les lotions, et comme dégraissant dans les shampooings. Elle soigne en douceur, c'est pourquoi elle est conseillée pour les peaux irritées ou sujettes à problèmes, dans les cas de névrodermite par exemple.

Cire d'abeille *Cera alba*

On utilise uniquement la cire purifiée des rayons de miel. Blanche ou jaune, la cire d'abeille a une longue tradition dans les cosmétiques.

Dans une crème, la cire d'abeille stabilise l'émulsion. C'est une substance neutre que l'on introduit en petite quantité (1 à 3 %) pour raffermir la masse. Elle est employée dans les crayons de maquillage auxquels elle donne de la consistance.

Coco (beurre de ~, noix de ~) ***Cocos nucifera***

Ce corps gras qui fond à la température du corps est extrait de l'amande des fruits du cocotier.

Le beurre de coco (ou huile de coco) est très prisé pour son action réparatrice de la peau. Sous sa forme hydrogénée, il entre dans la composition des produits de maquillage auxquels il donne une bonne consistance. Le savon à la graisse de coco (beurre de coco saponifié) possède un pouvoir émollient. On peut l'utiliser, par exemple, pour préparer l'épiderme au rasage.

Collagène ***Collagen***

Le collagène est le principal composant du tissu conjonctif. Lorsque la peau vieillit, le collagène initialement soluble devient insoluble : la peau ne peut plus fixer l'eau aussi facilement et perd en élasticité.

Le collagène est utilisé pour ses vertus hydratantes, et son pouvoir raffermissant et lissant. Prudence cependant : le collagène d'origine animale est très controversé depuis les risques d'ESB (« la vache folle »). Il reste la possibilité d'utiliser du collagène végétal.

Concombre ***Cucumis sativus***

Bien connu pour ses propriétés hydratantes, le concombre contient du sucre et des éléments minéraux.

Dans les cosmétiques naturels, on l'utilise, entre autres, dans les laits nettoyants car son jus débarrasse en douceur l'épiderme de ses impuretés et de la séborrhée. Le concombre pur appliqué sur la peau est l'une des manières les plus simples et les

Le concombre frais est un excellent élément d'hydratation, grâce à son taux élevé de sucres et de minéraux. Le jus de concombre pur a un taux de pH idéal. Voici donc un parfait tonique naturel. L'inconvénient pour l'organisation quotidienne, c'est que l'on doit utiliser uniquement du jus de concombre frais.

plus efficaces d'améliorer le taux d'hydratation de la peau.

Cresson de fontaine — ***Nasturtium officinale***

Le cresson de fontaine est riche en fer, en potassium et en iode. Absorbé par voie orale, il exerce une forte action dépurative sur le système sanguin. Sinon, on l'utilise dans des peelings ou des préparations désincrustantes. Il atténue aussi les taches de pigmentation.

Eau — ***Aqua***

L'eau distillée sert d'excipient à de nombreux produits de beauté. Elle ne contient ni les minéraux ni les micro-organismes habituellement présents dans l'eau. Il ne faut en aucun cas boire d'eau distillée car elle est mauvaise pour la santé. Une bonne raison de la mettre hors de portée des enfants ! Elle sert de dissolvant pour les principes solubles dans l'eau. Associée à des agents qui fixent l'humidité, elle adoucit et assouplit la peau.

*Églantier / Cynorrhodon** — ***Rosa canina***

Les fruits de l'églantier sont mieux connus sous le nom de cynorrhodon. Les enfants utilisent ces petits fruits poilus appelés gratte-cul pour faire du poil à gratter, mais on peut aussi les presser pour en tirer une huile très active. Riche en acides gras polyinsaturés et en vitamines (C, notamment), elle hydrate les peaux sèches.

À l'origine, l'eucalyptus vient du sud-ouest de l'Australie et de Tasmanie. De nos jours, on le cultive aussi au Maroc et en Espagne. Son huile essentielle est utilisée comme substance odoriférante et comme agent actif.

*Eucalyptus** — ***Eucalyptus globulus***

L'huile essentielle d'eucalyptus provient des feuilles d'eucalyptus. Elle a des propriétés antiseptiques et stimule la circulation du sang. On l'utilise surtout dans les produits de soins pour les pieds, dans les préparations pour les cheveux, et pour déodoriser.

Euphraise* ***Euphrasia officinalis***
L'euphraise est une plante médicinale connue depuis bien longtemps, qui pousse dans le centre de l'Europe, la Russie et dans les Balkans. L'extrait d'euphraise (ou casse-lunettes) est utilisé contre les inflammations du pourtour des yeux du fait de son effet régénérant et apaisant.

Fenouil *** ***Foeniculum vulgare***
Ce grand sous-arbrisseau à l'odeur caractéristique et aux fleurs jaune verdâtre est une plante méditerranéenne. Les fruits du fenouil contiennent au moins 4 % d'huile essentielle dont les substances actives principales sont l'anéthone et la fechone. L'huile de fenouil a de grandes vertus désinfectantes. Dans les produits cosmétiques, l'huile essentielle naturelle de fenouil a un effet apaisant et tonifiant.

Guar (poudre de noyau de ~) Cyanopsis tetragonolba
La poudre de noyau de guar provient des graines d'une plante ressemblant au haricot : la Cyanopsis tetragonolba. En cosmétologie, elle sert à fabriquer une poudre colorante pour les cheveux, qui en améliore la structure et l'élasticité.

Hamamélis ***Hamamelis virginiana***
L'arbuste d'hamamélis vient d'Amérique du Nord mais se plaît aussi dans nos contrées. Il présente des similitudes avec le noisetier. L'eau d'hamamélis est obtenue par distillation à la vapeur de branches fraîches.

L'hamamélis a une forte teneur en tanin, raffermit la peau, stimule la circulation et a des propriétés anti-inflammatoires. L'hamamélis est souvent utilisé dans les produits contre la peau grasse et présentant des impuretés.

Hectorite ***Hectorite***

L'hectorite est une très vieille argile contenant des éléments saponifiables. Elle est particulièrement riche en minéraux et offre une solution alternative pour se laver, surtout si l'on a la peau hypersensible.

Elle nettoie en douceur sans ajout de tensioactifs ou autres substances. Elle est vendue sous forme de poudre que l'on mélange avec un peu d'eau au moment de l'utilisation. Mis à part le lavage, elle peut être utilisée comme produit de soin pour la peau, associée à un peu d'huile de germes de blé, d'huile de coco ou d'huile de jojoba. De plus, elle permet un peeling en douceur du visage et constitue un soin réparateur pour les cheveux.

Henné ***Lawsonia inermis***

La poudre colorante de henné provient d'un arbuste d'Afrique du Nord et du Moyen-Orient, et on l'utilise déjà depuis l'Antiquité comme teinture.

La cosmétologie moderne utilise l'extrait non neutralisé de henné comme colorant pour les cheveux, permettant d'obtenir des tons rouge orangé. Le henné est aussi utilisé comme produit de soin neutre. Dans ce cas, il ne colore pas mais donne à la chevelure brillance et volume.

L'efficacité de bon nombre de principes actifs d'origine végétale a pu être prouvée, comme c'est le cas de l'effet thérapeutique des « hormones végétales » (phytohormones). En cosmétologie, on utilise le houblon, riche en phytœstrogènes, et les germes de blé, pour leur taux élevé de phytohormones et d'enzymes.

Houblon* ***Humulus lupulus***

Le houblon est originaire des forêts alluviales et marécageuses d'Europe. À elle seule, la Bavière fournit 30 % de la production mondiale de cette plante de la famille des canabinacées, dont les tiges grimpent à 5 mètres de hauteur. En médecine, le houblon est utilisé contre la nervosité, les problèmes de sommeil et les maux d'estomac d'origine nerveuse.

En cosmétologie, les extraits de houblon permettent surtout de soigner les peaux qui vieillissent et se dessèchent. Ils favorisent l'oxygénation de la peau, améliorent le pouvoir régénérant, stimulent les glandes séborrhéiques et augmentent leur sécrétion (action œstrogènique).

Indigo *Indigofera argentea*

L'indigotier, un arbrisseau qui croît en Afrique, Inde, Perse et Amérique, nous fournit une matière tinctoriale bleue nommée indigo. Depuis des millénaires, l'indigo est traditionnellement employé pour teindre des textiles de toutes natures. En cosmétologie, il est utilisé pour se teindre les cheveux.

Jojoba *Buxus chinesis*

Le terme « huile de jojoba » est trompeur car il s'agit en fait d'une cire qui fond à 10°C, un cas unique dans le monde végétal ! Cette « huile » est obtenue par pressage des petites graines d'un arbuste à feuilles persistantes de la famille des buxacées, qui pousse dans les déserts mexicains et dans le sud-ouest des USA. Quasiment inodore, l'huile de jojoba se conserve très longtemps, sans conservateur. Elle présente aussi toute une série d'avantages supplémentaires.

L'huile de jojoba se rapproche beaucoup dans sa composition chimique de l'huile de blanc de baleine d'autrefois. Le blanc de baleine issu d'animaux morts est aujourd'hui tabou du fait de la protection de l'espèce.

La peau supporte merveilleusement bien le jojoba qui y pénètre rapidement sans laisser de film gras. Le jojoba raffermit et lisse les peaux flasques. Il fait aussi du bien aux peaux rêches et stressées. On peut l'utiliser avant et après le bain de soleil ou en huile de massage après la baignade ou le sauna.

Karité (beurre de ~) *Butyrospermum parkii*

Incontournable pour qui fabrique ses cosmétiques, cette graisse végétale provient de la noix du karité, un arbre d'Afrique. Chaque noix est constituée d'environ 50 % de cette substance grasse très bénéfique pour la peau.

Ce beurre est un excellent émollient et apaise les inflammations de l'épiderme. Il contient une proportion importante d'insaponifiables, d'allan-toïne naturelle, de vitamine E et de carotènes. C'est un composant épatant pour la cosmétologie de par ses actifs et sa consistance douce et moelleuse. Il convient pour de nombreux produits, de la crème de jour aux après-soleils.

Lait ***Lac***

Le lait est un aliment qui contient toutes les substances nutritives dont le corps a besoin, tout comme la peau. Le lait est l'un des plus anciens produits pour les soins de la peau. Frais, il contient des glucides, des protides, des graisses et toutes les vitamines, minéraux et oligoéléments vitaux.

Malgré toutes ses vertus, le lait de vache ne convient pas à tout le monde. Les allergies et intolérances au lait sont très répandues. Nombreux sont les Africains et les Asiatiques qui ne supportent pas du tout le lait de vache car il leur manque une enzyme importante pour le digérer et en tirer profit.

- Les glucides et leurs produits de décomposition, comme le lactose, par exemple, permettent à la peau de s'hydrater et de stocker l'eau dans l'épiderme.
- L'acide lactique stabilise le pH et préserve le film protecteur acide de la peau. L'acide lactique naturel joue également le rôle de conservateur.
- Les protides et leurs produits de décomposition préviennent le dessèchement et une perte trop importante de graisse, stimulent la circulation du sang et le métabolisme, et contribuent à la formation d'acides aminés et de complexes protidiques propres à la peau.
- Les graisses du lait et leurs produits de décomposition sont particulièrement importants pour les peaux fatiguées agressées par l'environnement. Les vitamines, les minéraux, les oligoéléments et les enzymes revigorent et stimulent.

Les nombreux principes actifs du lait agissent en synergie pour donner un épiderme sain et élastique. Ils améliorent la circulation du sang, donc l'apport en substances nutritives et ainsi la régénération de l'épiderme, restaurant et lissant les peaux rêches et abîmées.

Lait de chèvre

Le lait de chèvre contient de nombreuses substances actives pour l'organisme, qui sont valorisées en cosmétologie par un processus de fermentation. Éléments décisifs pour la qualité, les chèvres doivent être élevées sans aliments concentrés ni hormones. Les pâturages, comme le mode d'élevage, doivent être conformes aux cahiers des charges de l'agriculture biologique.

Les produits de beauté au lait de chèvre contribuent à harmoniser le fonctionnement de la peau. L'acide lactique L (+), produit au cours de la fermentation, est un acide de fruits naturel (AHA). Cet acide et ses sels (lactates) améliorent l'élasticité de la couche cornée et protègent la peau. De grande qualité, ces produits de beauté au lait de chèvre sont conseillés surtout en cas de peau facilement irritable.

Lanoline ***Lanolin***

La lanoline pure est une graisse épaisse qui ne sent pas très bon et que l'on tire de la laine des moutons. Mais elle protège et soigne bien la peau, tout en y fixant des quantités d'eau importantes (environ 20 % de son poids). Le suint à l'état pur ne rancit pas, ne moisit pas et n'offre pas de terrain propice aux bactéries. Il ne contient pas d'acides et sa composition est très proche de celle du sébum sécrété par notre peau. La lanoline utilisée comme excipient dans les crèmes, assouplit et adoucit les peaux rêches et gercées. La lanoline provenant de moutons dont la toison a été traitée à l'insecticide peut déclencher des allergies. Les fabricants sérieux indiquent si leur lanoline a été contrôlée, mais le doute planera toujours même si on nous assure que le produit ne contient plus de résidus de pesticide. Pour ceux qui fabriquent leurs propres produits, il existe plusieurs solutions de remplacement : le beurre de karité, pour la consistance, l'alcool cétylique, la cire d'abeille, ou l'ersatz de blanc de baleine.

Lavande aspic **_Lavandula latifolia_**

La lavande aspic est une plante de haute montagne dont la racine nous fournit de précieux extraits à la fois tonifiants et apaisants. On les utilise dans la fabrication des savons.

Les huiles essentielles permettent aussi de lutter contre les insectes dans des répulsifs à la lavande, au clou de girofle, à la myrrhe et au cèdre. Il existe aussi des sprays pour salons de jardin ou fenêtres, qui permettent de tenir à distance les petites bêtes importunes.

*Lavande** **_Lavandula angustifolia_**

Sa finesse fait de l'huile essentielle des fleurs de lavande une substance odorante appréciée dans la fabrication des parfums. Cette huile entre également souvent dans la composition des cosmétiques en tant que substance odoriférante.

C'est un actif qui stimule la circulation du sang et a une action apaisante sur la peau.

Lécithine **_Lecithine_**

La lécithine est un composant important de la membrane cellulaire. On la trouve dans les huiles végétales, ainsi que dans le lait et le jaune d'œuf, en quantité appréciable.

La lécithine soigne bien les peaux sèches dont elle maintient particulièrement bien l'hydratation. Il semblerait aussi que la lécithine facilite l'absorption des substances actives par la peau.

À partir de lécithines spécifiques, on fabrique les liposomes à qui l'on prête le pouvoir de véhiculer des substances actives vers les cellules de la peau.

Levure **_Barm extract_**

Ce produit de beauté précieux, riche en vitamines B, peut être utilisé sur la peau ou ingéré : on peut se procurer des préparations à base de levure dans les magasins diététiques ou de produits naturels. La levure est un ingrédient extraordinaire pour les masques du corps et du visage, et pour les peaux grasses, impures ou acnéiques.

Lierre — ***Hedera helix***

Les extraits de lierre frais proviennent de feuilles fraîches de lierre. Ils ont un effet décontractant et tonifiant, surtout sur le cuir chevelu.

Macadamia — ***Macadamia ternifola***

La précieuse huile de noix de macadamia vient d'un arbuste du Pacifique. Elle se rapproche d'un des composants du sébum de la peau et contient une substance très rare : la palmitoléine. Cet acide oléique très précieux convient tout particulièrement aux peaux sèches. L'huile de noix de macadamia est très appréciée dans les cosmétiques car elle donne un bel aspect lisse à la peau qu'elle assouplit et adoucit.

Mandarine — ***Citrus nobilis***

La fragrance chaude et fruitée de l'huile de mandarine aurait des propriétés revigorantes et favoriserait la concentration.

Manuka — ***Leptospermum scoparium***

Comme l'huile de l'arbre de thé, l'huile de manuka est extraite d'une plante de la famille du myrte. L'huile de l'arbre à thé et l'huile de manuka ont des propriétés similaires, mais l'huile de manuka diffère par son odeur fruitée aromatique. L'huile de manuka est obtenue par distillation à la vapeur des feuilles et de minces branches. Le produit de cette distillation étant peu abondant, l'huile est plus chère que celle de l'arbre à thé. La qualité des huiles de manuka que l'on trouve sur le marché étant très variable, il faut vérifier que la teneur en cinéole ne dépasse pas 3 à 4 %. Cette substance pouvant irriter la peau, les personnes sensibles doivent vérifier sa concentration dans le produit.

*Mauve** — *Malva silvestris*

L'extrait de mauve est riche en mucilage et en tanins dont on connaît l'action bénéfique sur la peau. On utilise volontiers la mauve dans les produits de soin pour peau sèche car elle l'hydrate et elle la lisse.

*Mélisse** — *Melissa officinalis*

Les infusions de mélisse et de fleurs de tilleul stimulent l'irrigation sanguine de la peau. Y tremper une lingette, l'essorer, la placer sur le visage et laisser agir une demi-heure.

Frottées entre les doigts, les feuilles fraîches de mélisse dégagent un parfum citronné. C'est pourquoi on l'appelle aussi la citronnelle. L'huile essentielle de mélisse se trouve dans de petites glandes disséminées sur les feuilles. La plante nous fournit aussi du tanin (dite de labiées) et une substance amère. En cosmétologie, la mélisse est utilisée dans les crèmes et les lotions pour peaux mixtes car elle a un effet apaisant et calmant. Elle peut aussi être ajoutée à l'eau du bain.

La menthe poivrée est une plante médicinale dont l'efficacité est bien connue, depuis longtemps. Elle est aussi un bon exemple pour l'importance du dosage : en concentration trop élevée, elle peut être toxique. Pour un adulte, la dose maximale est d'une cuillère à soupe de feuilles par jour. Quant au thé à la menthe consommé quotidiennement, il est conseillé de faire des pauses de temps à autre.

Menthe poivrée — *Mentha piperita*

La menthe fournit plusieurs actifs : l'huile essentielle ou menthol, ainsi que des tanins et substances amères. L'huile essentielle de menthe stimule le métabolisme de la peau et son irrigation. La menthe est principalement employée dans la fabrication des produits pour le bain, l'hygiène buccale et les soins du visage.

Menthol — *Menthol*

Le menthol est l'un des principaux composants de l'huile essentielle de menthe poivrée, et il sent fort la menthe. Dans les produits de soins pour le corps, on l'utilise souvent pour ses propriétés rafraîchissantes.

Mer (eau, sel de ~) — *Maris sal*

Les cosmétiques à base d'eau de mer contiennent des agents actifs et des oligoéléments présents dans l'océan. Les plus importantes substances actives pour la peau sont :

- le potassium qui, associé au calcium et au magnésium, a des propriétés anti-allergènes et décrassantes ;
- le calcium, anti-inflammatoire, qui maintient l'hydratation des peaux vieillissantes ;
- le magnésium qui empêche le cholestérol de se déposer sur les parois des artères ;
- le sodium qui régule la teneur en eau du corps.

Meristème ***Meristem***

L'extrait de méristème est un agent actif utilisé en médecine. Sa réputation de substance qui se conserve indéfiniment dans la nature et qui confère au visage une jeunesse éternelle s'est avérée illusoire. Le méristème n'est pas une fontaine de jouvence pour la peau mais possède cependant des propriétés intéressantes.

Le méristème peut procurer un soulagement en cas d'allergie au soleil. Il capterait aussi les radicaux libres, ces substances responsables de l'endommagement des cellules.

Le méristème, en botanique, désigne un tissu végétal situé à l'extrémité des tiges et des racines, constitué de cellules indifférenciées qui se divisent rapidement.

Miel ***Mel***

Ses bienfaits sont connus depuis des lustres. Le miel est exceptionnellement riche en principes qui soignent la peau et l'assouplissent. Grâce à ses nombreuses enzymes et à ses acides organiques, il possède des propriétés antiseptiques et de conservation.

Dans les cosmétiques, on ne devrait utiliser que du miel naturel pur. Son sucre retient l'eau dans la peau. Le miel raffermit, augmente l'élasticité de la peau, active la circulation et accélère le transport des impuretés.

Pour qui prépare ses propres cosmétiques, ne pas chauffer à plus de 35°C pour préserver les principes actifs.

L'huile de miel est un parfait remède pour la peau sensible à tendance réactive. Il faut environ 800 kilos de miel pour produire un litre de cette huile.

*Mille-feuille ** *Achillea millefolium*

Les propriétés médicinales des composants de la mille-feuille ont été assez bien étudiées. En pharmacologie, elle est employée contre les douleurs stomacales et les maux intestinaux.

En cas de maladies de la peau, on l'emploie en décoction en compresses ou en bains car elle a des propriétés anti-inflammatoires, antibactériennes et décontractantes.

*Millepertuis ** *Hypericum perforatum*

L'huile de millepertuis rouge orangé est un actif aux vertus cicatrisantes. Mais elle ne doit pas être appliquée sur une peau qui va être exposée à la lumière du soleil sous peine de taches.

Le millepertuis est très apprécié en médecine pour guérir les blessures et les plaies.

Dans les crèmes et les masques, il convient surtout aux peaux acnéiques ou impures. À la maison, on peut introduire l'huile de millepertuis dans les préparations destinées aux peaux sensibles ou rêches. Cette huile peut aussi apaiser les coups de soleil légers.

Myrrhe *Commiphora myrrhe*

La myrrhe est une plante de la famille des balsamiers. Sa résine aromatique est obtenue en incisant l'écorce. La myrrhe a une action anti-infectieuse, astringente et raffermissante. En cosmétologie, on utilise son huile essentielle surtout pour soigner les peaux vieillissantes.

*Neem ** *Melia azadirachta*

L'arbre à neem est originaire de l'Inde et fournit une huile qui connaît depuis peu un véritable boom. En médecine ayurvédique, le neem est considéré depuis bien longtemps comme une sorte de remède universel contre quantité de maux très divers. Ceci est à mettre sur le compte de ses nombreux actifs, dont le nombre dépasse largement la centaine. Comme son huile ne sent pas particulièrement bon, on l'associe à de l'huile végétale pressée à froid. Le neem est un bon remède contre les démangeaisons et les inflammations.

On l'utilise pour lutter contre les champignons sous les ongles. En cosmétologie, il combat les pellicules et, dans les crèmes dentaires, soigne l'inflammation des gencives.

Noix *Juglans regia*

Le noyer est connu depuis la nuit des temps pour ses fruits savoureux. On fait des extraits de ses feuilles séchées, de son brou vert et de ses fruits.

En cosmétologie, les extraits de noix permettent de soigner les peaux grasses et impures ou de lutter contre les cheveux gras. Les principes des feuilles et de l'enveloppe des coques de noix sont bénéfiques dans le traitement de l'acné, de l'eczéma et des brûlures.

Les extraits de brou de noix sont un agent naturel de bronzage sans soleil.

Œuf *Ovum*

Le jaune d'œuf est un bon émulsifiant naturel pour les masques et les soins à utiliser dès la fabrication. Riche en lécithine et en cholestérol, il soigne la peau et lui donne un aspect lisse. C'est donc un ingrédient rêvé pour les masques du corps et du visage à préparer soi-même. Mais la qualité de l'œuf a également son importance, l'idéal étant de prendre des œufs de poules élevées en liberté et nourries au grain de l'agriculture biologique contrôlée.

Olive *Olea europaea*

Les fruits riches en huile de l'olivier font de lui un élément traditionnel de la culture méditerranéenne et du Moyen-Orient depuis des milliers d'années. L'huile d'olive contient non seulement de l'acide oléique mais aussi de l'acide linoléique. L'huile d'olive est un classique en cosmétologie car elle pénètre bien dans l'épiderme qu'elle soigne et adoucit. Dans les crèmes et autres produits de soins de bonne qualité, on trouve de l'huile première pression à froid.

Les personnes souffrant de maladies de peau, comme la névrodermite, l'eczéma ou le psoriasis peuvent suivre un traitement à l'huile d'onagre. Cette dernière favoriserait le métabolisme des acides gras, apaisant ainsi les démangeaisons. L'huile d'onagre évite que la peau se dessèche trop.

Onagre* ***Oenothera biennis***

Les fleurs jaunes de l'onagre ont la particularité de ne s'ouvrir qu'à la tombée de la nuit. C'est l'une des plus anciennes plantes médicinales des Indiens, mais chez nous elle n'a « fait carrière » que tardivement : c'est en 1917 seulement que Unger, un scientifique allemand, s'aperçut que ses graines contenaient 15 % d'une belle huile jaune doré. Ce n'est que deux années plus tard que l'on découvrit que l'onagre était l'une des rares plantes à contenir de grandes quantités d'acides gras essentiels polyinsaturés indispensables à la vie (78 % d'acide linoléique) et l'acide gamma-linolénique, un acide très rare (environ 9 %). « Essentiel » signifie que le corps a besoin de cette substance mais ne peut la produire lui-même. L'huile d'onagre donne plus d'élasticité à la peau et ralentit le dessèchement en améliorant et renforçant la barrière protectrice.

L'eau de fleur d'oranger parfume subtilement les lotions pour le visage d'une senteur d'agrumes. Elle calme et désinfecte. On l'obtient par distillation des fleurs.

Orange ***Citrus dulcis***

Cet agrume fournit des ingrédients divers pour les produits de beauté. Son huile est désodorisante. Lors de la fabrication de l'huile essentielle par distillation aqueuse des fleurs d'oranger, on obtient l'eau de fleur d'oranger. Cette eau aux pouvoirs antiseptique et apaisant dégage un parfum doux et subtil.

Ortie * ***Urtica dioica***

On attribue à l'ortie une forte action dépurative sur le système sanguin. À partir de ses racines, on fabrique par extraction alcoolique une lotion capillaire qui stimule la circulation sanguine du cuir chevelu et élimine les pellicules.

L'ortie entre aussi dans la composition des produits pour peau normale ou grasse.

Prêle des prés* — ***Equisetum arvense***

Connue aussi sous le nom de « queue de cheval » ou « queue de rat », cette plante médicinale riche en acide silicique redonne de l'élasticité à la peau.

La prêle des prés a des vertus antiseptiques et soignantes, pour les boutons infectés par exemple. Pour des problèmes de peau plus étendus, comme l'eczéma ou les plaies purulentes, les bains ou compresses à la prêle se sont avérés efficaces.

Très riche en acide silicique, la prêle des prés servait autrefois à polir les récipients en étain.

Propolis — ***Propolis cera***

La propolis est une masse résineuse composée du suc digestif des abeilles et d'une gomme qu'elles recueillent sur des bourgeons. Elle était souvent utilisée dans les produits cosmétiques à préparer chez soi.

Attention : les dermatologues indiquent que le nombre de personnes allergiques à la propolis est en forte augmentation.

Ricin — ***Ricinus communis***

En latin, le mot *ricinus* signifie « tique ». L'arbre a été nommé *ricin* car ses graines ressemblent à des tiques. On extrait l'huile de ses graines par pression à froid. On l'intègre en petite quantité seulement dans les produits de beauté à cause de son odeur pénétrante. On la trouve plus particulièrement dans les rouges à lèvres car c'est un bon solvant pour les pigments.

L'huile de ricin contient beaucoup de vitamines et d'acides gras très précieux. On l'emploie dans les crèmes riches et dans les huiles de massage, et elle est parfaite dans les soins capillaires.

Romarin* — ***Rosmarinus officinalis***

On récolte les feuilles de romarin juste avant leur floraison. Elles contiennent entre autres 1 à 2 % d'huile essentielle, du tanin et une substance amère. Le romarin contient quantité d'actifs intéressants pour le soin des peaux grasses aux pores dilatés, ou des épidermes stressés présentant des signes d'inflammation. On l'emploie dans des crèmes, associé à l'hamamélis par exemple.

Le romarin active la circulation du sang, stimule le métabolisme et a un pouvoir anti-inflammatoire. Dans un gel-douche ou un savon, son parfum suffit à réveiller et à tonifier. Dans une huile de massage, il soulage les contractures musculaires.

Rose ***Rosa gallica***

La rose aussi est une plante médicinale bien connue depuis longtemps. L'huile précieuse et noble de la rose de Bulgarie (*Rosa damascena*) est particulièrement prisée. Cette substance de grande valeur est produite depuis 250 ans déjà en Bulgarie, sur les pentes ensoleillées des Balkans. Il faut savoir que pour obtenir 1 kg de vraie huile, 5 000 à 6 000 kg de pétales de rose sont nécessaires.

Une compresse à l'eau de rose redonne une mine superbe aux épidermes fatigués et pâles. Poser sur le visage un linge humide et tiède imprégné de quelques gouttes. Ne pas utiliser en cas de couperose.

- L'huile de rose est utilisée dans les crèmes de soin du visage et de la peau, ou pure comme huile pour le corps après le bain. Elle convient à tous les types de peau et réussit très bien aux peaux sensibles.
- L'huile de rose est présente aussi dans l'eau de rose, traditionnellement employée par ceux qui fabriquent leurs propres cosmétiques. Cette eau pour le visage, à la fois très douce et astringente, vivifie la peau, en affine le grain et renforce ses défenses immunitaires.

Sauge * ***Salvia officinalis***

La sauge est une plante aromatique aux feuilles persistantes et aux fleurs odorantes. L'extrait de sauge est fort apprécié en phytothérapie depuis des milliers d'années. L'huile essentielle a des propriétés anti-inflammatoires, antibactériennes et désinfectantes.

C'est un bon ingrédient pour les préparations destinées à désencrasser les peaux grasses et impures. L'extrait de sauge stimule le métabolisme de la peau et l'infusion est un bon remède contre le saignement des gencives et les maladies parodontales.

Attention : l'huile de sauge doit être employée en quantité infime et elle est totalement déconseillée pendant la grossesse et l'allaitement.

Sésame ***Sesamum indicum***

L'huile de sésame provient d'une plante qui ressemble à la digitale. Les graines de sésame contiennent environ 50 % d'une huile claire quasiment inodore.

L'huile de sésame est une huile qui soigne la peau en douceur. On l'utilise par exemple dans les crèmes pour le contour des yeux. Elle offre aussi une légère protection contre les rayons U.V.

Une compresse d'huile de sésame stimule et raffermit la peau. Enduire le visage, le cou et le décolleté d'huile, couvrir d'une serviette et laisser agir une heure.

Soie (protéine de ~) ***Hydrolized silk***

La protéine de soie provient des restes de cocons et se compose principalement de deux (scléro)protéines : la séricine et la fibroïne. Lorsque le bombyx du mûrier se coule hors de son cocon, les restes de celui-ci sont dépouillés de la séricine, et pour ce qui est de la fibroïne elle est obtenue par un procédé chimique de séparation.

- Les produits cosmétiques à base de soie ont pour objectif l'apport en eau et le maintien de l'hydratation de la peau afin de restaurer l'élasticité et la fermeté des tissus.
- Les protéines de soie sont utilisées aussi dans les gammes de soins pour cheveux. Elles donnent du volume à la chevelure et facilitent le coiffage. Comme elles fixent l'humidité, elles conviennent particulièrement aux cheveux secs et fatigués.

Soja — ***Glycine soja***

Riche en lécithine et en vitamine E, l'huile de soja est obtenue à partir des haricots de soja et sert de base à de nombreux produits de beauté. On l'utilise également pour les extraits de plantes. C'est ainsi que l'on obtient de l'huile de calendula par extraction des principes du souci des champs sur base d'huile de soja. L'huile de soja rend la peau douce, fixe l'humidité, apaise et raffermit.

Souci des champs — ***Calendula officinalis***

Au Moyen Âge, la célèbre guérisseuse Hildegard de Bingen utilisait déjà le calendula ou souci des champs contre les impuretés de la peau. L'Office Fédéral pour la Santé d'Allemagne réference le calendula comme étant une substance anti-inflammatoire à effet local, efficace entre autres dans les cas de brûlures, de pincements ou d'égratignures.

Du fait de leurs propriétés apaisantes et soignantes, les extraits de fleurs de calendula entrent dans la composition de cosmétiques comme les lotions toniques pour le visage ou les crèmes régénérantes pour la peau. Ils conviennent particulièrement aux peaux sèches.

Le calendula contient un taux élevé de caroténoïdes, précurseurs de la vitamine A. Le calendula est aussi un additif idéal pour les savons doux et naturels.

Talc — ***Talc magnesium stearate***

On trouve le talc dans des roches. La poudre de talc est blanche, adhère bien à la peau et l'assèche. Il entre dans la composition des poudres pour le visage.

Thé (*arbre à ~) — ***Melaleuca alternifolia***

L'arbre à thé a été utilisé comme cicatrisant par les aborigènes australiens depuis des milliers d'années.

La médecine moderne n'a fait que redécouvrir ses vertus curatives. De nombreuses recherches ont porté sur l'effet de l'arbre à thé sur les mycoses et l'acné, et sur ses propriétés antiseptiques. Les premiers résultats scientifiques datent de 1922, époque où Penefold, chimiste originaire de Sydney, a distillé pour la première fois l'huile essentielle de ses feuilles.

Depuis peu, l'huile d'arbre à thé apparaît dans de nombreuses préparations sous sa forme pure ou dans des associations de principes actifs. Les personnes souffrant de mycoses aux pieds peuvent envisager avec leur médecin un traitement à l'huile d'arbre à thé, son efficacité étant prouvée dans les traitements à long terme. C'est une substance très appréciée dans de nombreux cosmétiques naturels car elle pénètre bien dans la peau, la nettoie en profondeur et joue en même temps le rôle d'excipient pour les autres principes actifs. Elle est utilisée dans les shampooings, les conditionneurs, les crèmes pour les mains et le corps, les bains de bouche et les savons.

L'huile d'arbre à thé (tea-tree, Melaleuca Alternifolia) redonne de la douceur à la peau râpeuse des pieds. Des bains de pieds réguliers, dans une bassine d'eau chaude contenant dix gouttes d'huile, peuvent faire des miracles. Même des pieds très abîmés retrouveront leur douceur.

Thé vert ***Camelia oleifera***

L'extrait de thé vert est tiré des fleurs du Camelia oleifera. Il nettoie bien l'épiderme, clarifie le teint et a un effet apaisant et équilibrant. Le thé vert est surtout utilisé pour les soins de la peau sensible du visage.

Thym* ***Thymus vulgaris***

Qui ne connaît pas l'odeur caractéristique de cette plante aromatique méditerranéenne ?

Le thym est un antiseptique puissant, c'est pourquoi on l'emploie dans les lotions après-rasage et lotions pour le visage pour peau impure.

Le thym des célèbres herbes de Provence est également utilisé en médecine, en infusion, avec du miel dans les cas de bronchite, de coqueluche, ou de catarrhe des voies respiratoires supérieures. L'infusion de thym calme l'envie de tousser et a des vertus expectorantes.

Tilleul * (fleurs de ~) ***Tilia vulgaris***

C'est au moment où le tilleul est presque entièrement en fleurs que ces dernières contiennent le maximum de principes actifs. Les infusions de fleurs de tilleul et les infusions de sureau sont un excellent remède contre les refroidissements.

En cosmétologie, les fleurs de tilleul sont considérées comme source de beauté car leurs agents actifs renforcent le tissu cutané et préparent la peau à l'absorption des substances actives. C'est pourquoi elles entrent généralement dans la composition des lotions toniques pour le visage. Les préparations aux fleurs de tilleul soignent aussi très bien les peaux sèches et sensibles.

Tournesol ***Helinathus annuus***
L'huile de tournesol issue des graines de tournesol est riche en acides gras insaturés.

Vison (huile de ~) ***Ethyl minkate***
L'huile de vison évoque une peau soyeuse et chatoyante comme celle du vison. Cette huile d'origine animale provient de la graisse dorsale de visons d'élevage et est encore employée en cosmétologie bien qu'elle ne soit d'aucune utilité.

Vitamine E ***Tocopherol***
En cosmétologie naturelle, la vitamine E provenant d'huiles végétales est utilisée pour la protection contre le vieillissement de la peau. La vitamine E est un antioxydant naturel ; elle neutralise les radicaux libres, empêchant ainsi que les cellules ne soient endommagées, et ralentissant de ce fait le processus de vieillissement.

LES SUBSTANCES INSAPONIFIABLES SONT TRÈS PRISÉES

Lors de la commande ou de l'achat d'une huile ou d'une graisse, vous aurez l'occasion de rencontrer le terme « insaponifiable ». Les substances insaponifiables sont relativement rares dans le monde végétal et apparaissent en fait dans les graines et les fruits. Dans la plupart des huiles, la partie insaponifiable atteint 0,5 à 2 %.

Avec ses 11 %, le beurre de karité représente une exception. Une bonne huile d'avocat, quant à elle, peut en contenir jusqu'à 6 %. Les substances insaponifiables des huiles et des graisses sont très précieuses compte tenu de leurs propriétés bénéfiques très diverses, et comptent ainsi parmi les substances actives importantes pour l'industrie des cosmétiques.

- Elles assouplissent la peau.
- Elles retiennent l'humidité.
- Elles protègent la peau.

Cosmétiques naturels et/ou biologiques certifiés

Dans les slogans publicitaires pour les cosmétiques, on chante généralement les bienfaits des ingrédients naturels, que ce soit le calcium, l'huile d'olive, ou autres. Presque toute l'industrie cosmétique se plaît à surfer sur la vague verte dans ses affirmations. Mais mettre en avant quelques ingrédients isolés ou lancer des messages du style « à base végétale » ou « inspiré de la nature » ne nous dit absolument rien sur la vraie qualité naturelle d'un cosmétique. Or, un vrai cosmétique bio ou naturel se différencie totalement d'un cosmétique conventionnel ou d'une préparation pseudo naturelle.

Les vraies préparations cosmétiques naturelles ne se distinguent pas seulement par un plus d'ingrédients naturels mais aussi par leur savoir-faire spécifique, fruit d'un travail de développement de plusieurs années. Seul ce savoir-faire permet de formuler des produits contenant essentiellement des ingrédients d'origine naturelle.

Par exemple, si l'on veut travailler sans conservateurs de synthèse, il est nécessaire de développer un système de conservation entièrement nouveau. Un tel système n'a pas seulement des conséquences sur la formulation mais aussi sur l'ensemble du processus de production – et jusqu'au choix des bons contenants (tube au lieu de pot, par exemple).

La certification : la garantie en plus

Il est rare de pouvoir réunir les concurrents autour de la même table. À la fin des années 90, tous les grands noms des cosmétiques naturels se sont réunis dans le cadre du BDIH (interprofession de cosmétique naturelle) : à l'ordre du jour la question des critères permettant de définir un cosmétique naturel et le souci de permettre aux consommateurs de mieux s'orienter dans cette jungle de cosmétiques. À l'issue d'un marathon de négociations de plusieurs années, un cahier des charges fut mis au point ainsi qu'un label pour produits cosmétiques correspondant aux standards définis.

Partout dans le monde, le bio progresse

L'agriculture biologique est à la base du bio et de sa définition, que ce soit pour les cosmétiques ou pour les aliments. Le marché global de l'alimentation biologique a été chiffré à plus de 30 milliards d'euros par l'entreprise d'études des marchés, Organic Monitor. Les plus grands marchés européens sont l'Allemagne, l'Italie et la France.

Les deux principes de base de l'agriculture biologique sont le renoncement total aux pesticides modernes et aux engrais chimiques. La qualité du sol est garantie par un savoir-faire naturel comme, par exemple, le principe de l'assolement. Les nuisibles et les mauvaises herbes ne sont combattus que par des procédés biologiques et écologiques.

En 2007 l'IFOAM (Fédération internationale de l'agriculture biologique), le FiBL (Institut de recherche sur l'agriculture biologique) et le SÖL (fondation de l'agriculture écologique) ont présenté une étude sur l'agriculture biologique. Selon cette étude, 31 millions d'hectares de la surface agricole mondiale cultivée l'est selon des méthodes écologiques. La plus grande surface de culture bio se trouve en Australie (11,8 millions d'hectares) suivie par l'Argentine

(3,1 millions d'hectares), la Chine (2,3 millions d'hectares) et les États-Unis (1,6 million d'hectares). En ce qui concerne le pourcentage de l'agriculture biologique par rapport à la surface cultivée globale du pays, ce sont les pays alpins européens qui sont en tête : l'Autriche, par exemple, avec plus de 14 %.
Dans les comparaisons mondiales, la France est le 5e producteur céréalier bio après l'Italie, les États-Unis, l'Allemagne et le Canada. Pour le raisin bio, la France est le 2e producteur après l'Italie. Dans la catégorie pâturages bio, la France se trouve dans les 10 premiers (9e place)

Et pourtant, grand est le nombre d'utilisatrices à la recherche d'authentiques cosmétiques naturels.

Des démarches de certification de cosmétiques « naturels », « écologiques » ou « biologiques » ont été créées depuis le début des années 2000 dans plusieurs pays européens. Dans presque tous les cas, cette démarche inclut un cahier des charges précis et une supervision régulière des laboratoires par un organisme de contrôle indépendant. Les cosmétiques ainsi certifiés se trouvent pour la plupart dans les magasins d'alimentation bio ou dans certains instituts de beauté. Quelques produits certifiés, vendus en parapharmacie ou en grandes surfaces, montrent que la confiance inspirée par un label sérieux est un réel atout pour des petits laboratoires, même dans cet univers hyperconcurrentiel.

- Mais avant de percer véritablement, avant de devenir une alternative crédible aux yeux des nombreuses consommatrices, cette mouvance doit vaincre son atomisation. Car, aujourd'hui, la consommatrice se trouve face à une multitude de cahiers des charges et de labels. Les logos nationaux en Italie, en Angleterre, en Allemagne et en France ne facilitent pas la compréhension et la crédibilité des « cosmétiques naturels ».

Le bal des cahiers des charges de cosmétiques naturels a été ouvert en 1995 par le **BNN**, une association allemande, qui regroupait à la fois fabricants, distributeurs et détaillants de la filière Bio. Son cahier des charges avait un air léger de fondamentalisme un désavantage de taille : il était à l'époque pratiquement inapplicable et est resté extrêmement confidentiel. Presque aucun laboratoire ne s'est plié à ses exigences, presque aucun produit certifié sur cette base n'a vu le jour. Aujourd'hui ce cahier des charges a cessé toute activité.

En France, la nécessité de sélectionner les fabricants de cosmétiques dans les salons et foires bio, notamment à Marjolaine (Paris), ont amené l'association **Nature et Progrès** à faire traduire la liste des produits autorisés par le BNN dès 1996 pour faire un premier « ménage » dans ce qui était exposé aux salons dont l'association avait la responsabilité.

En 1997 Nature et Progrès rédige le premier cahier des charges français « cosmétiques, produits d'hygiène et savonnerie » ; on peut lui reprocher d'avoir été – tout comme celui du BNN à cette époque – quasi inapplicable, sauf pour quelques petites entreprises, de par la difficulté à se procurer les produits bio. De ce fait il a été extrêmement confidentiel.

Néanmoins, sa charte fondamentale est suffisamment claire et exemplaire pour être citée, elle vaut d'ailleurs pour toutes les autres certifications qui ont suivies.

« Les produits cosmétiques et d'hygiène corporelle **Nature et Progrès** sont issus de substances ou de composition de matières premières obtenues en ayant recours à des procédés physiques ou chimiques simples, sans utilisation de molécules de synthèse, et répondant, à toutes les étapes de la fabrication, à des normes et à des critères précis de respect de l'environnement ».

En 2001 commencent les démarches sérieuses : un groupe de travail « cosmétiques naturels » , à l'intérieur du **BDIH**, formé, entre autres, par les ténors de cette mouvance d'outre-Rhin (comme Weleda, Wala, Logona, Lavera) publie le cahier des charges « cosmétiques naturels » après 4 années de préparation. Son succès était immédiat grâce à son savant mélange d'exigences et de pragmatisme. Il s'appuie sur une liste de 690 composants autorisés (sur les 20 000 existants), cette liste n'est malheureusement pas publiée. Une bonne partie des huiles et des extraits de plantes doit impérativement provenir de l'agriculture biologique. Cette obligation est réglée, composant par composant, pour coller au plus près à l'évolution des matières premières. Pour formuler un produit certifiable, un laboratoire doit puiser dans cette liste qui reste évolutive. Ce cahier des charges est relativement simple à appliquer et le coût du contrôle est abordable, même pour un petit laboratoire. Le contrôle est effectué par un organisme de certification indépendant (IMO). Le certificat de conformité est donné produit par produit, il n'y a pas de certification de marque. 60 % des produits d'une marque doivent être conformes au cahier des charges avant que le premier puisse porter fièrement le logo. Avec cette restriction, le BDIH veut éviter des « certifications d'alibi », qui redorent le blason d'un laboratoire trop opportuniste.

Plus d'infos :
www.kontrollierte-naturkosmetik.de (en français)

En France aussi les choses évoluent vite : en 2002 l'organisme de certification **ECOCERT** plus connu sur le secteur des produits alimentaires bio, a déposé au ministère de l'Industrie un référentiel dont il est propriétaire. Ce référentiel est issu du travail d'une dizaine de laboratoires spécialisés dans les produits naturels, regroupés sous le nom de **Cosmébio**. Toute l'expérience d'ECOCERT en tant que « leader » de la certification de produits Bio (alimentaires) enrichit ce cahier des charges. À la différence de l'approche allemande, les Français n'utilisent pas le terme « cosmétiques naturels », mais parlent de cosmétiques « biologiques » ou « écologiques ». Car ce cahier des charges présente deux niveaux d'exigences et deux labels en la matière :

– les produits labellisés « cosmétique biologique », dont 95 % des composants végétaux et 10 % du total de la composition doivent provenir de l'agriculture bio ;

– les produits labellisés « cosmétique écologique », dont 50 % des composants végétaux et 5 % du total de la composition doivent provenir de l'agriculture bio.

Ces deux labels sont réservés aux laboratoires adhérant à l'association Cosmebio. Mais il reste possible, pour un laboratoire non-adhérent, de faire certifier ses produits avec le label « ECOCERT » qui, du coup, devient à la fois organisme de certification et marque de qualité, en quelque sorte juge et partie. Un équilibre qui n'est probablement pas toujours facile à gérer…

Plus d'infos : www.ecocert.fr

Les consommatrices françaises se trouvent face à 3 labels différents, dont les différences subtiles peuvent échapper aux plus distraites.

Comme pour rendre la situation encore plus complexe pour les Françaises, un autre organisme de certification, **Qualité France**, a lui aussi développé son cahier des charges. Le référentiel a été déposé au ministère de l'Industrie en 2004. Il est très semblable à celui d'Ecocert, avec deux niveaux de certification suivant les pourcentages de produits bio. Environ 5 ou 6 laboratoires sont certifiés par Qualité France.

Plus d'infos : www.qualite-france.com

En Italie et en Angleterre, la création de cahiers des charges pour les cosmétiques naturels a été portée, comme en France, par des acteurs historiques de l'agriculture biologique. En Angleterre c'est l'association **Soil Association** et en Italie l'**AIAB**, qui ont intégré un volet cosmétique dans leur démarche qualitative.

Ce tour d'horizon présente toutes les démarches européennes de certification de cosmétiques naturels, dont la base est un cahier des charges publié et un système de contrôle assuré par un organisme indépendant. Ce ne sont pas les **marques** qui reçoivent le label, mais les **produits**, après contrôle et certification, un par un.

Ce sont les conditions indispensables pour inspirer la confiance nécessaire, qui peuvent permettre une percée durable des cosmétiques naturels.

Les origines historiques des différents cahiers des charges sont diverses :

- le « groupe cosmétiques naturels » du BDIH allemand est formé par des laboratoires, qui se sont mis d'accord sur une base commune, malgré la compétition réelle entre eux ;
- tous les autres cahiers des charges, dont celui d'ECOCERT en France, ont leurs racines dans la mouvance de l'agriculture biologique.

Le premier est plus proche de la réalité d'un laboratoire, les autres mettent davantage l'accent sur l'origine biologique des composants.

Le défi des années à venir est d'arriver – malgré ces différences réelles – à une démarche et un label communs pour présenter une alternative crédible, lisible et reconnaissable aux consommateurs.

Plus de similitudes que de différences

Derrière chacun des labels présentés, se trouve un cahier des charges. Bien que les deux « grands » labels – Ecocert et BDIH – soient de factures différentes, ces différences sont en réalité marginales. Les « lignes de forces » expérimentées puis concrétisées depuis plus de 20 ans par les pionniers des cosmétiques naturels authentiques sont identiques :

- exclusion des paraffines et silicones ;
- exclusion des parfums ou colorants de synthèse ;
- exclusion des composants irradiés ou issus d'organismes génétiquement modifiés ;
- exclusion des matières premières d'origine animale (vertébrés) sauf celles issues de l'animal vivant (lanoline, miel...) ;
- exclusion des matières premières éthoxylées (voir page 187) ;
- limitation de l'utilisation de conservateurs à un petit groupe de conservateurs alimentaires (le BDIH allemand oblige aussi, en cas d'utilisation d'un de ces conservateurs, de le mentionner sur l'étiquette : « conservé avec... ») ;
- utilisation de composants végétaux issus, chaque fois que possible, de l'agriculture biologique.

Quelle est la part de bio dans un produit ?

Le label Ecocert offre un instrument de marketing attrayant que ne propose pas le label BDIH : la possibilité de citer des chiffres comme « 98 % d'ingrédients végétaux certifiés bio sur le total des ingrédients végétaux mis en œuvre ». Cela signifie-t-il qu'un produit contient 98 % d'ingrédients bio ? Non.

Ce qu'il y a derrière ces chiffres n'apparaît pas aux observateurs extérieurs car seul celui qui connaît les modalités de calcul et la composition exacte du produit peut les décoder. Prenons un exemple concret : une crème contenant 100 % d'ingrédients naturels ou d'origine naturelle ; elle obtiendrait les deux labels, Ecocert et BDIH.

- Avec la certification BDIH, elle ne porterait que le label BDIH.
- Avec le label Ecocert, on pourrait, à côté du logo, lire la phrase « 98 % d'ingrédients végétaux certifiés bio sur le total des ingrédients végétaux mis en œuvre ». Il faut savoir que l'ingrédient principal d'une crème est toujours l'eau (60 à 70 % en général). La crème prise pour exemple en contient 66 %.

Comment en arrive-t-on au chiffre de 98 % ? Parce que notre crème de référence contient 22,757 % d'ingrédients végétaux (huiles et extraits), dont 22,301 % sont biologiques. Les 98 % se réfèrent donc à une partie du produit (les 22,757 %). Or, 22,301 % de ces 22,757 % (donc 98%) proviennent de l'agriculture biologique. Mis à part l'eau, les ingrédients restant sont les émulsifiants et les additifs (acides pour réguler le pH, épaississants, etc.).

En matière de communication, la certification BDIH ne met pas forcément en avant la qualité bio des composants mais cela ne veut pas dire pour autant que ces produits contiennent moins de composants bio.

- La qualité bio joue un rôle très important. Une grande partie de toutes les émulsions – c'est-à-dire des produits de soin comme les crèmes – est constituée d'huiles végétales. Les extraits de plantes sont également des « composants de base » pour pratiquement tous les produits de cosmétique naturelle et bio.
- Dans un produit certifié BDIH, beaucoup de composants de base doivent obligatoirement

provenir de l'agriculture biologique. C'est, par exemple, le cas des huiles et extraits suivants : soja, sésame, jojoba, tournesol, olive, calendula, camomille, menthe, rose sauvage (rosa canina), romarin, sauge, ortie, beurre de karité.

« Marques de référence mondiales » et certification BDIH

Ces dernières années, le domaine des cosmétiques bio a connu une croissance phénoménale dans le monde et surtout en France. Ce succès a augmenté l'intérêt pour les certifications.

- Chez Ecocert, le nombre des produits certifiés a grimpé de 1 200 en 2005 à environ 5 000 en 2007. Celui des laboratoires de 70 à environ 400.
- Le BDIH est passé lui aussi de 2 500 produits en 2005 à environ 4 000. Le nombre de laboratoires certifiés est passé de 50 à 130. Il faut savoir qu'une certification Ecocert est plus facile à obtenir que la certification BDIH. En effet, pour cette dernière, 60 % des produits d'une marque doivent être conformes au cahier des charges avant que le premier ne puisse porter le logo, alors que le label Ecocert peut déjà être attribué si un seul produit du fabricant correspond aux exigences de certification.

En France surtout, on voit de toutes petites entreprises se précipiter sur ce marché bio, ou alors des entreprises déjà bien établies (comme Nuxe), qui ne fabriquaient pas de cosmétiques bio jusqu'ici, faire certifier leurs premiers produits. Beaucoup voudraient profiter du boom des cosmétiques bio mais peu d'entre eux possèdent le savoir-faire reposant sur une longue expérience de recherche et de développement. Or, si l'on observe l'expansion des grands cofondateurs de la certification

BDIH (Weleda, Dr. Hauschka et Logona), on constate que seul un travail de longue haleine paie. Selon les spécialistes britanniques en études de marché d'Organic Monitor, ces 3 marques – avec Lavera – sont devenues les marques de référence mondiale dans le domaine des cosmétiques naturels.

Fusions et acquisitions : ça bouge dans la branche

Il y a 70 à 80 ans, des entreprises commençaient à fabriquer les premiers cosmétiques naturels. La vague fondatrice des cosmétiques naturels date des années 70 et se situait dans le sillage du mouvement écologique. Cela date d'il y a à peine 40 ans. Jusqu'en 2006, la branche vivait plutôt paisiblement dans sa niche de marché. Mais c'en est désormais fini de la tranquillité.

Alors que l'industrie cosmétique européenne conventionnelle a connu une croissance de 3,5 % en 2003, de 2 % en 2004, de 1 % en 2005 et de 4,2 % en 2006, bon nombre de fabricants de cosmétiques naturels peuvent se targuer de taux de croissance à deux chiffres depuis des années. L'institut d'études de marchés britannique Organic Motor pronostique que la branche connaîtra un taux de croissance annuel moyen de 20 %. Il chiffre le volume du marché européen à environ 1,1 milliard d'euros et le chiffre d'affaires mondial à 5 milliards d'euros. D'après Organic Motor, l'Allemagne tient la première place des pays d'Europe. Et le potentiel est loin d'être épuisé. L'industrie cosmétique conventionnelle le sait et les grands investisseurs aussi.

Dans le monde entier, les entreprises sont à la recherche de partenaires

En 2006, L'Oréal a frappé deux grands coups. Le N° 1 de la cosmétique a mis presque un milliard d'euros sur la table pour l'achat de The Body Shop, marque à l'image écologique. Ce n'était pas encore une entrée sur le vrai marché des cosmétiques naturels, mais cela ne tarda pas à changer quand L'Oréal acheta quelques mois plus tard l'entreprise française Sanoflore. C'était la première fois qu'un fabricant de cosmétiques naturels atterrissait sous la coupe d'un groupe conventionnel de cosmétiques.

- En 2007, partout dans le monde, la roue s'est mise à tourner encore plus vite. Des investisseurs en tout genre se mirent de la partie, que ce soit des fonds de placement ou des sociétés de capital à risque. C'est ainsi que le fonds de placement JH Partners a repris l'entreprise australienne Jurlique et veut se développer en direction de l'Europe. Il n'est pas étonnant que l'Europe et l'Amérique soient les marchés les plus convoités : ce sont les locomotives dans le domaine des cosmétiques bio. Point n'est besoin d'être devin pour pronostiquer que la lutte pour les parts de marché et les marchés va devenir de plus en plus rude.
- Les reprises d'entreprises ne sont pas les seuls signes du boom du marché. De nouvelles marques se mettent à pousser comme des champignons. L'une des plus « glamour » est Care, de Stella McCartney. Sephora aussi a lancé une ligne bio.
- Les fabricants et les distributeurs de matières premières profitent aussi des succès de la cosmétologie naturelle. « Nouvelles matières premières bio de France pour le Royaume Uni » titrait début 2008 l'Organic Monitor. Elles sont certifiées par Ecocert. Une substance « bénie » par Ecocert a l'avantage pour le fabricant de cosmétique qu'une grande partie de responsabilité lui soit enlevée. Il n'a plus besoin de vérifier que la substance employée est en tout point propre et convient pour les cosmétiques naturels certifiés.

- Et pour finir, les cosmétiques naturels font éclater les circuits de distribution habituels. Cela s'étend bien au-delà des frontières habituelles : aux États-Unis, les produits cosmétiques naturels sont arrivés au supermarché (Wal-Mart, par exemple) ; au Royaume Uni, la chaîne de supermarchés Tesco a le droit de vendre les produits cosmétiques certifiés par Soil Association ; Sanoflore a été « délocalisé » des magasins bio vers les pharmacies, et Stella McCartney est présent dans le segment de tête, dans le royaume luxueux des parfumeries Sephora.

NaTrue : coup d'envoi d'un nouveau label international pour les cosmétiques naturels

Dans tous les pays du monde, des consommateurs se préoccupent de savoir comment reconnaître un vrai cosmétique naturel. En 2001, le label BDIH « cosmétiques naturels contrôlés » voyait le jour. Une année plus tard naissaient les labels « Cosmétique Bio » et « Cosmétique Eco », fruits de la collaboration d'Ecocert avec l'association professionnelle Cosmebio. Mais les choses n'en sont pas restées là et les consommateurs européens se retrouvent désormais confrontés à dix labels, logos ou certifications différents, parmi lesquels il leur est difficile de se retrouver.

Bien que fabricants, fédérations et consommateurs s'accordent depuis bien longtemps sur la nécessité d'une plus grande transparence, les négociations entre les plus importantes fédérations européennes de cosmétiques naturels et les organismes de certification, concernant un label européen, ont traîné sur plusieurs années. Mais en avril 2008, une nouvelle initiative a fait la une : la création de NaTrue, un label international pour les cosmétiques naturels. Derrière NaTrue se trouve un groupement d'intérêts du même nom (European Natural and Organic Cosmetics Interest Grouping E.E.I.G.) qui s'est donné les objectifs suivants :

- défendre les intérêts de la cosmétologie naturelle ;
- garantir l'utilisation de matières premières de qualité, certifiées naturelles ;
- élaborer les fondements d'une définition des cosmétiques bio

qui soit reconnue à l'échelle de l'UE;
- se démarquer clairement des produits cosmétiques dits « quasi naturels ».

NaTrue regroupe de petites marques mais aussi les leaders des cosmétiques naturels auxquels tout le monde se réfère. Qu'est-ce qui motive les initiateurs du label NaTrue dont font partie Weleda et Dr. Hauschka, deux des plus grandes marques mondiales de cosmétiques naturels ? Entre autres, le fait qu'il faut être très puissant pour réussir à créer un label commun et à mettre en place un ensemble de règles obligatoires à l'échelle européenne et mondiale.

Pour se donner plus de poids, des alliances stratégiques ont été conclues avec les grandes fédérations de l'industrie cosmétique conventionnelle. Tout d'abord avec l'IKW (interprofession allemande des industries de soins corporels et de détergents), puis une autre avec la fédération de cosmétiques suisses SKW. Des négociations sont en cours avec l'association italienne de l'industrie cosmétique UNIPRO et des pourparlers vont être engagés dans d'autres pays afin d'essayer d'obtenir le plus rapidement possible une large distribution du label.

La définition d'un cosmétique naturel et le label NaTrue correspondant devraient comporter trois niveaux:

1. Le premier niveau comprend les cosmétiques naturels dits « classiques » et répondant aux critères de bases (matières premières et processus de fabrication autorisés), critères également valables pour les deux autres niveaux.
2. Le deuxième niveau correspond aux produits cosmétiques contenant plus de 70 % d'ingrédients naturels issus de l'agriculture biologique contrôlée.
3. Le troisième niveau, le plus exigeant, définit les vrais cosmétiques bio: des cosmétiques naturels ayant plus de 95 % de matières premières naturelles issues de l'agriculture biologique contrôlée.

Pour que les critères et leur application soient transparents pour les consommateurs de chaque pays où le label est présent, ils sont accessibles dans leur intégralité sur un site internet, dans la langue de chaque pays (www.natrue-label.eu). Cette page web donne également une vue d'ensemble régulièrement actualisée de tous les produits ayant obtenu le label.

Comme ces critères n'ont pas encore été publiés au moment où nous terminons ce livre, nous n'en connaissons pas les détails. Mais d'ores et déjà, l'existence d'un label fort permettant aux consommateurs d'Europe et d'ailleurs de s'orienter peut être considérée comme une avancée. Par contre, le fait qu'il y ait trois niveaux dans ce label nécessite que le consommateur découvre par lui-même quelle qualité de soin offre chaque produit.

L'adjectif bio est-il toujours synonyme de meilleure qualité ? La réponse à cette question n'est pas si évidente. Prenon l'exemple des extraits d'origine marine, non considérés jusqu'ici comme matières premières bio. Il se trouve qu'ils présentent d'excellentes propriétés soignantes. D'un autre côté, la question de la disponibilité d'un ingrédient peut vraiment poser problème à un fabricant. Faudra-t-il qu'il choisisse de l'huile de coco parce qu'elle est disponible en bio, alors que l'huile d'amande, qui ne l'est pas, serait meilleure pour la qualité de son produit ?

Le cahier des charges va lui aussi soulever de nombreux problèmes en ce qui concerne la liste des ingrédients autorisés et la mise en pratique des trois niveaux du label. Sur quelle base la part de bio va-t-elle être calculée ? Quels conservateurs et quels tensioactifs vont être autorisés ? Et en ce qui concerne la mise en place du label se posent aussi des questions d'importance. Les contrôles et la certification seront-ils effectués séparément ? Qui décidera par la suite de l'évolution du cahier des charges ?

Quoi qu'il en soit, ce label faciliterait la vie du consommateur qui n'aurait plus à étudier différents cahiers des charges pour déterminer à quoi correspond chaque labellisation. Savoir si développer des cosmétiques naturels sur la base d'un cahier des charges unique est une bonne chose fera probablement l'objet de sérieuses discussions (si le projet se réalise effectivement dans un futur proche). Mais un cahier des charges n'est qu'un cadre qui définit ce qui est autorisé ou interdit, et à l'intérieur de ce cadre, les fabricants auront toute latitude pour concevoir leurs produits.

LEXIQUE DES COMPOSANTS

Plus de 2 000 ingrédients entrant dans la composition des produits de beauté ont été testés et ont permis d'établir un lexique très complet : « Les composants de A à Z ». C'est une première qui permettra au lecteur de se faire une opinion sur les constituants de ses produits listés dans la déclaration INCI.

Mauvaises notes attribuées aux substances toxicologiquement douteuses : les substances dont l'évaluation toxicologique fait naître de graves inquiétudes sont accompagnées dans le lexique « Les composants de A à Z » de la note « déconseillé » (☹☹☹). Les substances dont le potentiel d'irritation ou allergisant est connu et important ont généralement reçu la note « insuffisant » (☹☹), voire la note « déconseillé » chaque fois que plusieurs critères insuffisants étaient combinés.

Ce que les produits contiennent vraiment

L'obligation de déclarer les composants (déclaration INCI) a fait de l'emballage des cosmétiques une source importante d'information puisque la liste des constituants se trouve souvent sur l'emballage extérieur. On différencie au premier coup d'œil les fabricants qui respectent le consommateur (déclaration claire et lisible) et ceux qui ne se soucient pas de l'acheteur (minuscules lettres d'imprimerie illisibles alors qu'il y a suffisamment de place). Pour les produits sans emballage extérieur, comme les shampooings, la déclaration se trouve au dos du contenant, les produits de maquillage tout petits, comme les rouges à lèvres et ombres à paupières qui n'ont souvent pas d'emballage carton, les fabricants accrochent parfois de petites brochures avec la déclaration des composants sur la gondole du supermarché. Mais comme il n'est pas aisé de procéder à une étude des composants sur place, il est conseillé de se faire envoyer la petite brochure.

Il est intéressant de constater que le lexique commence et se termine par deux substances végétales : les principes actifs Abies alba (épicéa) et Zingiber officinalis (gingembre). Hélas, entre les deux, nous trouvons aussi pas mal de composants critiques du point de vue chimique et de qualité moindre. Le lexique sera le fil conducteur permettant de les repérer et faire les choix qui s'imposent lorsque l'on veut améliorer la qualité des soins à apporter à sa peau.

SPÉCIFICATION DES COMPOSANTS VÉGÉTAUX

Une nouvelle réglementation de l'obligation de déclaration est valable depuis 2005, qui apporte davantage de transparence au sujet des composants utilisés dans un produit. Avant, un composant issu de l'abricot était déclaré uniquement comme Prunus armeniaca. Maintenant, il y a également l'information supplémentaire (Apricot) entre parenthèses, ainsi qu'une spécification concernant la partie utilisée.

Les désignations les plus fréquentes pour les parties des plantes utilisées sont les suivantes :

- Flower — fleur
- Leaf — feuille
- Seed — graines
- Root — racine
- Kernel — noyau

Et des spécifications au sujet des formes employées :

- Extract — extrait, généralement aqueux
- Oil — huile
- Powder — poudre
- Juice — jus
- Meal — mouture

Les composants de A à Z

Ce lexique contient plus de 2 000 composants entrant dans la composition des cosmétiques. Pour chaque substance, nous avons indiqué d'une part les fonctions principales qu'elle peut remplir (substance de soins pour la peau, matière qui forme un film, conservateur, etc.), d'autre part son origine (végétale, chimique, minérale, animale, biotechnologique ou autre). Un certain nombre de composants importants, comme les silicones ou les paraffines, ont été évalués selon différents points de vue (de la peau, écologique) : les silicones, par exemple, sont extrêmement bien supportés par la peau mais pas acceptables sur le plan écologique. La « note écologique » (en rapport avec les conséquences sur l'environnement) est indiquée séparément. Quant aux paraffines, composants de base toujours couramment utilisés, elles n'ont aucune propriété soignante pour la peau. Pour elles et pour les substances proches d'huile minérales, la note concernant le soin de la peau « insuffisant » a été indiquée séparément. D'après des recherches de l'O. M.S. (Organisation Mondiale de la Santé), ces substances sont aussi très discutables sur le plan de la santé.

☺☺☺ très bien	☺☺ bien	☹ satisfaisant
☻ passable	☻☻ insuffisant	☻☻☻ déconseillé
v = végétal c = chimique	m = minéral a = animal	d = origines diverses b = biotechnologique

A

☺☺☺ **Abies Balsamea Extract**
Agent filmogène, substance de soin pour cheveux (épicéa), v

☺☺☺ **Abies Pectinata Extract**
Substance odoriférante, agent actif (sapin argenté), v

☺☺☺ **Abietic Acid**
Stabilisateur, agent filmogène, v

☺☺ **Abietyl Alcohol**
Substance de contrôle de viscosité, v

☺☺☺ **Acacia Catechu**
Colorant (de l'acacia à cachou), v

☺☺☺ **Acacia Dealbata**
Agent actif (acacia), v

☺☺☺ **Acacia Farnesiana Extract**
Agent actif (acacia), v

☺☺☺ **Acacia Floribonda**
Agent actif (acacia), v

☺☺☺ **Acacia Senegal Extract**
Agent actif (acacia du Sénégal), v

☺☺☺ **Acacia Senegal Gum**
Agent actif (provenant de l'acacia du Sénégal), v

☺☺☺ **Acacia Victoriae**
Agent actif (graines d'acacia sauvage), v

☺☺☺ **Acer Saccharinum Extract**
Agent actif (canne à sucre), v

☹ **Acetamide MEA**
Substance de soin pour la peau, solvant, c

☹☹ **Acetamidoethoxybutyl Trimonium Chloride**
Substance antistatique, c
Voir : Quats

☹☹ **Acetamidopropyl Trimonium Chloride**
Substance antistatique, c
Voir : Quats

☹☹ **Acetanilid**
Additif, c

☺☺☺ **Acetic Acid**
Substance tampon (acide acétique), v

☹ **Acetone**
Solvant, c

☺☺☺ **Acetum**
Substance antistatique (vinaigre), v

☺☺☺ **Acetyl Methionine**
Substance de soin pour la peau (acide aminé essentiel), d

☺☺☺ **Acetyl Pentapeptide-1**
Substance de soin pour la peau, d

☺☺☺ **Acetyl Thyrosine**
Substance bronzante, d

☹☹ **Acetyl Trifluoromethylphenyl Valylglycine**
Substance de soin pour la peau, c
Voir : composés organo-halogenés

☺☺☺ **Acetylated Castor Oil**
Substance de soin pour la peau (huile de ricin), v

☺☺☺ **Acetylated Hydrogenated Cottonseed Glyceride**
Émulsifiant, substance de soin pour la peau, v

☺☺☺ **Acetylated Hydrogenated Tallow Glyceride**
Émulsifiant, substance de soin pour la peau, a

☺☺☺ **Acetylated Lanolin**
Substance de soin pour la peau,

émulsifiant (lanoline), a

☺☺☺ **Acetyldipeptide-1 Cetyl Ester-1**
Soin des cheveux, substance de soin pour la peau, d

☹☹☹ **Acetyltrifluoromethylphenyl Valylglycine**
Substance de soin pour la peau, d
Voir : composés organo-halogenés

☺☺☺ **Achillea Millefolium**
Agent actif (mille-feuille), v

☺☺☺ valable pour toutes les dénominations INCI, qui commencent par « Achillea Millefolium »

☺☺☺ **Acronychia Acidula (Lemon Aspen) Fruit Extract**
Substance de soin pour la peau et les cheveux (provenant du fruit d'un arbre des forêts humides tropicales), v

☹ **Acrylamide Sodium Acrylate Copolymer**
Substance antistatique, agent filmogène, gélifiant, c
Note écologique ☹☹

☹ **Acrylamide/Sodium Acryloyldimethyltaurate Copolymer**
Épaississant, stabilisateur d'émulsions, c
Note écologique ☹☹

☹ **Acrylamide/Sodium Acryloyldimethyltaurate/VP Copolymer**
Huile synthétique, c
Note écologique ☹☹

☹ **Acrylamides Copolymer**
Gélifiant, substance antistatique, c
Note écologique ☹☹

☹ **Acrylamidopropyltrimonium Chloride/Acrylates Copolymer**
Démélant, agent filmogène, c
Note écologique ☹☹

☹ **Acrylated Glycol Stearate**
Co-émulsifiant, c
Note écologique ☹☹

☹ **Acrylates Copolymer**
Agent filmogène, c
Note écologique ☹☹

☹ **Acrylates/C10-30 Alkyl Acrylate Crosspolymer**
Agent filmogène, c
Note écologique ☹☹

☹ **Acrylates/Dimethicone Copolymer**
Agent de démoulage, forme un film, c
Note écologique ☹☹

☹ **Acrylates/Octylacrylamide Copolymer**
Agent filmogène, c
Note écologique ☹☹

☹☹ **Acrylates/Palmeth-25 Acrylate Copolymer**
Substance de contrôle de viscosité, c
Voir : PEG/PPG
Note écologique ☹☹

☹☹ **Acrylates/Steareth-20 Methacrylate Copolymer**
Substance de contrôle de viscosité, gélifiant, crée de l'éclat nacré, c
Voir : PEG, PPG
Note écologique ☹☹

☹ **Acrylates/Vinyl Isodecanoate Crosspolymer**
Épaississant, stabilisateur d'émul-

sions, c
Note écologique ☹☹

☹ **Acrylic Acid/Acrylonitrogens Copolymer**
Agent filmogène, c
Note écologique ☹☹

☺☺☺ **Actinidia Chinensis**
Agent actif (kiwi), v

☺☺☺ valable pour toutes les dénominations INCI, qui commencent par « Actinidia Chinensis »

☺☺☺ **Adansonia Digitata**
Agent actif (baobab), v

☺☺☺ valable pour toutes les dénominations INCI, qui commencent par « Adansonia Digitata »

☺☺ **Adenosine**
Substance de soin pour la peau, d

☺☺ **Adenosine Phosphate**
Substance de soin pour la peau (acide aminé), d

☺☺ **Adenosine Triphosphate**
Substance de soin pour la peau, d

☺☺ **Adeps Bovis**
Substance de soin pour la peau (suif), a

☺☺☺ **Adiantum Capillus Veneris Extract**
Agent actif, v

☺☺ **Adipic Acid**
Substance de soin pour la peau, humectant, c

☺☺☺ **Aesculus Hippocastanum**
Agent actif (marronnier), v

☺☺☺ valable pour toutes les dénominations INCI, qui commencent par « Aesculus Hippocasteum »

☺☺☺ **Agar**
Gélifiant, émulsifiant (obtenu à partir d'algues), v

☺☺☺ **Agave Americana Extract**
Agent actif (extrait d'agave), v

☺☺☺ **Agave Rigida Extract**
Agent actif (agave), v

☺☺☺ **Agropyrons Repens Extract**
Agent actif (des racines du chiendent), v

☺☺☺ **Ajuga Turkestanica Extract**
Agent actif (à partir d'une plante herbacée), v

☺☺☺ **Alanine**
Agent actif (acide aminé), d

☺☺☺ **Albumen**
Clarifiant, co-émulsifiant (albumine), a

☺☺☺ **Alchemilla Vulgaris Extract**
Agent actif, issu de l'alchémille, v

☺☺☺ **Alcohol**
Solvant, v

☹ **Alcohol denat.**
Solvant, v

☺☺☺ **Algae Extract**
Agent actif (extrait d'algue), v

☺☺☺ **Algin**
Épaississant (obtenu à partir d'algues), v

☺☺☺ **Alginic Acid**
Gélifiant, épaississant (acide alginique), v

☺☺☺ **Allantoin**
Agent actif, v

☹☹ **Almond Oil PEG-6 Esters**
Substance de soin pour la peau, c
Voir : PEG, PPG

☺☺☺ **Aloe Barbadensis**
Agent actif (aloès), v

☺☺☺ valable pour toutes les dénominations INCI, qui commencent par « Aloe Barbadensis »

☺☺ **Alpha Lipoic Acid**
Agent actif, d

☺☺☺ **Alpha-Glucan Oligosaccharide**
Agent actif, agent filmogène, v

☺☺ **Alpha-Isomethyl Ionone**
Substance parfumante synthétique, c

☺☺☺ **Alteromonas Ferment Extract**
Substance de soin pour la peau, b

☺☺☺ **Althea Officinalis**
Substance de soin pour la peau (guimauve), v

☺☺☺ valable pour toutes les dénominations INCI, qui commencent par « Althea Officinalis »

☺☺ **Alumina**
Épaississant, Abrasivum, d

☹ **Aluminium Dimyristate**
Stabilisateur d'émulsions, substance de contrôle de viscosité, d

☹☹ **Aluminum Chloride**
Déodorant, désinfectant, d
Voir : Sels d'aluminium

☹☹ **Aluminum Chlorohydrate**
Déodorant, c
Voir : Sels d'aluminium und PEG, PPG

☹☹ **Aluminum Chlorohydrex**
Déodorant, c
Voir : Sels d'aluminium und Composés organo-halogénés

☹☹ **Aluminum Chlorohydrex PG**
Agent actif déodorant, m
Voir : Sels d'aluminium und PEG, PPG

☹ **Aluminum Distearate**
Gélifiant, émulsifiant, d

☺☺ **Aluminum Hydroxide**
Substance de soin pour la peau, substance de contrôle de viscosité, m

☹ **Aluminum Lactate**
Substance tampon, agent actif, m
Voir : Sels d'aluminium

☹☹ **Aluminum Sesquichlorohydrate**
Déodorant, m

☹ **Aluminum Starch Octenylsuccinate**
Épaississant, stabilisateur d'émulsions (à base d'amidon), d

☹ **Aluminum Stearate**
Co-émulsifiant, stabilisateur, d
Voir : Sels d'aluminium

☹ **Aluminum Tristearate**
Déodorant, gélifiant, émulsifiant, agent actif, d
Voir : Sels d'aluminium

☹☹ **Aluminum Zirconium Trichlorohydrex GLY**
Déodorant, agent actif, m
Voir : Sels d'aluminium und Composés organo-halogénés

☺☺☺ **Aluminum/Magnesium Hydroxide Stearate**
Stabilisant, gélifiant, co-émulsifiant, d

☺☺☺ **Amaranthus Caudatus Seed Extract**
Agent actif, substance de soin pour la peau (blé des Incas), v

☹ **Aminomethyl Propanol**
Agent neutralisant, c

☺☺ **Aminopropyl Ascorbyl**

Phosphate
Agent actif (antioxydant), d

☺☺ **Ammonia**
Substance tampon (solution ammoniacale), m

☹ **Ammonium Acryloyldimethyltaurate/VP Copolymer**
Agent filmogène, substance de contrôle de viscosité, c
Note écologique ☹☹ (noir)

☺☺ **Ammonium Alum**
Déodorant, m

☺☺ **Ammonium Glycyrrhizate**
Additif, agent actif, v

☺☺ **Ammonium Hydroxide**
Régulateur du ph, agent neutralisant, v

☹ **Ammonium Iodide**
Substance anti-microbienne, conservateur, c

☹☹ (noir) **Ammonium Laureth Sulfate**
Tensioactif, c
Voir : PEG, PPG

☹ (noir) **Ammonium Lauryl Sulfate**
Tensioactif, c

☹ **Ammonium Polyacryldimethyl auramide**
Gélifiant, substance de soin pour les cheveux, c
Note écologique ☹☹ (noir)

☹ **Ammonium Polyacryloydimethyl Taurate**
Co-émulsifiant, c
Note écologique ☹☹ (noir)

☹ **Ammonium Thiolactate**
Agent actif, d

☹ (noir) **Ammonium Xylenesulfonate**
Tensioactif, substance de contrôle de viscosité, c

☹ **Amodimethicone**
Substance antistatique (silicone), c
Note écologique ☹☹ (noir)

☹ **Amodimethicone Copolyol**
Substance antistatique, emollient (silicone), c
Note écologique ☹☹ (noir)

☺☺☺ **Ampelopsis Grossedentata Extract**
Agent actif, v

☺☺ **Amyl Cinnamal**
Substance odoriférante, v, c

☺☺ **Amylcinnamyl Alcohol**
Substance odoriférante, v, c

☺☺☺ **Amyris Balsamifera (Sandelwood) Oil**
Substance odoriférante, agent actif (huile essentielle de santal), v

☺☺☺ **Anacardium Occidentale**
Substance de soin pour la peau (huile de noix de cajou), v

☺☺☺ valable pour toutes les dénominations INCI, qui commencent par « Achillea Millefolium »

☺☺☺ **Ananas Sativus**
Agent actif (ananas), v

☺☺☺ valable pour toutes les dénominations INCI, qui commencent par « Achillea Millefolium »

☺☺☺ **Anatto**
Colorant, v

☺☺☺ **Andrographis Paniculata Leaf Extract**
Agent actif (provenant d'une plante d'Asie), v

☺☺☺ **Anethole**

Substance odoriférante, agent actif, d

☺☺☺ **Angelica Acutiloba Extract**
Agent actif (variété asiatique de l'angélique), v

☺☺☺ **Angelica Archangelica Extract**
Agent actif (angélique), v

☺☺☺ **Angelica Dahurica Extract**
Agent actif (provenant d'une variété de l'angélique), v

☺☺☺ **Angelica Keiseki Extract**
Agent actif (provenant d'une variété de l'angélique), v

☺☺☺ **Anhydroxylitol**
Agent actif, v

☺☺☺ **Aniba Rosaeodera (Rosewood) Oil**
Substance odoriférante, agent actif (huile esentielle de bois de rose), v

☺☺☺ **Anigozanthos Manglesii (Kangaroo Paw) Flower Extract**
Agent actif (plante provenant d'Australie), v

☺☺ **Anisyl Alcohol**
Substance odoriférante, v, c

☺☺☺ **Anogeissus Leiocarpus Bark Extract**
Agent actif (provenant d'un arbre africain), v

☺☺☺ **Anthemis Nobilis**
Agent actif, colorant (camomille romaine), v

☺☺☺ valable pour toutes les dénominations INCI, qui commencent par « Anthemis Nobilis »

☺☺☺ **Anthocyanins**
Colorant, agent actif, v

☺☺☺ **Anthyllis Vulneraria Extract**
Agent actif (extrait d'anthyllide vulnéraire), v

☹☹ **Apricot Kernel Oil PEG-6 Esters**
Substance de soin pour la peau, émulsifiant, d
Voir : PEG, PPG

☺☺☺ **Aqua (Water)**
Substance de base

☺☺☺ **Arachidonic Acid**
Substance de soin pour la peau (corps gras), v

☺☺☺ **Arachidyl Alcohol**
Substance de soin pour la peau, v

☺☺☺ **Arachidyl Glucoside**
Action émulsifiante, v

☺☺☺ **Arachidyl Palmitate**
Substance de soin pour la peau, agent actif, v

☺☺☺ **Arachidyl Propionate**
Substance de soin pour la peau, d

☺☺☺ **Arachis Hypogaea**
Agent actif (huile d'arachide), v

☺☺☺ valable pour toutes les dénominations INCI, qui commencent par « Arachis Hypogaea »

☺☺☺ **Arctium Lappa**
Substance de soin pour la peau, agent actif (de la bardane), v

☺☺☺ valable pour toutes les dénominations INCI, qui commencent par « Arctium Lappa »

☺☺☺ **Arctium Majus Extract**
Agent actif (racine de bardane), v

☺☺☺ **Arctostaphylos Uva Ursi Extract**
Agent actif (issu de la busserole ou raisin d'ours), v

☺☺☺ **Arctostaphylos Uva Ursi Leaf Extract**
Agent actif (provenant des feuilles de la busserole ou raisin d'ours), v

☺☺☺ **Argania Spinosa**
Agent actif, substance de soin pour la peau, v

☺☺☺ valable pour toutes les dénominations INCI, qui commencent par « Argania Spinosa »

☺☺☺ **Argemone Mexicana Oil**
Agent actif (issu d'une variété mexicaine de pavot), v

☺☺☺ **Arginine**
Substance antistatique, agent actif (acide aminé), v

☺☺☺ **Arginine Aspartate**
Substance de soin pour la peau et les cheveux, d

☺☺☺ **Arginine Ferulate**
Substance de soin pour la peau (antioxydant), d

☺☺☺ **Arginine/Arginine Aspartate/-Glutamate/-PCA**
Agent actif, v

☺☺☺ **Arnica Montana**
Agent actif (arnica), v

☺☺☺ valable pour toutes les dénominations INCI, qui commencent par « Arnica Montana »

Aroma (Flavour)
Terme générique pour des substances odoriférantes

☺☺☺ **Artemia Extract**
Agent actif (à partir de plancton), a

☺☺☺ **Artemisia Abrotanum Extract**
Agent actif, v

☺☺☺ **Artemisia Absinthium Extract**
Agent actif (extrait d'absinthe), v

☺☺☺ **Artemisia Dracunculus Extract**
Agent actif (extrait d'estragon), v

☺☺☺ **Artemisia Vulgaris Extract**
Agent actif (extrait d'armoise), v

☺☺☺ **Ascophyllum Extract**
Agent actif (extrait d'algue), v

☺☺☺ **Ascophyllum Nodosum Extract**
Agent actif (extrait de l'algue brune), v

☺☺☺ **Ascorbic Acid**
Agent actif, antioxydant (acide ascorbique/vitamine C), d

☺☺☺ **Ascorbyl Glucoside**
Agent actif, v

☹ **Ascorbyl Methylsilanol Pectinate**
Agent actif, couplé à la silicone, d
Note écologique ☹☹

☺☺☺ **Ascorbyl Palmitate**
Antioxydant, d

☺☺☺ **Ascorbyl Stearate**
Antioxydant, d

☺☺☺ **Aspalathus Linearis Leaf Extract**
Agent actif (rooibos, thè rouge), v

☺☺☺ **Asparagine**
Agent actif und substance auxiliaire (acide aminé), d

☺☺☺ **Asparagopsis Armata Extract**
Agent actif (algue), v

☺☺☺ **Asparagus Officinalis**
Agent actif (asperge), v

☺☺☺ valable pour toutes les dénominations INCI, qui commencent par « Asparagus Officinalis »

☺☺☺ **Aspartic Acid**
Agent actif, v

☺☺☺ **Astragalus Gummifer Gum**
Stabilisateur d'émulsions, gélifiant, v

☺☺☺ **Astrocarium Murumuru Butter**
Substance de soin pour la peau, v

☺☺☺ **Aucoumea Klaineana**
Agent actif (à partir du bois de l'okoumé), v

☺☺☺ **Aucoumea Klaineana Resin Extract**
Agent actif (provenant de l'Okoumé, arbre africain), v

☺☺☺ **Aurum**
Agent actif (or), m

☺☺☺ **Avena Sativa**
Substance de soin pour la peau, agent de gonflement (avoine, amidon), v

☺☺☺ valable pour toutes les dénominations INCI, qui commencent par « Avena Sativa »

☹☹ **Avocado Oil PEG-11 Esters**
Substance de soin pour la peau, d
Voir : PEG, PPG

☹☹ **Avocadoamide DEA**
Emulsifiant, tensioactif, substance de contrôle de viscosité, d
Voir : Formation des nitrosamines

☺☺☺ **Azulene**
Agent actif (huile d'azulène), d

B

☹☹ **Babassuamide DEA**
Corps gras, d
Voir : Formation des nitrosamines

☺☺☺ **Backhousia Citriodora Oil**
Substance odoriférante, agent actif (myrte citronné), v

☺☺☺ **Bambusa Arundinacea**
Agent actif, Abrasivum (bambou), v

☺☺☺ valable pour toutes les dénominations INCI, qui commencent par « Bambusa Arundinacea »

☺☺☺ **Bambusa Textilis Stem Extract**
Agent actif (extrait de bambou), v

☺☺☺ **Bambusa Vulgaris**
Agent actif (bambou), v

☺☺☺ valable pour toutes les dénominations INCI, qui commencent par « **Bambusa Vulgaris** »

☺☺☺ **Banksia Serrata Flower Extract**
Agent actif (plante provenant d'Australie), v

☺☺☺ **Beer**
Substance de soin pour cheveux (bière), v

☺☺☺ **Beeswax**
Stabilisateur d'émulsions (cire d'abeille), a

☹☹ **Beheneth-5, -10, -20, -25**
Émulsifiant, gélifiant, crée de l'éclat nacré, c
Voir : PEG, PPG

☺☺☺ **Behenic Acid**
Agent actif, composant gras, v

☹ **Behenic Ester Dimethicone**
Corps gras (silicone), c
Note écologique ☹☹

☹ **Behenoxy Dimethicone**
Substance de soin pour la peau, c
Note écologique ☹☹

☹☹ **Behenoyl PG-Trimonium Chloride**
Substance antistatique, conditionneur pour cheveux, c

☹ **Behentrimonium Chloride**
Conservateur, c
Voir : Quats

☺☺☺ **Behenyl Alcohol**
Texturant, d

☺☺☺ **Behenyl Beeswax**
Texturant, d

☺☺☺ **Bellis Perennis (Daisy) Flower Extract**
Agent actif (extrait de pâquerette), v

☺☺☺ **Bentonite**
Gélifiant, démêlant, m

☹☹☹ **Benzalkonium Bromide**
Conservateur, démêlant, c

☹☹ **Benzalkonium Chloride**
Conservateur, démêlant, c

☹☹☹ **Benzethonium Chloride**
Conservateur, c

☺☺ **Benzoic Acid**
Conservateur (acide benzoïque), c

☹☹ **Benzophenone-1, -3, -4, -9**
Filtre UV, c

☺☺ **Benzyl Alcohol**
Conservateur, solvant, substance odoriférante, d

☺☺ **Benzyl Benzoate**
Substance odoriférante, v, c

☺☺ **Benzyl Cinnamate**
Substance odoriférante, v, c

☺☺ **Benzyl Salicylate**
Substance odoriférante, v, c

☺☺☺ **Bertholletia Excelsa Nut Oil**
Substance de soin pour la peau (huile de la noix du Brésil), v

☺☺☺ **Beta Sitosterol**
Graisses , vs (Phytosterine), v

☺☺☺ **Beta Vulgaris (Beet) Root**
Colorant (betterave rouge), v

☺☺☺ **Beta-Carotene**
Colorant, agent actif (provitamine A), v

☺☺☺ **Betaglucan**
Agent actif, v

☺☺☺ **Betaine**
Agent actif, d

☺☺☺ **Betula Alba**
Agent actif (bouleau), v

☺☺☺ valable pour toutes les dénominations INCI, qui commencent par « Betula Alba »

☹☹☹ **BHA**
Antioxydant, c
Voir : BHA, BHT

☹☹☹ **BHT**
Antioxydant, c
Voir : BHA, BHT

☺☺☺ **Bifida Ferment Lysate**
Agent actif (ferments lactiques), b

☺☺☺ **Biosaccharide Gum-1, -2**
Épaississant, b

☺☺☺ **Biotin**
Additif, agent actif (vitamine H), d

☺☺☺ **BIS-Diglyceryl Caprylate/ Caprate/Isostearate/ Hydroxystearate Adipate**
Texturant, c

☺☺☺ **BIS-Diglyceryl Polyacryladipate**
Texturant, agent filmogène, c

☺☺☺ **BIS-Diglyceryl Polyacryladipate-2**
Substance de soin pour la peau, c

☹ **BIS-Ethylhexyloxyphenol Methoxyphenyl Triazine**
Filtre UV, c

☻☻ **BIS-PEG-18 Methyl Ether Dimethyl Silane**
Humectant, moussant, c
Voir : PEG, PPG
Note écologique ☻☻

☺☺☺ **Bisabolol**
Agent actif, d

☹ **Bismuth Oxychloride**
Colorant, éclat nacré matte, m

☺☺☺ **Bixa Orellana Seed Extract**
Agent actif (à partir du roucou), v

☺☺☺ **Borago Officinalis**
Agent actif, substance de soin pour la peau (bourrache), v

☺☺☺ valable pour toutes les dénominations INCI, qui commencent par « Borago Officinalis »

☹ **Boron Nitride**
Base pour poudres, c

☺☺☺ **Boswellia Carterii Extract**
Agent actif (extrait d'encens), v

☺☺☺ **Boswellia Serrata Extract**
Agent actif (extrait d'encens), v

☺☺☺ **Brassica Campestris**
Substance de soin pour la peau (colza), v

☺☺☺ valable pour toutes les dénominations INCI, qui commencent par « Brassica Campestris »

☺☺☺ **Brassica Napus Extract**
Agent actif (éclaircissant de la peau), v

☺☺☺ **Brassica Oleifera**
Agent actif, Corps gras (à partir de colza), v

☺☺☺ valable pour toutes les dénominations INCI, qui commencent par « Brassica Oleifera »

☺☺☺ **Brassica Oleracea Italica (Broccoli) Seed Oil**
Agent actif (huile de brocoli), v

☻☻☻ **2-Bromo-2-Nitropropane-1,3-Diol**
Conservateur, c
Voir : Formaldehyd

☻☻☻ **5-Bromo-5-Nitro-1,3-Dioxane**
Conservateur, c
Voir : Formaldehyd

☻☻☻ **Bromochlorophene**
Conservateur, c
Voir : Composés organo-halogénés

☺☺☺ **Buddieja Davidii Extract**
Agent actif (à partir du lilas d'été), v

☺☺☺ **Buddleja Axillaris Leaf Extract**
Agent actif (provenant des feuilles de l'arbre à papillons), v

☺☺☺ **Bupleurum Falcatum Extract**
Agent actif, v

☺☺☺ **Burnet Extract**
Agent actif (pimprenelle), v

☹ **Butane**
Gaz propulseur, c

☺☺☺ **Butcherbroom Extract**
Agent actif, v

☻☻ **Butoxydiglycol**
Solvant, c

☻☻ **Butoxyethanol**
Solvant, c

☺☺ **Butyl Acetate**
Substance odoriférante, solvant, c

☻ **Butyl**

Methoxydibenzoylmethane
Filtre UV, c

☺☺ **Butyl Stearate**
Huile synthétique, c

☹ **Butylbenzyl Methylpropional**
Substance odoriférante, c

☹ **Butylene Glycol**
Solvant, humectant, conservateur, c

☹ **Butylene Glycol Dicaprylate/Dicaprate**
Emollient, c

☹ **Butyloctanioc Acid**
Tensioactif, action émulsifiante, c

☹ **Butylparaben**
Conservateur, c

☹ **Butylphenyl Methylpropional**
Substance odoriférante, c

☺☺☺ **Butyris Lac**
Substance de soin pour la peau (lait fermenté, lait Ribaux), a

☹ **Butyrolactone**
Solvant, c

☺☺☺ **Butyrospermum Parkii**
Substance de soin pour la peau, texturant (beurre de karité), v

☺☺☺ valable pour toutes les dénominations INCI, qui commencent par « Butyrospermum Parkii »

C

☹ **C10-11 Isoparaffinum Liquidum**
Huile (dérivé de paraffine), c
Note de soin pour la peau ☹☹

☺☺ **C10-30 Cholestorol/Lanesterol Esters**
Agent actif, a

☺☺☺ **C12-13 Alcohols**
Texturant, d

☹☹ **C12-13 Pareth-3**
Émulsifiant, c
Voir : PEG, PPG

☺☺ **C12-15 Alkyl Benzoate**
Agent d'étalement, d

☺☺☺ **C12-15 Alkyl Glucoside**
Tensioactif de sucre, d

☺☺ **C12-15 Alkyl Lactate**
Agent d'étalement, d

☹☹ **C12-20 Acid PEG-8 Ester**
Tensioactif, émulsifiant, gélifiant, c
Voir : PEG, PPG

☺☺☺ **C12-20 Alkyl Glucoside**
Émulsifiant de sucre, d

☹ **C13-14 Isoparaffin**
Huile minéralee, c
Note de soin pour la peau ☹☹

☺☺☺ **C14-22 Alkyl Alcohol**
Substance de soin pour la peau, c

☹ **C18-36 Acid Glycol Ester**
Substance de soin pour la peau, c
Voir : PEG, PPG

☺☺☺ **C18-36 Acid Triglyceride**
Émulsifiant, substance de soin pour la peau, d

☹☹ **C20-40 Pareth-10**
Émulsifiant, c
Voir : PEG, PPG

☹ **C7-8 Isoparaffin**
Huile synthétique, c
Note de soin pour la peau ☹☹

☹ **C9-11 Isoparaffin**
Huile synthétique, c
Note de soin pour la peau ☹☹

☹☹ **C9-11 Pareth-3**

Émulsifiant, c
Voir : PEG, PPG

☹☹ **C9-11 Pareth-6**
Émulsifiant, c
Voir : PEG, PPG

☹☹ **C9-11 Pareth-8**
Émulsifiant, c
Voir : PEG, PPG

☹ **C9-19 Fluoralcohol Phosphates**
Agent actif de soin bucco-dentaire, c

☺☺☺ **Caffeine**
Agent actif (caféine), v

☺☺☺ **Calamine**
Absorbant, colorant, m

☺☺☺ **Calcium Alginate**
Épaississant, v

☺☺☺ **Calcium Aluminium Borosilicate**
Pigment, m

☺☺☺ **Calcium Carbonate**
Corps nettoyant pour dentifrices, m

☺☺☺ **Calcium Chloride**
Sel, additif, m

☹ **Calcium Fluoride**
Agent actif, d

☹ **Calcium Glycerophosphate**
Agent actif, c

☺☺ **Calcium Hydroxide**
Substance tampon (chaux éteinte), d

☹ **Calcium Monofluorophosphate**
Agent actif, c

☹ **Calcium Pantheteine Sulfonate**
Substance de soin pour cheveux, d

☺☺☺ **Calcium Pantothenate**
Agent actif, vulnéraire, c

☺☺☺ **Calcium Phosphate**
Régulateur du ph, d

☺☺☺ **Calcium Silicate**
Base pour poudres et masques, d

☺☺☺ **Calcium Sodium Borosilicate**
Substance de soin pour la peau (poudre de verre), m

☺☺☺ **Calcium Stearate**
Co-émulsifiant, stabilisateur d'émulsions, d

☺☺ **Calcium Sulfide**
Agent dépilatoire, m

☺☺☺ **Calendula Officinalis**
Substance de soin pour la peau, agent actif (calendula), v

☺☺☺ valable pour toutes les dénominations INCI, qui commencent par « Calendula Officinalis »

☺☺☺ **Calophyllum Inophyllum Seed Oil**
Agent actif, v

☺☺☺ **Calophyllum Tacamahaca Oil**
Agent actif (huile de tamanu), v

Camelia...
Voir : Camellia

☺☺☺ **Camellia Japonica Extract**
Agent actif (camélia), v

☺☺☺ **Camellia Kissi Oil**
Substance de soin pour la peau, v

☺☺☺ **Camellia Oleifera**
Agent actif (thé vert), v

☺☺☺ valable pour toutes les dénominations INCI, qui commencent par « Camellia Oleifera »

☺☺☺ **Camellia Sinensis**
Agent actif (thé), v

☺☺☺ valable pour toutes les dénominations INCI, qui commencent par « Camellia Sinensis »

☺☺☺ **Camphor**
Substance odoriférante, agent actif,

v, c

☹ **Camphor Benzalkonium Methosulfate**
Filtre UV, c

☺☺☺ **Cananga Odorata**
Agent actif, substance odoriférante (Ylang-Ylang), v

☺☺☺ **Candida Bombicola/Glucose/ Methyl Rapeseedate Ferment**
Agent actif anti-microbien, b

☺☺☺ **Canola Oil**
Substance de soin pour la peau, v

☺☺ **Capryl Glycol/Caprylyl Glycol**
Substance de soin pour la peau, c

☺☺☺ **Caprylic / Capric / Myristic / Stearic Triglyceride**
Substance de soin pour la peau (huile d'ester), v

☺☺☺ **Caprylic Triglyceride**
Substance de soin pour la peau, v

☺☺☺ **Caprylic/Capric Triglyceride**
Huile d'ester, substance de soin pour la peau, solvant, v

☺☺☺ **Caprylic/Capric/Linoleic Triglyceride**
Émulsifiant, v

☺☺☺ **Caprylic/Capric/Stearic Triglyceride**
Émulsifiant, v

☺☺☺ **Caprylic/Capric/Succinic Triglyceride**
Adoucissant, substance de soin pour la peau, d

☺☺ **Capryloyl Glycine**
Substance de soin pour cheveux, d

☺☺ **Capryloyl Salicylic Acid**
Substance de soin pour la peau, d

☺☺ **Caprylyl Glycol**
Substance de soin pour la peau, c

☺☺ **Caprylyl Glycol**
Soin des cheveux, substance de soin pour la peau, d

☺☺☺ **Caprylyl/Capryl Glucoside**
Tensioactif de sucre, émulsifiant, v

☺☺☺ **Capsanthin/Capsorubin**
Colorant proche du carotène, v

☺☺☺ **Capsicum Annuum**
Agent actif (piment d'ornement), v

☺☺☺ valable pour toutes les dénominations INCI, qui commencent par « Capsicum Annuum »

☺☺☺ **Capsicum Frutescens Fruit**
Colorant rouge (issu du piment), v

☺☺☺ **Caramel**
Colorant, d

☺☺☺ **Carapa Guaianensis**
Substance de soin pour la peau, agent actif (huile d'andiroba), v

☹ **Carbomer**
Stabilisateur, gélifiant, c
Note écologique ☹☹

☺☺☺ **Carboxymethyl Chitin**
Agent filmogène, a

☺☺ **Carboxymethyl Hydroxypropyl Guar**
Stabilisateur, gélifiant, d

☺☺☺ **Cardiospermum Halicacabum**
Agent actif (à partir de la plante grimpante pois de cœur), v

☺☺☺ **Carica Papaya Fruit Extract**
Agent actif (extrait du fruit de papaya), v

☺☺☺ **Carlina Acaulis Extract**
Agent actif (issu d'une plante qui ressemble au chardon), v

☺☺☺ **Carnitine**

Soin des cheveux, substance de soin pour la peau, d

☺☺☺ **Carrageenan**
Liant, épaississant (à partir d'algues marines), v

☺☺☺ **Cartenoids**
Agent actif de protection de la peau, antioxydant (provitamine A), v

☺☺☺ **Carthamus Tinctorius**
Substance de soin pour la peau (huile de carthame), v

☺☺☺ valable pour toutes les dénominations INCI, qui commencent par « Carthamus Tinctorius »

☺☺☺ **Carvone**
Substance odoriférante, d

☺☺☺ **Cassia Angustifolia Extract**
Agent actif (extrait des graines de séné), v

☺☺☺ **Cassia Auriculata Leaf Powder**
Substance de soin pour cheveux (henné neutre), v

☺☺☺ **Castanea Sativa (Chesnut) Extract**
Agent actif (châtaigne), v

☺☺☺ **Caulophyllum Inophyllum Oil**
Substance odoriférante, agent actif, v

☺☺☺ **Ceanothus Americanus Extract**
Agent actif (issu du céanothe d'Amérique), v

☺☺☺ **Cedrus Atlantica (Cedarwood) Oil**
Substance odoriférante, agent actif (cèdre), v

☺☺☺ **Cellulose**
Corps exfoliant, excipient pour poudres, v

☺☺☺ **Cellulose Acetate Butyrate**
Agent filmogène, d

☺☺☺ **Cellulose Gum**
Liant, agent filmogène, stabilisateur, v

☺☺☺ **Centaurea Cyanus**
Agent actif (bleuet), v

☺☺☺ valable pour toutes les dénominations INCI, qui commencent par « Centaurea Cyanus »

☺☺☺ **Centaurium Erythraea Extract**
Agent actif (à partir de la petite centaurée), v

☺☺☺ **Centella Asiatica**
Agent actif (herbe du tigre), v

☺☺☺ valable pour toutes les dénominations INCI, qui commencent par « Centella Asiatica »

☺☺☺ **Cera Alba**
Substance de soin pour la peau, co-émulsifiant (cire d'abeilles purifiée), a

☺☺☺ **Cera Flava**
Substance de soin pour la peau, co-émulsifiant (cire d'abeilles non purifiée), a

☹ **Cera Microcristallina**
Liant, stabilisateur (cire de paraffine), c
Note de soin pour la peau ☹☹

☺☺☺ **Ceramide 3**
Agent actif, d

☺☺☺ **Ceratonia Siliqua Extract**
Agent actif (à partir des fruits du caroubier), v

☺☺☺ **Ceratonia Siliqua Gum**
Stabilisateur d'émulsions, v

☺☺☺ **Ceratonia Siliqua Gum**

Emollient, gélifiant (caroubier), v

☹ **Ceresin**
Cire, m
Note de soin pour la peau 😞😞

☺☺☺ **Cereus Grandiflorus Extract**
Agent actif (à partir d'un cactus), v

😞😞 **Ceteareth-**
Émulsifiants et tensioactifs, c
😞😞 valable pour toutes les dénominations INCI, qui commencent par « Ceteareth »
Voir : PEG, PPG

☺☺☺ **Cetearyl Alcohol**
Substance de soin pour la peau, stabilisateur, texturant, v

☺☺☺ **Cetearyl Candelillate**
Agent actif, émulsifiant, v

☺☺☺ **Cetearyl Glucoside**
Émulsifiant de sucre, v

☺☺ **Cetearyl Isononanoate**
Substance de soin pour la peau (cire synthétique), d

☺☺☺ **Cetearyl Octanoate**
Substance de soin pour la peau (cire), d

☺☺☺ **Cetearyl Olivate**
Substance de soin pour la peau (huile d'ester), v

☺☺☺ **Cetearyl Wheat Straw Glucosides**
Tensioactif, d

😞😞 **Ceteth-**
Émulsifiants, c
😞😞 valable pour toutes les dénominations INCI, qui commencent par « Cethet »
Voir : PEG, PPG

☺☺☺ **Cetraria Islandica**
Substance odoriférante, agent actif (mousse d'Islande), v

😞😞 **Cetrimonium Bromide**
Conservateur, c

😞 **Cetrimonium Chloride**
démêlant, c
Voir : Quats

☺☺☺ **Cetyl Acetate**
Substance de soin pour la peau (cire), v

☺☺☺ **Cetyl Alcohol**
Substance de soin pour la peau, stabilisateur d'émulsions, v

☺☺☺ **Cetyl Betaine**
Substance de soin pour la peau, d

☹ **Cetyl Dimethicone**
Substance de soin pour la peau (silicone), c
Note écologique 😞😞

☹ **Cetyl Dimethicone Copolyol**
Émulsifiant, laque pour cheveux (silicone), c
Note écologique 😞😞

☺☺☺ **Cetyl Esters**
Texturant, substance de soin pour cheveux, d

☺☺ **Cetyl Isononanoate**
Substance de soin pour la peau (cire), c

☺☺☺ **Cetyl Lactate**
Substance de soin pour la peau, d

☺☺☺ **Cetyl Laurate**
Regraissant, émulsifiant, substance de contrôle de viscosité, v

☺☺☺ **Cetyl Myristate**
Substance de soin pour la peau, émulsifiant, v

☺☺☺ **Cetyl Octanoate**
Substance de soin pour la peau (cire), d

☺☺☺ **Cetyl Oleate**
Émulsifiant, v

☺☺☺ **Cetyl Palmitate**
Stabilisateur d'émulsions, d

☹☹ **Cetyl PEG/PPG 10/1 Dimethicone**
Substance de soin pour la peau, c
Voir : PEG, PPG
Note écologique ☹☹

☺☺☺ **Cetyl Phosphate**
Émulsifiant, tensioactif, d

☹☹ **Cetyl PPG-2 Isideceth-7 Carboxylate**
Tensioactif, c
Voir : PEG, PPG

☺☺☺ **Cetyl Ricinoleate**
Alcool gras, règle la texture, v

☹ **Cetyl-PG Hydroxyethyl Decanamide**
Substance de soin pour la peau, d

☹ **Cetylamine Hydrofluoride**
Substance de soins buccaux, conservateur , c

☹ **Cetylamine Hydrofluoride**
Conservateur, substance de soins buccaux, c

☺☺☺ **Cetylarachidol**
Huile synthétique, d

☹☹ **Cetylpyridinium Chloride**
Désodorant, Conservateur, soigne les cheveux, c
Voir : Quats

☺☺☺ **Chaenomeles Japonica Extract**
Agent actif (provenant du cognassier du Japon), v

☺☺☺ **Chaenomeles Sinensis Fruit Extract**
Agent actif (coing), v

☺☺☺ **Chamomilla Recutita**
Agent actif (camomille), v

☺☺☺ valable pour toutes les dénominations INCI, qui commencent par « Chamomilla Recutita »

☺☺☺ **Chelidonium Majus Extract**
Agent actif (chélidoine), v

☺☺☺ **Chenopodium Ambrosioides Extract**
Agent actif, v

☺☺☺ **Chenopodium Quinoa Extract**
Agent actif, v

☺☺☺ **Chitosan**
Agent filmogène, a

☺☺☺ **Chitosan Glycolate**
Antioxydant, agent filmogène, substance de soin pour la peau, d

☺☺☺ **Chlorella Vulgaris Extract**
Agent actif (extrait d'algue), v

☹☹☹ **Chlorhexidine Digluconate**
Conservateur, c
Voir : Composés organo-halogénés

☹☹☹ **Chlorhexidine Dihydrochloride**
Conservateur, c
Voir : Composés organo-halogénés

☹☹☹ **4-Chloro-1,3-Benzediol**
Colorant pour cheveux, c

☹☹☹ **Chloroacetamide**
Conservateur, c
Voir : Composés organo-halogénés

☹☹☹ **Chlorobutanol**
Conservateur, c
Voir : Composés organo-halogénés

☹☹☹ **Chlorophene**
Conservateur, c
Voir : Composés organo-halogénés

☺☺☺ **Chlorophylin**
Colorant (CI 75810), v

☺☺☺ **Chlorophyllin-Magnesium Complex**
Colorant (CI 75810), d

☹☹☹ **4-Chlororesorcinol**
Colorant pour cheveux, c

☹☹ **Chlorothymol**
Conservateur, déodorant, d

☹☹☹ **Chloroxylenol**
Conservateur, c
Voir : Composés organo-halogénés

☹☹☹ **Chlorphenesin**
Conservateur, c
Voir : Composés organo-halogénés

☺☺☺ **Cholecalciferol Polypeptide**
Additif, d

☺☺☺ **Cholesterol**
Substance de soin pour la peau, émulsifiant, d

☺☺☺ **Cholesteryl Hydroxystearate**
Épaississant, agent actif, stabilisateur d'émulsions, b

☺☺☺ **Cholesteryl/Behenyl Octyldodecyl Lauroyl Glutamate**
Agent actif, substance de soin pour la peau, d

☹☹ **Choleth-10, auch -15, -20, -24**
Émulsifiants, c
Voir : PEG, PPG

☺☺☺ **Chonchin**
Agent actif (extrait de perles), m

☺☺☺ **Chondrus Crispus (Carrageenan) Extract**
Gélifiant, épaississant (à partir d'algues marines), v

☺☺☺ **Chondrus Fucus**
Agent actif (algue brune), v

☺☺☺ **Chondrus Laminaires**
Agent actif obtenu à partir d'algues, v

☺☺☺ **Chrysantellum Indicum Extract**
Agent actif (extrait de la plante chrysantellum), v

☹ **CI 10006**
Colorant, vert

☹ **CI 10020**
Colorant, vert

☹ **CI 10316**
Colorant, jaune

CI 11680 à 40215
Voir encadré

☺☺☺ **CI 40800**
Colorant, orange
Bêtacarotène ; autorisé aussi comme colorant alimentaire

☺☺☺ **CI 40820**
Colorant, orange
Bêtacarotène particulier ; autorisé aussi comme colorant alimentaire

☺☺☺ **CI 40825**
Colorant, orange
Bêtacarotène particulier ; autorisé en colorant alimentaire

☺☺☺ **CI 40850**
Colorant, jaune-orange / rouge
Colorant alimentaire

Douteux sur le plan toxicologique - les colorants azoïques

Aux USA, la plupart des colorants azoïques (monoazo et biazo), c'est-à-dire les colorants synthétiques dérivés du goudron avec groupe aminé, ne sont pas autorisés. Dans l'Union européenne beaucoup d'entre eux sont classés dans la catégorie 4 (contact court avec la peau). L'abréviation CA signifie colorant alimentaire.

☹☹	CI 11680	*jaune*
☹☹	CI 11710	*jaune*
☹☹	CI 11725	*orange*
☹☹	CI 11920	*orange*
☹☹	CI 12010	*marron*
☹	CI 12085	*rouge*
☹☹	CI 12120	*rouge*
☹☹	CI 12150	*rouge (CA)*
☹☹	CI 12370	*rouge*
☹☹	CI 12420	*rouge*
☹☹	CI 12480	*marron*
☹☹	CI 12490	*rouge*
☹☹	CI 12700	*jaune*
☹☹	CI 13015	*jaune (CA)*
☹☹	CI 14270	*jaune*
☹	CI 14700	*jaune-rouge*
☹☹	CI 14720	*rouge (CA)*
☹☹	CI 14815	*rouge*
☹	CI 15510	*orange*
☹☹	CI 15525	*rouge*
☹☹	CI 15580	*rouge*
☹☹	CI 15620	*rouge*
☹☹	CI 15630	*rouge*
☹	CI 15800	*rouge*
☹	CI 15850	*rouge (CA)*
☹☹	CI 15865	*rouge*
☹	CI 15880	*rouge*
☹☹	CI 15980	*jaune-orange*
☹	CI 15985	*jaune-orange*
☹	CI 16035	*rouge (CA)*
☹☹	CI 16185	*rouge*
☹☹	CI 16230	*orange*
☹☹	CI 16255	*rouge*
☹☹	CI 16290	*rouge*
☹	CI 17200	*bleu-rouge*
☹☹	CI 18050	*rouge*
☹☹	CI 18130	*rouge*
☹☹	CI 18690	*jaune*
☹☹	CI 18736	*rouge*
☹☹	CI 18820	*jaune*
☹☹	CI 18965	*jaune*
☹	CI 19140	*jaune (CA)*
☹☹	CI 20040	*jaune*
☹	CI 20170	*jaune-marron*
☹☹	CI 20470	*bleu foncé*
☹☹	CI 21100	*jaune*
☹☹	CI 21108	*jaune*
☹☹	CI 21230	*jaune*
☹☹	CI 24790	*rouge*
☹	CI 26100	*rouge*
☹☹	CI 27290	*rouge*
☹☹	CI 27755	*bleu-noir*
☹☹	CI 28440	*bleu-violet*
☹☹	CI 40215	*orange*

☹ **CI 42045**
Colorant, bleu
Non autorisé aux USA, autorisation restrictive dans l'Union européenne

☹ **CI 42051**
Colorant, bleu
Non autorisé aux USA

☹ **CI 42053**
Colorant, bleu-vert
Non autorisé aux USA dans la zone des yeux

☹ **CI 42080**
Colorant, bleu
Non autorisé aux USA

☺☺ **CI 42090**
Colorant, bleu
Colorant alimentaire

☹ **CI 42100**
Colorant, vert
Non autorisé aux USA

☹ **CI 42170**
Colorant, vert
Non autorisé aux USA, autorisé avec restrictions dans les pays de l'Union européenne

☹ **CI 42510**
Colorant, rouge-violet
Non autorisé aux USA, autorisation restrictive dans l'Union européenne

☹ **CI 42520**
Colorant, rouge-violet
Non autorisé aux USA, autorisation restrictive dans l'Union européenne

☹ **CI 42735**
Colorant, bleu
Non autorisé aux USA, autorisation restrictive dans l'Union européenne

☹ **CI 44045**
Colorant, bleu
Non autorisé aux USA, autorisation restrictive dans l'Union européenne

☹ **CI 44090**
Colorant, bleu-vert
Autorisé aussi comme colorant alimentaire

☹ **CI 45100**
Colorant, rouge
Non autorisé aux USA, autorisation restrictive dans l'Union européenne

☹ **CI 45190**
Colorant, rouge-violet
Non autorisé aux USA, autorisation restrictive dans l'Union européenne

☹ **CI 45220**
Colorant, rouge
Non autorisé aux USA, autorisation restrictive dans l'Union européenne

☺☺ **CI 45350**
Colorant, jaune
Non autorisé aux USA pour les zones des yeux et des lèvres

☺☺ **CI 45370**
Colorant, orange
Non autorisé aux USA pour la zone des yeux

☺☺ **CI 45380**
Colorant, rouge
Non autorisé aux USA pour la

zone des yeux

☹ **CI 45396**
Colorant, orange
Non autorisé aux USA

☹ **CI 45405**
Colorant, rouge
Non autorisé aux USA

☹ **CI 45410**
Colorant, bleu-rouge
Non autorisé aux USA pour les zones des yeux et des lèvres

☺☺ **CI 45425**
Colorant, rouge
Non autorisé aux USA pour les zones des yeux et des lèvres

☹ **CI 45430**
Colorant, rouge
Non autorisé aux USA ; dans l'Union européenne, autorisé aussi en colorant alimentaire

☺☺ **CI 47000**
Colorant, jaune
Non autorisé aux USA pour les zones des yeux et des lèvres, dans les pays de l'Union européenne autorisé avec restrictions

☺☺ **CI 47005**
Colorant, jaune
Autorisé aussi comme colorant alimentaire

☹☹ **CI 50325**
Colorant, rouge-violet
Non autorisé aux USA, autorisation restrictive dans l'Union européenne

☹☹ **CI 50420**
Colorant, bleu-violet
Non autorisé aux USA, autorisation restrictive dans l'Union européenne

☹☹ **CI 51319**
Colorant, violet
Non autorisé aux USA, autorisation restrictive dans l'Union européenne

☹ **CI 58000**
Colorant, rouge
Non autorisé aux USA

☺☺ **CI 59040**
Colorant, jaune-vert
Non autorisé aux USA pour les zones des yeux et des lèvres, dans les pays de l'Union européenne autorisé avec restrictions

☹ **CI 60724**
Colorant, violet
Non autorisé aux USA, autorisation restrictive dans l'Union européenne

☺☺ **CI 60725**
Colorant, bleu-violet
Non autorisé aux USA pour les zones des yeux et des lèvres

☺☺ **CI 60730**
Colorant, violet
Non autorisé aux USA pour les zones des yeux et des lèvres, dans les pays de l'Union européenne autorisé avec restrictions

☺☺ **CI 61565**
Colorant, bleu-vert
Non autorisé aux USA pour les zones des yeux et des lèvres

☺☺ **CI 61570**
Colorant, vert
Non autorisé aux USA pour la zone des yeux

☹ **CI 61585**
Colorant, bleu
Non autorisé aux USA, autorisation restrictive dans l'Union européenne

☹ **CI 62045**
Colorant, bleu
Non autorisé aux USA, autorisation restrictive dans l'Union européenne

☺☺ **CI 69800**
Colorant, bleu
Non autorisé aux USA

☹ **CI 69825**
Colorant, bleu
Non autorisé aux USA

☹ **CI 71105**
Colorant, orange
Non autorisé aux USA, autorisation restrictive dans l'Union européenne

☺☺☺ **CI 73000**
Colorant, bleu
Non autorisé aux USA

☺☺☺ **CI 73015**
Colorant, bleu
Non autorisé aux USA

☺☺ **CI 73360**
Colorant, rouge
Non autorisé aux USA pour les zones des yeux et des lèvres

☹ **CI 73385**
Colorant, rouge-violet
Non autorisé aux USA

☹ **CI 73915**
Colorant, rouge
Non autorisé aux USA

☹ **CI 74100**
Colorant, bleu
Non autorisé aux USA, autorisation restrictive dans l'Union européenne

☹ **CI 74160**
Colorant, bleu
Non autorisé aux USA ; dans l'Union européenne, autorisé pour tous cosmétiques

☹ **CI 74180**
Colorant, bleu
Non autorisé aux USA, autorisation restrictive dans l'Union européenne

☹ **CI 74260**
Colorant, vert
Non autorisé aux USA, autorisation restrictive dans l'Union européenne

CI 75100 à 77947
Voir encadré ci-contre

☺☺☺ **Cichorium Intybus (Chicory) Root Extract**
Agent actif (extrait de la chicorée), v

☺☺☺ **Cimicifuga Racemosa**
Agent actif (à partir d'un sous-arbrisseau, l'actée à grappes), v

☺☺☺ **Cinchona Succirubra Bark Extract**
Agent actif (extrait de l'écorce d'arbre), v

☻ **Cinnamal**
Substance odoriférante, v, c

Colorants naturels - doux et bien supportés par la peau

Les colorants naturels sont soit extraits des diverses parties des plantes, soit d'origine minérale. Heureusement, depuis quelques années ils sont de plus en plus employés dans les produits cosmétiques.

☺☺☺ **CI 75100**
jaune

☺☺☺ **CI 75120**
jaune-orange

☺☺☺ **CI 75125**
jaune-orange

☺☺☺ **CI 75130**
jaune-orange

☺☺☺ **CI 75170**
blanc-jaune

☺☺☺ **CI 75300**
jaune

☺☺☺ **CI 75470**
rouge

☺☺☺ **CI 75810**
vert-rouge

☺☺☺ **CI 77000**
argent

☺☺ **CI 77002**
blanc

☺☺☺ **CI 77004**
blanc

☺☺☺ **CI 77007**
bleu-violet, rose, rouge vert

☺☺☺ **CI 77015**
rouge

☺☺ **CI 77120**
blanc

☺☺ **CI 77163**
blanc

☺☺☺ **CI 77220**
blanc

☺☺☺ **CI 77231**
blanc

☺☺☺ **CI 77266**
noir

☺☺☺ **CI 77267**
noir

☺☺☺ **CI 77268 :1**
noir

☺☺ **CI 77288,**
vert

☺☺ **CI 77289**
vert

☺☺ **CI 77346**
bleu/vert

☺☺☺ **CI 77400**
cuivre

☺☺☺ **CI 77480**
or

☺☺☺ **CI 77491**
rouge-marron

☺☺☺ **CI 77492**
jaune

☺☺☺ **CI 77499**
noir

☺☺ **CI 77510**
bleu

☺☺☺ **CI 77713**
blanc

☺☺ **CI 77742**
violet

☺☺ **CI 77745**
rouge

☺☺☺ **CI 77820**
argent

☺☺☺ **CI 77891**
blanc

☺☺☺ **CI 77947**
blanc

☺☺☺ **Cinnamicacid**
Substance odoriférante, d

☺☺☺ **Cinnamomum Cassia**
Agent actif, Substance odoriférante (cannelle), v

☺☺☺ **Cinnamomum Loureirii Extract**
Agent actif (extrait de l'écorce du cannelier), v

☺☺☺ **Cinnamomum Zeylanicum**
Substance odoriférante, agent actif (écorce aromatique), v

☹ **Cinnamyl Alcohol**
Substance odoriférante, v, c

☺☺☺ **Cistus IncanusExtract**
Agent actif (issu du ciste), v

☺☺☺ **Cistus Ladaniferus Oil**
Agent actif (issu du ciste à gomme), v

☺☺ **Citral**
Substance odoriférante, d

☺☺☺ **Citric Acid**
Substance tampon (acide citrique), b

☺☺ **Citronellol**
Substance odoriférante, v, c

☺☺☺ **Citrulline**
Agent actif, d

☺☺☺ **Citrullus Vulgaris Extract**

Agent actif (pastèque), v

☺☺☺ **Citrus Amara**
Substance odoriférante, agent actif (orange amère), v

☺☺☺ **Citrus Aurantifolia**
Substance odoriférante, agent actif (extrait, voir huile essentielle de lime), v

☺☺☺ valable pour toutes les dénominations INCI, qui commencent par « Citrus Aurantifolia »

☺☺☺ **Citrus Aurantium Amara**
Substance odoriférante, agent actif (orange amère), v

☺☺☺ valable pour toutes les dénominations INCI, qui commencent par « Citrus Aurantium Amara »

☺☺☺ **Citrus Aurantium Bergamia**
Agent actif (bergamotte), v

☺☺☺ valable pour toutes les dénominations INCI, qui commencent par « Citrus Aurantium Bergamia »

☺☺☺ **Citrus Aurantium Dulcis Oil**
Substance odoriférante, agent actif (huile essentielle d'orange), v

☺☺☺ **Citrus Bergamia**
Substance odoriférante, agent actif, v

☺☺☺ valable pour toutes les dénominations INCI, qui commencent par « Citrus Dulcis »

☺☺☺ **Citrus Bigaradia**
Substance odoriférante, agent actif (à partir de fleurs d'oranger), v

☺☺☺ **Citrus Dulcis**
Substance odoriférante, agent actif (orange), v

☺☺☺ **Citrus Glyuca (Desert Lime) Fruit Extract**
Agent actif (citron vert sauvage), v

☺☺☺ **Citrus Grandis**
Substance odoriférante, agent actif (pamplemousse), v

☺☺☺ valable pour toutes les dénominations INCI, qui commencent par « Citrus Grandis »

☺☺☺ **Citrus Limonum (Lemon) Oil**
Substance odoriférante, agent actif (citron), v

☺☺☺ **Citrus Medica Limonum**
Substance odoriférante, agent actif (zeste de citron), v

☺☺☺ valable pour toutes les dénominations INCI, qui commencent par « Citrus Medica Limonum »

☺☺☺ **Citrus Nobilis**
Substance odoriférante, agent actif (mandarine), v

☺☺☺ valable pour toutes les dénominations INCI, qui commencent par « Citrus Nobilis »

☺☺☺ **Citrus Paradisi**
Substance odoriférante, agent actif (pamplemousse), v

☺☺☺ valable pour toutes les dénominations INCI, qui commencent par « Citrus Paradisi »

☺☺☺ **Citrus Reticula Blanco**
Substance odoriférante, agent actif, v

☺☺☺ **Citrus Reticulata (Tangerine) Peel Extract**
Agent actif (provenant du zeste de mandarine), v

☺☺☺ **Clay Earth**
Agent actif (terre), m

☹☹☹ **Climbazole**
Conservateur, c

Voir : Composés organo-halogénés

☺☺ **Cocamide**
Texturant, v

☹☹ **Cocamide DEA**
Texturant, c
Voir : Formation des nitrosamines

☹ **Cocamide MEA**
Épaississant, agent actif, c

☹ **Cocamide MIPA**
Texturant, c

☺☺ **Cocamidopropyl Betaine**
Tensioactif doux, c

☺☺ **Cocamidopropyl Hydroxysultaine**
Tensioactif doux, c

☹☹ **Cocamidopropylamine Oxide**
Tensioactif, d
Voir : Formation des nitrosamines

☹☹ **Cocamine**
Émulsifiant, démêlant, c
Voir : Formation des nitrosamines

☹☹ **Coceth-8, -10**
Émulsifiants, c
Voir : PEG, PPG

☺☺☺ **Cochlearia Armoracia Extract**
Agent actif (raifort), v

☺☺ **Coco Glucoside Glycol Distearate**
Eclat nacré, d

☺☺☺ **Coco-Betaine**
Tensioactif, c

☺☺☺ **Coco-Caprylate/Caprate**
Huile d'ester, solvant et agent étalant, v

☺☺☺ **Coco-Glucoside**
Tensioactif de sucre doux, v

☹☹ **Cocodimonium Hydroxypropyl Hydrolyzed Wheat Protein**
Substance antistatique, substance de soin pour cheveux, d

☹☹ **Cocodimonium Hydroxypropyl Silk Amino Acids**
Substance antistatique, substance de soin pour cheveux, d

☺☺☺ **Cocoglycerides**
Corps gras, stabilisateur d'émulsions, v

☺☺☺ **Coconut Acid**
Substance de soin pour la peau, co-émulsifiant, texturant, v

☺☺☺ **Coconut Alcohol**
Texturant, stabilisateur d'émulsions, v

☺☺☺ **Cocos Nucifera**
Substance de soin pour la peau, corps gras (coco), v

☺☺☺ valable pour toutes les dénominations INCI, qui commencent par « Cocos Nucifera »

☹ **Cocotrimonium Chloride**
Substance antistatique, démêlant, d
Voir : Quats

☺☺☺ **Cocoyl Sarcosine**
Tensioactif, v

☺☺☺ **Codonopsis Tangshen Root Extract**
Agent actif (campanule à bonnet, Dang Shen), v

☺☺☺ **Coenzyme A**
Agent actif, substance de soin pour

la peau, c

☺☺☺ **Coffea Arabica**
Substance de soin pour la peau et colorant (grain de café), v

☺☺☺ valable pour toutes les dénominations INCI, qui commencent par « Coffea Arabica »

☺☺☺ **Coffea Robusta Seed Extract**
Substance de soin pour la peau (à partir de graines de café) , v

☺☺☺ **Cola Acuminata Extract**
Agent actif (kolatier), v

☺☺☺ **Cola Nitida**
Substance de soin pour la peau, agent actif (à partir de la noix de kola), v

☺☺ **Collagen**
Agent actif, a

☺☺☺ **Colloidal Oatmeal**
Substance de soin pour la peau (farine d'avoine) , v

☺☺☺ **Colloidal Sulfur**
Substance anti-microbienne (souffre), d

☺☺☺ **Commiphora Abyssinica (Myrrh) Extract**
Agent actif (myrrhe), v

☺☺☺ **Commiphora Abyssinica (Myrrh) Extract**
Agent actif (myrrhe), v

☺☺☺ **Commiphora Abyssinica Resin Extract**
Agent actif (myrrhe), v

☺☺☺ **Commiphora Gileadensis Extract**
Agent actif (myrrhe), v

☺☺☺ **Commiphora Mukul Resin Extract**
Agent actif (myrrhe), v

☺☺☺ **Commiphora Mukul Resin Extract**
Agent actif (provenant de la myrrhe d'Inde), v

☺☺☺ **Commiphora Myrrha**
Agent actif (myrrhe), v

☺☺☺ valable pour toutes les dénominations INCI, qui commencent par « Commiphora Myrrha »

☺☺☺ **Copernica Cerifera (Carnauba) Wax**
Substance de soin pour la peau, v

☺☺ **Copper Acetylmethionate**
Agent actif, substance de soin pour la peau, d

☺☺ **Copper Gluconate**
Agent actif, substance de soin pour la peau, d

☺☺☺ **Corallina Officinalis Extract**
Agent actif (extrait d'algue), v

☺☺☺ **Coriandrum Sativum**
Agent actif (coriandre), v

☺☺☺ valable pour toutes les dénominations INCI, qui commencent par « Coriandrum Sativum »

☹☹ **Corn Oil PEG-6 Esters**
Emulsifiant, Substance de soin pour la peau, c
Voir : PEG, PPG

☹☹ **Corn Oil PEG-8 Esters**
Substance de soin pour la peau, c
Voir : PEG, PPG

☹ **Corn Starch/Acrylamide/ Sodium Acrylate Copolymer**
Agent filmogène, substance de soin pour cheveux, d
Note écologique ☹☹

☺☺☺ **Corthellus Shitake (Mushroom) Extract**
Agent actif (extrait du champignon shii-take), v

☺☺☺ **Corylus Americana**
Substance de soin pour la peau, agent actif (noisette), v

☺☺☺ valable pour toutes les dénominations INCI, qui commencent par « Corylus Americana »

☺☺☺ **Corylus Avellana**
Substance de soin pour la peau (noisette), v

☺☺☺ valable pour toutes les dénominations INCI, qui commencent par « Corylus Avellana »

☺☺ **Coumarin**
Substance odoriférante, v, c

☺☺☺ **Crataegus Monogyna**
Agent actif (à partir de l'aubépine), v

☺☺☺ valable pour toutes les dénominations INCI, qui commencent par « Crataegus Monogyna »

☺☺ **Creatinine**
Substance de soin pour la peau, a, c

☺☺☺ **Crithmum Maritimum Extract**
Agent actif (extrait du fenouil marin), v

☺☺☺ **Crystalline Cellulose**
Abrasif, v

☺☺☺ **Cucumis Melo**
Substance de soin pour la peau (melon), v

☺☺☺ valable pour toutes les dénominations INCI, qui commencent par « Cucumis Melo »

☺☺☺ **Cucumis Sativus**
Agent actif (concombre), v

☺☺☺ valable pour toutes les dénominations INCI, qui commencent par « Cucumis Sativus »

☺☺☺ **Cucurbita Pepo**
Agent actif (courge), v

☺☺☺ valable pour toutes les dénominations INCI, qui commencent par « Cucurbita Pepo »

☺☺☺ **Cupressus Sempervirens**
Agent actif (cyprès), v

☺☺☺ valable pour toutes les dénominations INCI, qui commencent par « Cupressus Sempervirens »

☺☺☺ **Curcuma Longa**
Colorant végétal pour les cheveux (curcuma, safran des Indes), v

☺☺☺ **Cyamopsis Tetragonoloba (Guar) Gum**
Épaississant, gélifiant (farine des graines de guar), v

☺☺☺ **Cyanocobalamin**
Vitamine B 12, d

☺☺☺ **Cyathea Medullaris Extract**
Agent actif, v

☺☺☺ **Cyclodextrin**
Solvant, d

☹ **Cyclohexasiloxane**
Soin des cheveux, substance de soin pour la peau (silicone), c
Note écologique ☹☹

☹ **Cyclomethicone**
Substance antistatique, substance de soin pour la peau (huile de silicone), c
Note écologique ☹☹

☹ **Cyclomethicone/Dimethicone Crosspolymer**

Régulateur de viscosité, c
Note écologique ☹☹

☹ **Cyclopentasiloxane**
Soin des cheveux, substance de soin pour la peau (silicone), c
Note écologique ☹☹

☺☺☺ **Cymbopogon Flexuosus Extract**
Substance odoriférante, agent actif (Lemongras), v

☺☺☺ **Cymbopogon Martini Oil**
Substance odoriférante, agent actif (à partir de l'herbe de Palmarosa), v

☺☺☺ **Cymbopogon Nardus (Citronella) Oil**
Substance odoriférante (citronnelle), v

☺☺☺ **Cymbopogon Schoenanthus**
Substance odoriférante, agent actif (à partir du Lemongrass des Indes), v

☺☺☺ **Cynara Cardunculus**
Huile d'artichaut, v

☺☺☺ **Cynara Scolymus Extract**
Agent actif (extrait d'artichaut), v

☺☺☺ **Cysteine HCL**
Substance active de soin pour les cheveux, d

D

☺☺☺ **D-alpha Tocopherol**
Antioxydant, agent actif, v

☺☺☺ **D-Panthenol**
Agent actif (provitamine B5), c

☺☺☺ **Dactylifera (Date) Seed Extract**
Agent actif (palmier-dattier), v

☺☺☺ **Damar**
Agent filmogène, substance odoriférante, v

☺☺☺ **Daucus Carota**
Substance de soin pour la peau, agent actif (carotte), v

☺☺☺ valable pour toutes les dénominations INCI, qui commencent par « Daucus Carota »

☺☺☺ **Davidsonia Pruriens (Davidsonia Plum) Fruit Extract**
Agent actif (fruit des forêts humides tropicales), v

☹☹ **DEA PG Propyl PEG/PPG 18/21 Dimethicone**
Agent actif, substance de soin pour cheveux (silicone), c
Voir : PEG, PPG

☹☹ **DEA-Cetyl Phosphate**
Tensioactif, émulsifian, c
Voir : Formation des nitrosamines

☹ **Decarboxy Carnosine HCL**
Substance de soin pour la peau et les cheveux, d

☹ **Decene/Butene Copolymer**
Agent filmogène, c

☺☺☺ **Decyl Glucoside**
Tensioactif de sucre, d

☺☺☺ **Decyl Oleate**
Huile synthétique, substance de soin pour la peau, v

☺☺ **Decyl Olive Esters**
Huile d'ester, v

☺☺☺ **Decyl Polyglucose**
Tensioactif, émulsifiant, v

☹ **Decyloxazolidinone**

Substance anti-microbienne, c
☺☺☺ **Dehydroacetic Acid**
Conservateur, d
☺☺☺ **Dehydroxanthan Gum**
Épaississant, gélifiant, b
☹ **Denatonium Benzoate**
Agent dénaturant, c
☺☺ **Desamido Collagen**
Agent filmogène, agent actif, a
☺☺☺ **Dextran**
Liant, gélifiant, d
☺☺☺ **Dextrin**
Auxiliaire, v
☺☺☺ **Dextrin Palmitate**
Émulsifiant, d
☺☺ **DI-C12-15 Alkyl Fumarate**
Substance de soin pour la peau, agent actif, c
☺☺☺ **Diamond Powder**
Soin de la peau, colorant, m
☹☹☹ **Diazolidinyl Urea**
Conservateur, c
Voir : Formaldehyd
☹☹☹ **Dibromohexamidine Isethionate**
Conservateur, c
Voir : Composés organo-halogénés
☹ **Dibutyl Adipate**
Emollient, agent filmogène, c
☹☹☹ **Dibutyl Phthalate**
Adoucissant, agent dénaturant (interdit dépuis 2005), c
☺☺ **Dicalcium Phosphate**
Abrasif, agent de gonflement, opacifiant, d
☺☺ **Dicalcium Phosphate Dihydrate**
Substance abrasive, substance de soins buccaux, m
☺☺ **Dicaprylyl Carbonate**
Huile d'ester, c
☺☺ **Dicaprylyl Ether**
Huile synthétique, c
☺☺☺ **Dicaprylyl Maleate**
Lisse la peau, d
☹☹☹ **Dichlorobenzyl Alcohol**
Conservateur, c
Voir : Composés organo-halogénés
☹☹ **Diethanolamine Bisulfate**
Substance tampon, c
Voir : Formation des nitrosamines
☹☹ **Diethyl Phthalate**
Agent dénaturant, c
☹ **Diethylhexyl 2,6-Naphthalate**
Solvant; agit aussi comme filtre UV, c
☹☹ **Diethylhexyl Butamido Triazone**
Filtre UV, c
☺☺ **Diethylhexyl Carbonate**
Solvant, substance de soin pour la peau, c
☺☺ **Diethylhexyl Succinate**
Agent filmogène, adoucit la peau, c
☺☺☺ **Diglycerin**
Agent actif hydratant, d
☺☺☺ **Diglycol Isophthalates/SIP Copolymer**
Agent filmogène, c
☹☹ **Dihydrogenated Tallowamidoethyl Hydroxyethylmonium Methosulfate**

Substance antistatique, substance de soin pour cheveux, c
Voir : Quats

☺☺ **Dihydroxyacetone (DHA)**
Réducteur, autobronzant, v, c

☹☹☹ **Diiodomethyltolylsulfone**
Substance anti-microbienne, conservateur, c
Voir : composés organo-halogenés

☺☺☺ **Diisopropyl Adipate**
Corps gras, substance de soin pour la peau, d

☺☺ **Diisopropyl Dimer Dilinoleate**
Substance de soin pour la peau, d

☺☺ **Diisopropyl Sebacate**
Substance de soin pour cheveux, d

☹ **Diisostearoyl Trimethylolpropane Siloxy Silicate**
Substance de soin pour la peau (silicone), d
Note écologique ☹☹

☺☺ **Diisostearyl Malate**
Substance de soin pour la peau, d

☹ **Dilauryl Thiodipropionate**
Antioxydant, c

☺☺☺ **Dilinoleic Acid**
Corps gras, substance de soin pour la peau, v

☹ **Dimethicone**
Substance de soin pour la peau (huile de silicone), c
☹ valable pour toutes les dénominations INCI, qui commencent par « Dimethicone »
Note écologique ☹☹

☹ **Dimethiconol**
Substance de soin pour cheveux, anti-moussant (silicone), c
Note écologique ☹☹

☹ **Dimethiconol Behenate**
Substance de soin pour la peau, c
Note écologique ☹☹

☺☺ **Dimethyl Cocamine**
Émulsifiant, substance antistatique, d

☺☺ **Dimethyl Ether**
Gaz propulseur, solvant, c

☹☹ **Dimethyl MEA**
Substance tampon, c
Voir : Formation des nitrosamines

☹☹ **Dimethylamine**
Auxiliaire, c
Voir : Formation des nitrosamines

☹☹☹ **Dimethylaminosteryl Heptyl Methyl Thiazolium Iodide**
Substance anti-microbienne, conservateur, c
Voir : composés organo-haloéenés

☹ **Dimethylsilanol Hyaluronate**
Substance de soin pour la peau, c

☺☺ **Dioctyl Sodium Sulfosuccinate**
Tensioactif, d

☹ **Dioctylcyclohexane**
Corps gras, c

☺☺ **Dioctyldodecyl Dimer Dilinoleate**
Substance de soin pour la peau, c

☺☺☺ **Dioscorea Villosa Extract**
Agent actif (issu de la racine du Yam), v

☹ **Diosodium PEG-5 Laurylcitrate Sulfosuccinate**
Tensioactif, c
Voir : PEG, PPG

☺☺☺ **Dipalmitoyl Hyroxyproline**
Substance de soin pour cheveux, substance antistatique, d

☹☹ **Dipalmitoylethyl Hydroxyethylmonium Methosulfate**
Substance antistatique, substance de soin pour cheveux, c
Voir : Quats

☹☹ **Dipalmitoylethyldimonium Chloride**
Composé acide aminé, c
Voir : Quats

☺☺ **Dipentaerythrityl Hexacaprylate/Hexacaprate**
Co-émulsifiant, d

☺☺ **Dipentaerythrityl Hexahydroxystearate/ Stearate/ Rosinate**
Co-émulsifiant, d

☺☺ **Dipentene**
Solvant, d

☹ **Diphenyl Dimethicone**
Émulsifiant, soin de la peau et des cheveux (silicone), c
Note écologique **☹**

☺☺☺ **Dipotassium Glycyrrhizate**
Agent actif, v

☹ **Dipropylene Glycol**
Solvant et humectant, c

☺☺☺ **Disodium Adenosine Triphosphate**
Agent actif, d

☹ **Disodium Azelate**
Agent actif, d

☺☺ **Disodium Cocoamphodiacetate**
Tensioactif, c

☺☺☺ **Disodium Cocoyl Glutamate**
Tensioactif doux, v

☹ **Disodium Distyrylbiphenyl Disulfonate**
Blanchissant, c

☹☹ **Disodium EDTA**
Agent complexant, c
Voir : EDTA

☺☺ **Disodium Hydrogenated Tallow Glutamate**
Tensioactif, d

☹☹ **Disodium Laureth Sulfosuccinate**
Tensioactif, c
Voir : PEG, PPG

☺☺☺ **Disodium Lauroamphodiacetate**
Tensioactif, c

☺☺☺ **Disodium Lauryl Sulfosuccinate**
Tensioactif doux, v

☺☺ **Disodium NADH**
Substance de soin pour la peau, c

☹☹ **Disodium PEG-10 Laurylcitrate Sulfosuccinate**
Tensioactif, d
Voir : PEG, PPG

☹☹ **Disodium PEG-4 Cocamido MIPA-Sulfosuccinate**
Tensioactif, c
Voir : PEG, PPG

☺☺ **Disodium Phenyl Dibenzimidazole Tetrasulfonate**
Filtre UV, c

☺☺ **Disodium Phosphate**
Abrasif, substance de soins buccaux, m

☺☺ **Disodium Pyrophosphate**
Abrasif, substance de soins buccaux, m

☺☺ **Disodium Ricinoleamido MEA-Sulfosuccinate**
Tensioactif doux, c

☺☺☺ **Disodium Stearoyl Glutamate**
Substance de soin pour cheveux, v

☹☹ **Disperse Black 9**
Colorant pour cheveux, c

☺☺ **Disperse Blue 3**
Colorant pour cheveux, c

☹ **Disperse Violet 1**
Colorant pour cheveux, c

☺☺☺ **Distarch Phosphate**
Auxiliaire (phosphate d'amidon), d

☺☺☺ **Disteardimonium Hectorite**
Stabilisateur d'émulsions, m

☺☺ **Distearoylethyl Hydroxyethylmonium Methosulfate**
Substance antistatique, substance de soin pour cheveux, c

☺☺ **Distearyl Ether**
Huile d'ester, c

☹ **Distearyldimonium Chloride**
Démêlant, c

☹☹ **Distearyldimonium Hectorite**
Auxiliaire, c
Voir : Quats

☹ **Ditallowdimonium Chloride**
Démêlant, c

☹ **Divinyldimethicone/ Dimethicone Copolymer**
Agent filmogène, Substance de soin pour la peau, c
Note écologique ☹☹

☹☹ **DMDM Hydantoin**
Conservateur, c
Voir : Formaldehydabspalter

☺☺ **Dodecyl Gallate**
Antioxydant, d

☺☺☺ **Dog Rose Fruit Oil**
Huile de cynorrhodon, v

☹ **Drometrizole Trisiloxane**
Filtre UV, c

☺☺☺ **Durvillea Antarctica Extract**
Agent actif (algue), v

E

☺☺☺ **Echinacea**
Agent actif (echinacea), v
☺☺☺ valable pour toutes les dénominations INCI, qui commencent par « Echinacea »

☺☺☺ **Echium Lycopsis Fruit Oil**
Substance de soin pour la peau, v

☺☺☺ **Echium Plantagineum (Vipers Bugloss) Seed Oil**
Substance de soin pour la peau, v

☺☺☺ **Eclipta Prostrata Extract**
Agent actif, v

☺☺☺ **Ectoin**
Agent actif, b

☹☹ **EDTA**
Complexant, conservateur, c
Voir : EDTA

☺☺☺ **Einkorn (Triticum Monococcum) Extract**
Agent actif (engrain, céréale), v

☺☺☺ **Elaeis Guineensis (Palm)**

Kernel Oil
Substance de soin pour la peau (huile du palmier), v

☺☺ **Elastin**
Agent actif, a

☺☺☺ **Elettaria Cardamonum (Cardamom) Oil**
Substance odoriférante, agent actif (Kardamom), v

☺☺☺ **Enteromorpha Compressa**
Agent actif (de la famille des algues vertes), v

☺☺☺ **Epilobium Angustifolium Extract**
Agent actif (épilobe), v

☺☺☺ **Equisetum Arvense**
Agent actif (prêle), v

☺☺☺ valable pour toutes les dénominations INCI, qui commencent par « Equisitum Avernse »

☺☺☺ **Equisetum Hiemale (Hyemale)**
Substance de soin pour la peau, agent actif (à partir du prêle d'hiver) , v

☺☺☺ **Eriobotrya Japonica Extract**
Agent actif, v

☺☺☺ **Eriobotrya Japonica Leaf Extract**
Agent actif (néflier du Japon), v

☹ **Erythorbic Acid**
Antioxydant, d

☺☺☺ **Erythrulose**
Agent actif (autobronzant), b

☺☺☺ **Escin**
Agent actif, v

☺☺☺ **Esculin**
Agent actif, v

☺☺☺ **Ethanol**
Solvant, d

☹ **Ethanolamine**
Substance tampon, c

☹☹ **Ethoxydiglycol**
Solvant, c
Voir : PEG, PPG

☺☺☺ **Ethyl Acetate**
Solvant, c

☺☺ **Ethyl Diisopropylcinnamate**
Filtre UV, c

☹ **Ethyl Ester of PVM/MA Copolymer**
Cire synthétique, c

☺☺☺ **Ethyl Linoleate**
Substance de soin pour la peau (corps gras), v

☺☺☺ **Ethyl Myristate**
Substance de soin pour la peau (corps gras), v

☺☺☺ **Ethyl Palmitate**
Substance de soin pour la peau (corps gras), v

☺☺☺ **Ethyl Stearate**
Substance de soin pour la peau corps gras), v

☺☺ **Ethyl Urocanate**
Agent chélatant, filtre UV, c

☺☺ **Ethylbisiminomethylguaiacol Manganese Chloride**
Antioxydant, c

☹ **Ethylene/Acrylic Acid Copolymer**
Substance de soin pour cheveux, agent filmogène, c

☹ **Ethylene/VA Copolymer**
Agent filmogène, c

☺☺ **Ethylhexyl Cocoate**
Substance de soin pour la peau, d

☹ **Ethylhexyl Dimethyl PABA**
Filtre UV, c

☺☺☺ **Ethylhexyl Ethylhexanonate**
Huile synthétique, d

☺☺☺ **Ethylhexyl Hydroxystearate**
Substance de soin pour la peau, d

☻☻ **Ethylhexyl Methoxycinnamate**
Filtre UV, c

☺☺☺ **Ethylhexyl Palmitate**
Substance de soin pour la peau (huile synthétique), d

☹ **Ethylhexyl Salicylate**
Filtre UV, c

☺☺☺ **Ethylhexyl Stearate**
Substance de soin pour la peau, d

☻ **Ethylhexyl Triazone**
Filtre UV, c

☺☺☺ **Ethylhexylglycerin**
Agent actif déodorant doux, c

☹ **Ethylparaben**
Conservateur, c

☻☻ **Etidronic Acid**
Complexant, c

☺☺☺ **Eucalyptus**
Substance odoriférante, agent actif, v

☺☺☺ valable pour toutes les dénominations INCI, qui commencent par « Eucalyptus »

☺☺☺ **Eucommia Ulmoides Leaf Extract**
Agent actif (provenant de l'arbre à gomme ou arbre à Gutta-Percha), v

☺☺☺ **Eugenia Caryophyllus (Clove) Flower Oil**
Substance odoriférante, agent actif (huile de girofle), v

☺☺ **Eugenol**
Substance odoriférante, v

☺☺☺ **Euphorbia Cerifera (Candelilla) Wachs**
Texturant (cire), v

☺☺☺ **Euphrasia Officinalis**
Agent actif (euphraise, casse-lunettes), v

☺☺☺ valable pour toutes les dénominations INCI, qui commencent par « Euphrasia Officinalis »

☺☺☺ **Euterpe Oleracea Martius Fruit Extract**
Agent actif (à partir du fruit d'un palmier), v

☹ **Evernia Prunastri (Oak Moos) Extract**
Extrait de mousse de chêne, v

F

☺☺☺ **Faex**
Agent actif (levure), d

☺☺☺ **Fagus Sylvatica Extract**
Agent actif (nêtre rouge), v

☺☺ **Farnesol**
Déodorant, d

☺☺ **Farnesyl Acetate**
Agent actif, d

☺☺☺ **Fermented Grain Extract**
Agent actif (extrait de céréales), v

☺☺☺ **Ferula Assa Foetida Extract**
Agent actif, v

☺☺☺ **Ficus Carica (Fig) Extract**
Agent actif (extrait de figue), v

☺☺☺ **Filipendula Ulmaria**
Agent actif, v

☺☺☺ **Foeniculum Vulgare**
Agent actif, substance odoriférante

(fenouil), v

☺☺☺ valable pour toutes les dénominations INCI, qui commencent par « Foeniculum Vulgare »

☺☺☺ **Folic Acid**
Agent actif (acide folique), d

☺☺☺ **Fomes Officinalis (Mushroom) Extract**
Substance de soin pour la peau (extrait de champignon)), v

☹☹☹ **Formaldehyd**
Conservateur, c
Voir : Formaldehyd

☺☺☺ **Formic Acid**
Conservateur (acide formique), c

☺☺☺ **Fragaria Ananassa**
Agent actif (fraise), v

☺☺☺ **Fragaria Vesca (Strawberry) Fruit Extract**
Agent actif (à partir de la fraise des bois), v

☺☺☺ **Fructose**
Fructose, v

☺☺☺ **Fucose**
Agent actif (provenant de l'algue brune), v

☺☺☺ **Fucus Vesiculosus (Algue) Extract**
Agent actif (extrait d'algue), v

☺☺☺ **Fumaric Acid**
Agent actif (acide de fruit), d

G

☺☺☺ **Galactoarabinan**
Agent filmogène, stabilisateur d'émulsions, v

☺☺☺ **Gamma Methyl Ionone**
Substance odoriférante, c

☺☺☺ **Ganoderma Lucidum Stem Extract**
Agent actif (provenant d'un champignon), v

☺☺☺ **Garcinia Cambogia Extract**
Substance de soin pour la peau (cucurbitacée), v

☺☺☺ **Garcinia Indica**
Substance de soin pour la peau (beurre de kokum), v

☺☺☺ **Gardenia Florinda Extract**
Agent actif (gardénia), v

☺☺☺ **Gardenia Tahitensis Flower Extract**
Agent actif (extrait de gardénia), v

☺☺☺ **Gaultheria Procumbens Leaf Extract**
Agent actif (à partir de wintergreen ou thé du Canada), v

☺☺☺ **Gelatin**
Agent actif (gélatine), a

☺☺☺ **Gelidiella Acerosa Extract**
Agent actif (à partir de l'algue rouge), v

☺☺☺ **Gentiana Lutea**
Agent actif (gentiane), v

☺☺ **Geraniol**
Substance odoriférante, v, c

☺☺☺ **Geranium Oil**
Agent actif (huile de géranium), v

☺☺☺ **Geranium Robertianum (Italian Gernium) Oil**
Agent actif, substance odoriférante, v

☺☺☺ **Ginkgo Biloba Leaf Extract**
Agent actif (ginkgo), v

☺☺☺ **Glucamine**

Agent alcalinisant (osamine), v

☺☺ **Glucosamine HCL**
Additif, c

☺☺☺ **Glucose**
Agent actif, solvant (glucose), v

☺☺ **Glucose Glutamate**
Agent actif, agent filmogène, v

☺☺☺ **Glucose Oxidase**
Additif, b

☺☺☺ **Glucosylrutin**
Agent actif, v

☺☺☺ **Glutamic Acid**
Agent actif (acide aminé), d

☹☹ **Glutaral**
Conservateur, c
Voir : Formaldehydabspalter

☺☺☺ **Glutathione**
Additif bio, agent actif, d

☹☹ **Glycereth-**
Humectant, solvant, c
☹☹ valable pour toutes les dénominations INCI, qui commencent par « Glycereth- »
Voir : PEG, PPG

☺☺☺ **Glycerin**
Agent actif, solvant, d

☺☺☺ **Glyceryl Caprate**
Substance de soin pour la peau, v

☺☺☺ **Glyceryl Caprylate**
Substance de soin pour la peau, v

☺☺☺ **Glyceryl Citrate**
Émulsifiant, v

☺☺☺ **Glyceryl Citrate/Lactate/Linoleate/Oleate**
Émulsifiant, texturant, v

☺☺☺ **Glyceryl Cocoate**
Émulsifiant, v

☺☺☺ **Glyceryl Dioleate**
Émulsifiant, v

☺☺☺ **Glyceryl Lactate**
Émulsifiant, v

☺☺☺ **Glyceryl Lanolate**
Substance de soin pour la peau (lanoline artificielle), d

☺☺☺ **Glyceryl Laurate**
Texturant, co-émulsifiant, v

☺☺☺ **Glyceryl Linolenate**
Substance de soin pour la peau, v

☺☺☺ **Glyceryl Myristate**
Solvant, co-émulsifiant, v

☺☺☺ **Glyceryl Oleate**
Substance de soin pour la peau, émulsifiant, v

☺☺☺ **Glyceryl Oleate Citrate**
Émulsifiant, v

☺☺☺ **Glyceryl Palmitate**
Substance de soin pour la peau, v

☹ **Glyceryl Polymethacrylate**
Gélifiant, c
Note écologique ☹☹

☺☺☺ **Glyceryl Ricinoleate**
Substance de soin pour la peau, v

☺☺☺ **Glyceryl Rosinate**
Agent filmogène, v

☺☺☺ **Glyceryl Stearate**
Substance de soin pour la peau, émulsifiant, d

☺☺☺ **Glyceryl Stearate Citrate**
Émulsifiant, d

☺☺☺ **Glyceryl Stearate SE**
Émulsifiant, Substance de soin pour la peau, d

☺☺☺ **Glyceryl Triundecanoate**
Huile d'ester, c

☺☺☺ **Glycine**
Agent actif, Substance tampon, d

☺☺☺ **Glycine Hispida Extract**
Agent actif (extrait de fèves de soja), v

☺☺☺ **Glycine Soja**
Agent actif, substance de soin pour la peau (soja), v

☺☺☺ valable pour toutes les dénominations INCI, qui commencent par « Glycine Soja »

☺☺ **Glycogen**
Agent actif, gélifiant, a

☹ **Glycol**
Solvant, conservateur, c

☺☺ **Glycol Distearate**
Opacifiant, d

☺☺ **Glycol Montanate**
Émulsifiant, substance de soin pour la peau, d

☺☺ **Glycol Palmitate**
Co-émulsifiant, d

☺☺ **Glycol Stearate**
Co-émulsifiant, opacifiant, d

☺☺☺ **Glycolipids**
Substance naturelle à caractère graisseux, v

☺☺☺ **Glycosaminoglycans**
Agent actif, d

☺☺☺ **Glycoshingolipids**
Agent actif, texturant (germe de blè), v

☺☺☺ **Glycyrrhetinic Acid**
Agent actif (réglisse), v

☺☺☺ **Glycyrrhiza Glabra (Licorice) Extract**
Agent actif (racine de réglisse), v

☺☺☺ **Glycyrrhiza Inflata Extract**
Agent actif (à partir de la réglisse), v

☻☻☻ **Glyoxal**
Conservateur, c
Voir : Formaldehyd

☺☺☺ **Gnaphalium Alpinum Extract**
Agent actif (à partir d'edelweiss de culture), v

☺☺☺ **Gnaphalium Leontopodium Flower Extract**
Agent actif (à partir d'edelweiss de culture), v

☺☺☺ **Gold Powder**
Soin de la peau, colorant, m

☺☺☺ **Gossypium Herbaceum (Cotton) Extract**
Substance de soin pour la peau (à partir du coton), v

☺☺☺ **Gossypium Oil**
Substance de soin pour la peau, v

☺☺☺ **Grevellia Speciosa (Red Spider) Flower Extract**
Agent actif (provenant d'une plante australienne), v

☺☺☺ **Guaiazulene**
Agent actif, colorant, v

☺☺ **Guanine**
Opacifiant, colorant, a

☺☺☺ **Guanosine**
Agent actif, d

☻☻ **Guar Hydroxypropyltrimonium Chloride**
Substance de soin pour cheveux, agent filmogène, d
Voir : PEG, PPG

H

☺☺☺ **Hamamelis Virginiana**
Agent actif (hamamélis), v

☺☺☺ valable pour toutes les dénominations INCI, qui commencent par « Hamamelis Virginiana »

☺☺☺ **Harpagophytum Procumbens Extract**
Agent actif (extrait des racines d'une plante sud-africaine), v

☹☹ **HC Blue n°2**
Colorant pour cheveux, c

☹☹ **HC Red n° 3**
Colorant pour cheveux, c

☹☹ **HC Yellow n°2**
Colorant pour cheveux, c

☹☹ **HC Yellow n°4**
Colorant pour cheveux, c

☺☺ **HDI/Trimethylol Hexyllactone Crosspolymer**
Agent de démoulage, c

☺☺☺ **Hectorite**
Gélifiant, stabilisateur d'émulsions, m

☺☺☺ **Hedera Helix Extract**
Agent actif (lierre), v

☺☺☺ **Helianthus Annuus**
Substance de soin pour la peau, agent actif (tournesol), v

☺☺☺ valable pour toutes les dénominations INCI, qui commencent par « Helianthus Annuus »

☺☺☺ **Helichrysum**
Agent actif (immortelle), v

☺☺☺ valable pour toutes les dénominations INCI, qui commencent par « Helichrysum »

☺☺☺ **Henna**
Agent actif, colorant, v

☹ **Hexadimethrine Chloride**
Substance antistatique, c

☹ **Hexamethyldisiloxane**
Agent antimoussant, substance de soin pour la peau (silicone), c
Note écologique **☹☹**

☹☹ **Hexamidine Diisethionate**
Conservateur, c
Voir : Formaldehyd

☹ **1,2 Hexanediol**
Solvant, c

☹ **Hexanediol Beeswax**
Substance de soin pour la peau, v

☹☹ **Hexetidine**
Conservateur, c
Voir : Formaldehyd

☺☺ **Hexyl Cinnamal**
Substance odoriférante, c

☺☺☺ **Hexyl Laurate**
Substance de soin pour la peau, solvant, c

☺☺ **Hexyldodecanol**
Huile synthétique, c

☹ **Hexylene Glycol**
Solvant, c

☺☺☺ **Hibiscus Esculentus Seed Extract**
Agent actif, v

☺☺☺ **Hibiscus Rosa Sinensis Extract**
Agent actif (hibiscus de Chine), v

☺☺☺ **Hibiscus Sabdariffa Extract**
Agent actif, colorant végétal pour cheveux (à partir d'une variété d'hibiscus), v

☺☺☺ **Hippophae Rhamnoides**
Agent actif (argousier), v

☺☺☺ valable pour toutes les dénominations INCI, qui commencent par « Hippophae Rhamnoides »

☺☺☺ **Histidine**
Agent actif, d

☺☺ **Histidine Hydrochloride**
Agent actif, c

☺☺ **Honey Extract**
Substance odoriférante (huile de rayon de miel), v

☺☺☺ **Hordeum Vulgare**
Agent actif (orge), v

☺☺☺ valable pour toutes les dénominations INCI, qui commencent par « Hordeum Vulgare »

☺☺☺ **Houttuynia Cordata Extract**
Agent actif (plante caméléon), v

☺☺☺ **Humulus Lupulus**
Agent actif, substance de soin pour la peau (houblon), v

☺☺☺ valable pour toutes les dénominations INCI, qui commencent par « Humulus Lupulus »

☺☺☺ **Hyaluronic Acid**
Agent actif, agent filmogène (acide hyaluronique), d

☺☺☺ **Hydnocarpus Kurzii Seed Oil**
Agent actif (à partir des graines de Jangli), v

☺☺☺ **Hydrated Silica**
Epaississant, agent abrasif (silice), d

☺☺ **Hydrogenated Caprylyl Olive Esters**
Cire nature-identique, v

☺☺☺ **Hydrogenated Castor Oil**
Texturant, v

☺☺☺ **Hydrogenated Coco Glycerides**
Texturant, v

☺☺☺ **Hydrogenated Coconut Oil**
Base pour bâtons (rouge à lèvres), texturant, v

☺☺☺ **Hydrogenated Cottonseed Oil**
Substance de soin pour la peau, d

☺☺☺ **Hydrogenated Glycerin**
Agent actif, solvant, d

☺☺☺ **Hydrogenated Jojoba Oil**
Base cireuse, stabilisateur d'émulsions, texturant, v

☺☺☺ **Hydrogenated Lanolin**
Substance antistatique, substance de soin pour la peau, d

☺☺☺ **Hydrogenated Lecithin**
Co-émulsifiant, v

☺☺☺ **Hydrogenated Palm Glyceride**
Base cireuse, stabilisateur d'émulsions, texturant, v

☺☺☺ **Hydrogenated Palm Glycerides Citrate**
Émulsifiant, Texturant, d

☺☺☺ **Hydrogenated Palm Kernel Glycerides**
Graisse de coeur de palmiste (cire, texturant), v

☺☺☺ **Hydrogenated Palm Kernel Oil**
Base cireuse, stabilisateur d'émulsions, texturant, v

☺☺☺ **Hydrogenated Palm Oil**
Texturant, v

☺☺☺ **Hydrogenated Phosphatidylcholine**
Substance de soin pour la peau, d

☹ **Hydrogenated Polydecene**
Substance de soin pour la peau, c

☹ **Hydrogenated Polyisobutene**
Substance de soin pour la peau (corps gras), c

☺☺☺ **Hydrogenated Rapeseed Oil**
Substance de soin pour la peau, substance de contrôle de viscosité, v

☺☺ **Hydrogenated Stearyl Olive Esters**

Agent actif, v

☺☺ **Hydrogenated Tallow Glyceride Citrate**
Émulsifiant, d

☺☺☺ **Hydrogenated Vegetable Oil**
Huile, hydrogénée, v

☺☺☺ **Hydrolyzed Actin**
Agent actif, Substance de soin pour la peau, d

☺☺☺ **Hydrolyzed Beeswax**
Tensioactif, émulsifiant, a

☺☺☺ **Hydrolyzed Casein**
Soin des cheveux, substance de soin pour la peau, d

☺☺ **Hydrolyzed Collagen**
Substance antistatique, agent filmogène, a

☺☺☺ **Hydrolyzed Conchiolin Protein**
Soin des cheveux, substance de soin pour la peau, d

☺☺ **Hydrolyzed Elastin**
Substance antistatique, substance de soin pour la peau, agent filmogène, a

☺☺☺ **Hydrolyzed Hazelnut Protein**
Soin des cheveux, substance de soin pour la peau, v

☺☺☺ **Hydrolyzed Hibiscus Esculentus Extract**
Agent actif (provenant de la protéine d'hibiscus), v

☺☺☺ **Hydrolyzed Keratin**
Substance antistatique, agent filmogène, a

☺☺☺ **Hydrolyzed Lupine Protein**
Soin des cheveux, substance de soin pour la peau, v

☺☺☺ **Hydrolyzed Milk Protein**
Substance antistatique, agent filmogène, a

☺☺☺ **Hydrolyzed Oats**
Agent actif (soin des cheveux, substance de soin pour la peau), v

☺☺☺ **Hydrolyzed Pearl**
Substance de soin pour la peau, d

☺☺☺ **Hydrolyzed Potato Protein**
Soin des cheveux, substance de soin pour la peau, v

☺☺☺ **Hydrolyzed Rhizobian Gum**
Agent actif (hydrolysat de gomme de rhizobium), v

☺☺☺ **Hydrolyzed Rice Protein**
Soin des cheveux, substance de soin pour la peau, v

☺☺☺ **Hydrolyzed Silk**
Agent actif, substance antistatique, a

☺☺☺ **Hydrolyzed Soy Protein**
Substance de soin pour la peau, v

☺☺☺ **Hydrolyzed Wheat Protein**
Agent filmogène, v

☺☺☺ **Hydrolyzed Wheat Starch**
Substance de contrôle de viscosité, v

☺☺☺ **Hydrolyzed Yeast Protein**
Agent actif, d

☹ **Hydroquinone**
Colorant pour cheveux, agent blanchissant, c

☹ **Hydroxycitronellal**
Substance odoriférante, c

☹ **4-Hydroxybenzoic Acid**
Conservateur (parabène), c

☹ **1-Hydroxyethyl 4,5-Diamino Pyrazole Sulfate**
Colorant pour cheveux, c

☺☺ **Hydroxyethyl Cetyldimonium Phosphate**
Substance antistatique, tensioactif, d

☺☺ **Hydroxyethylcellulose**
Liant, stabilisateur, agent filmogène, d

☺☺ **Hydroxyethylethylcellulose**
Stabilisateur d'émulsions, agent filmogène, d

☹ **Hydroxyisohexyl 3-Cyclohexene Carboxaldehyde**
Substance odoriférante, c

☹ **Hydroxyisohexyl 3-Cyclohexene Carboxaldehyde**
Substance odoriférante, c

☻ **Hydroxylamine HCI**
Antioxydant, c

☹ **Hydroxymethylpentylcyclohexenecarboxaldehyd**
Substance de soin pour la peau (cire), c

☺☺ **Hydroxyoctacosanylhydroxystearate**
Substance de soin pour la peau (cire), c

☺☺☺ **Hydroxypalmitoyl Sphinganine**
Soin des cheveux, d

☻☻ **Hydroxypropyl BIS (N-Hydroxyethyl-P-Phenylendiamine) HCI**
Colorant pour cheveux, c

☻ **Hydroxypropyl Chitosan**
Agent filmogène, d

☻ **Hydroxypropyl Guar**
Épaississant, gélifiant, d

☻☻ **Hydroxypropyl Guar Hydroxypropyltrimonium Chloride**
Substance antistatique, conditionneur pour les cheveux, c
Voir : PEG, PPG

☻ **Hydroxypropyl Methylcellulose**
Stabilisateur, agent filmogène, d

☻☻ **Hydroxypropyltrimonium Amylopectin/Glycerin Crosspolymer**
Soin des cheveux, d
Voir : Quats

☻ **Hydroxypropyltrimonium Hydrolyzed Collagen**
Soin des cheveux, substance de soin pour la peau, d

☻ **Hydroxypropyltrimonium Hydrolyzed Silk**
Soin des cheveux, substance de soin pour la peau, d

☺☺☺ **Hydroxystearic Acid**
Texturant, v

☺☺ **Hydroxystearyl Cetyl Ether**
Co-émulsifiant, stabilisateur, d

☺☺☺ **Hypericum Perforatum**
Agent actif, substance de soin pour la peau (millepertuis), v

☺☺☺ valable pour toutes les dénominations INCI, qui commencent par « Hypericum Perforatum »

☺☺☺ **Hypnea Musciformis Extract**
Agent actif (algue rouge), v

I

☺☺☺ **Ilex Paraguariensis Leaf Extract**
Agent actif (à partir des feuilles de maté), v

☹☹ **Imidazolidinyl Urea**
Conservateur, c
Voir : Formaldehyd

☺☺☺ **Imperata Cylindrica Extract**
Agent actif (à partir d'une plante du désert), v

☺☺☺ **Indigofera Argentea Leaf Powder**
Colorant (henné noir), v

☺☺☺ **Indigofera Tinctoria**
Colorant, v

☺☺☺ **Inositol**
Substance de soin pour la peau, agent actif (alcool de sucre), d

☺☺☺ **Intybus (Chicory) Root Extract**
Agent actif (extrait de chicorée sauvage), v

☹☹☹ **Iodized Corn Proteine**
Lisse la peau, conservateur, c
Voir : composés organo-halogénés

☹☹☹ **Iodized Garlic**
Lisse la peau, conservateur, c
Voir : composés organo-halogenés

☹☹☹ **Iodized Garlic Extract**
Lisse la peau, conservateur, c
Voir : composés organo-halogenés

☹☹☹ **Iodized Hydrolyzed Zein**
Lisse la peau, conservateur, c
Voir : composés organo-halogenés

☹☹☹ **Iodopropynyl Butylcarbamate**
Conservateur, c
Voir : composés organo-halogénés

☺☺☺ **Iris**
Agent actif, v
☺☺☺ valable pour toutes les dénominations INCI, qui commencent par « Iris »

☺☺☺ **Iron Hydroxide**
Colorant, m

☺☺☺ **Irvingia Gabonensis**
Substance de soin pour la peau (beurre du manguier du Gabon), v

☺☺ **Isoamyl p-Methoxycinnamate**
Filtre UV-B, c

☹ **Isobutane**
Gaz propulseur, c
Voir : VOC

☹ **Isobutylparaben**
Conservateur, c

☹☹ **Isoceteth-10, auch -20 und -30**
Emulsifiant, tensioactif, c
Voir : PEG, PPG

☺☺ **Isocetyl Alcohol**
Texturant, stabilisateur d'émulsions, c

☺☺ **Isocetyl Stearate**
Substance de soin pour la peau, c

☺☺ **Isodecyl Neopentanoate**
Huile synthétique, c

☹ **Isododecane**
Solvant, composant huileux, c
Note de soin pour la peau ☹☹

☹ **Isoeugenol**
Substance odoriférante, d

☹ **Isohexadecane**
Substance de soin pour la peau, solvant (paraffine), c
Note de soin pour la peau ☹☹

☺☺ **Isononyl Isononanoate**
Corps gras, c

☺☺ **Isopentyldiol**
Additif, c

☹ **Isopropane**

Gaz propulseur, c
Voir : VOC

☺☺ **Isopropyl Alcohol**
Conservateur, solvant, c

☹☹☹ **Isopropyl Dibenzoylmethane**
Filtre UV, c

☺☺ **Isopropyl Isostearate**
Substance de soin pour la peau (cire), c

☺☺ **Isopropyl Lanolate**
Substance antistatique, substance de soin pour la peau, émulsifiant, d

☺☺ **Isopropyl Methoxycinnamate**
Filtre UV, c

☺☺ **Isopropyl Myristate**
Huile synthétique, v

☺☺ **Isopropyl Palmitate**
Huile synthétique, c

☺☺ **Isopropyl Stearate**
Huile synthétique, d

☹ **Isopropyl Titanium Triisostearate**
Adoucissant, co-émulsifiant, c

☹ **Isopropylparaben**
Conservateur, c

☺☺☺ **Isoquercitrin**
Agent actif, v

☺☺ **Isostearic Acid**
Texturant, stabilisateur d'émulsions, c

☺☺ **Isostearyl Alcohol**
Texturant, stabilisateur d'émulsions, c

☺☺ **Isostearyl Diglyceryl Succinate**
Émulsifiant, d

☺☺ **Isostearyl Isostearate**
Liant, substance de soin pour la peau, d

☺☺ **Isostearyl Neopentanoate**
Huile synthétique, c

J

☺☺☺ **Jasminum Officinale**
Agent actif, substance odoriférante (jasmin), v

☺☺☺ valable pour toutes les dénominations INCI, qui commencent par « Jasminum Officinale »

☺☺☺ **Jojoba Esters**
Substance de soin pour la peau (huiles de jojoba), v

☺☺☺ **Juglans Nigra Extract**
Agent actif (noyer noir), v

☺☺☺ **Juglans Regia**
Agent actif, substance de soin pour la peau, colorant (noix), v

☺☺☺ valable pour toutes les dénominations INCI, qui commencent par « Juglans Regia »

☺☺☺ **Juniperus Communis**
Agent actif, substance odoriférante (genièvre), v

☺☺☺ valable pour toutes les dénominations INCI, qui commencent par « Juniperus Communis »

☺☺ **Juniperus Oxicedrus Oil**
Substance odoriférante, agent actif (genévrier cade), v

☺☺☺ **Juniperus Virginiana Oil**
Substance odoriférante, agent actif (genévrier de Virginie), v

K

☺☺☺ **Kaempferia Galanga**
Agent actif, substance odoriférante (variété de gingembre), v

☺☺☺ **Kaolin**
Agent absorbant (terre à porcelaine), m

☺☺ **Keratin**
Agent actif, a

☺☺☺ **Kigelia Africana Fruit Extract**
Agent actif, v

☺☺☺ **Kniphofia Uvaria Nectar**
Agent actif (tritoma, lis torche), v

☺☺☺ **Krameria Triandra Root Extract**
Colorant, agent actif (ratanhia), v

L

☺☺ **Lactamide MEA**
Substance antistatique, agent actif, d

☺☺☺ **Lactic Acid**
Substance tampon, konservierend, d

☺☺☺ **Lactis Proteinum**
Substance de soin pour la peau (protéine de lait), a

☺☺ **Lactobazillus Ferment**
Agent actif, b

☺☺☺ **Lactoperoxidase**
Additif, b

☺☺☺ **Lactose**
Additif (sucre de lait), a

☺☺☺ **Ladys Thistly (Silybum Marianum) Extract**
Agent actif (chardon-Marie), v

☺☺☺ **Laminara Saccharina Extract**
Agent actif (extrait d'algue), v

☺☺☺ **Laminaria Ochroleuca Extract**
Agent actif (obtenu à partir d'algues), v

☺☺☺ **Laminaria Digitata**
Agent actif (extrait d'algue), v

☹☹ **Laneth-5, aussi 9, 10, -16, -20, -25, -40, -50, -60, -75**
Émulsifiants, c
Voir : PEG, PPG

☺☺☺ **Lanolin**
Substance de soin pour la peau (cire de laine), a

☺☺☺ **Lanolin Acid**
Substance de soin pour la peau, émulsifiant, a

☺☺☺ **Lanolin Alcohol**
Substance de soin pour la peau, émulsifiant, a

☺☺☺ **Lanolin Cera**
Substance de soin pour la peau, émulsifiant, a

☺☺☺ **Lanolin Liquida**
Soin des cheveux, substance de soin pour la peau, a

☺☺☺ **Larrea Divaricata Extract**
Agent actif, v

☹☹ **Lauramide DEA**
Substance antistatique, gélifiant, c
Voir : Formation des nitrosamines

☺☺ **Lauramidopropyl Betaine**
Tensioactif, substance de contrôle de viscosité, d

☹ **Lauramine Oxide**
Soin des cheveux, substance de soin pour la peau, c

☹ **Laurdimonium Hydroxypropyl Hydrolyzed Soy Protein**
Substance antistatique, conditionneur pour cheveux, c
Voir : Quats

☹ **Laurdimonium Hydroxypropyl Hydrolyzed Wheat Protein**
Agent actif, c
Voir : Quats

☻☻ **Laureth-**
Émulsifiants, tensioactifs, c
☻☻ valable pour toutes les dénominations INCI, qui commencent par « Laureth- »
Voir : PEG, PPG

☺☺☺ **Lauric Acid**
Texturant (acide laurique), d

☺☺☺ **Lauroyl Lysine**
Stabilisateur, excipient pour poudres, d

☺☺☺ **Laurus Nobilis**
Substance de soin pour la peau, substance odoriférante (laurier), v
☺☺☺ valable pour toutes les dénominations INCI, qui commencent par « Laurus Nobilis »

☺☺ **Lauryl Aminopropylglycine**
Substance antistatique, tensioactif, v

☺☺ **Lauryl Betaine**
Tensioactif, émulsifiant, d

☺☺☺ **Lauryl Diethylenediaminoglycine**
Tensioactif, agent actif, d

☺☺☺ **Lauryl Glucoside**
Tensioactif, d

☺☺ **Lauryl Hydroxysultaine**
Tensioactif, c

☺☺☺ **Lauryl Lactate**
Brillanteur, v

☻☻ **Lauryl Methyl Gluceth-10 Hydroxypropyldimonium Chloride**
Substance antistatique, démêlant, d
Voir : PEG, PPG

☺☺ **Lauryl Octanoate**
Corps gras, v, c

☺☺☺ **Lauryl PCA**
Agent actif, co-émulsifiant, v

☺☺☺ **Lauryl Polyglucose**
Tensioactif de sucre, v

☺☺☺ **Lauryl Pyrrolidone**
Substance de soin pour cheveux, c

☺☺ **Lauryldimonium Hydroxypropyl Hydrolyzed Collagen**
Soin des cheveux, substance de soin pour la peau, a

☹ **Laurylmethicone Copolyol**
Substance de soin pour la peau, émulsifiant, c
Note écologique ☻☻

☻☻☻ **Laurylpyridinium Chloride**
Conservateur, c
Voir : Composés organo-halogénés und Quats

☺☺☺ **Lavandin Burnati Briquet Oil**
Substance odoriférante, agent actif (à partir d'une variété de lavande), v

☺☺☺ **Lavandula Angustifolia**
Substance odoriférante, agent actif (lavande), v
☺☺☺ valable pour toutes les dénominations INCI, qui commencent par « Lavandula Angustifolia »

☺☺☺ **Lavandula Hybrida Extract**

Substance de soin pour la peau, v

☺☺☺ **Lawsonia Inermis**
Colorant (henné), v

☺☺☺ **Lecithin**
Substance de soin pour la peau, émulsifiant, v

☺☺☺ **Lentinus Edodes**
Agent actif (extrait du champignon shi-take), v

☺☺☺ **Leontopodium Alpinum Herb Extract**
Agent actif (à partir d'edelweiss de culture), v

☺☺☺ **Leptospermum Scoparium Oil**
Agent actif, substance odoriférante (manuka), v

☺☺☺ **Leucine**
Substance antistatique, Agent actif, c

☺☺☺ **Levulinic Acid**
Substance de soin pour la peau, d

☺☺☺ **Licorice Extract**
Agent actif (racine de réglisse), v

☹ **Lilial**
Substance odoriférante, c

☺☺☺ **Lilium Candidum**
Agent actif (lis de la Madone), v

☺☺☺ valable pour toutes les dénominations INCI, qui commencent par « Lilium Candidum »

☺☺☺ **Lilium Longiflorum**
Substance de soin pour la peau, agent actif (à partir du lis de Pâques), v

☺☺☺ **Limnanthes Alba**
Substance de soin pour la peau, agent actif (à partir de l'écume des prés), v

☺☺ **Limonene**
Substance odoriférante, v

☺☺ **Linalool**
Substance odoriférante, v, c

☹☹ **Linoleamide DEA**
Substance de soin pour cheveux, c
Voir : Formation des nitrosamines

☹ **Linoleamide MEA**
Substance antistatique, corps gras, d

☹☹ **Linoleamidopropyl PG-Dimonium Chloride Phosphate**
Soin des cheveux, d
Voir : Quats

☺☺☺ **Linoleic Acid**
Agent actif, Substance de soin pour la peau, v

☺☺☺ **Linum Usitatissimum**
Substance de soin pour la peau (graine de lin), v

☺☺☺ valable pour toutes les dénominations INCI, qui commencent par « Linum Usitatissimum »

☺☺ **Lipoic Acid**
Antioxydant, agent actif, d

☺☺☺ **Lippia Citriodora Flower Extract**
Agent actif (verveine citronnée), v

☺☺☺ **Litchi Chinensis Extract**
Agent actif (litchi), v

☺☺☺ **Lithium Magnesium Sodium Silicate**
Agent de viscosité, stabilisateur d'émulsions, m

☺☺☺ **Lithospermum Officinale Extract**
Agent actif (à partir du grémil), v

☺☺☺ **Lithothamnium Calcareum**
Corps pour peeling, v

☺☺☺ **Litsea Cubeba (Yunnan Verbana) Oil**
Substance odoriférante, agent actif, v

☺☺☺ **Loess**
Sédiment minérale très meuble, m

☺☺☺ **Luffa Cylindrica**
Substance de soin pour la peau (à partir de la courge éponge), v

☺☺☺ valable pour toutes les dénominations INCI, qui commencent par « Luffa Cylindrica »

☺☺☺ **Lupinus Albus**
Substance de soin pour la peau (lupin blanc), v

☺☺☺ valable pour toutes les dénominations INCI, qui commencent par « Lupinus Albus »

☺☺☺ **Lycium Chinensis Fruit Extract**
Agent actif (baies de Goji, provenant de Chine), v

☺☺☺ **Lysine**
Agent actif (acide aminé), d

☺☺☺ **Lysine Hydrochloride**
Substance de soin pour la peau, c

☺☺☺ **Lysolecithin**
Émulsifiant, agent actif, v, c

☺☺☺ **Lythrum Salicaria**
Agent actif, adstringierend (extrait de la salicaire), v

M

☺☺☺ **Macadamia Ternifolia**
Agent actif, substance de soin pour la peau (noix de Macadamia), v

☺☺☺ valable pour toutes les dénominations INCI, qui commencent par « Macadamia Ternifolia »

☺☺☺ **Macrocystis Pyrifera Extract**
Agent actif (algue brune géante), v

☺☺ **Magnesium Aluminium Silicate**
Gélifiant naturel, épaissisant, m

☺☺☺ **Magnesium Ascorbyl Phosphate**
Agent actif, antioxydant, d

☺☺☺ **Magnesium Aspartate**
Substance de soin pour la peau, d

☺☺☺ **Magnesium Carbonate**
Agent absorbant, m

☺☺ **Magnesium Chloride**
Additif (sel de magnésium), d

☹☹ **Magnesium Laureth Sulfate**
Tensioactif, d
Voir : PEG, PPG

☹☹ **Magnesium Laureth-8 Sulfate**
Tensioactif, d
Voir : PEG, PPG

☺☺ **Magnesium Lauryl Sulfate**
Tensioactif, d

☺☺☺ **Magnesium Myristate**
Texturant, stabilisateur, d

☹☹ **Magnesium Oleth Sulfate**
Tensioactif, c
Voir : PEG, PPG

☺☺☺ **Magnesium Stearate**
Stabilisateur d'émulsions, d

☺☺☺ **Magnesium Sulfate**
Stabilisant (epsomite), m

☺☺☺ **Magnolia Acuminata Extract**
Agent actif (magnolia), v

☺☺☺ **Magnolia Officinalis Bark Extract**

Agent actif (magnolia), v

☺☺☺ **Malic Acid**
Agent actif, d

☺☺☺ **Malpighia Glabra Extract**
Substance de soin pour la peau (acérola, cerisier des Antilles), v

☺☺☺ **Malpighia Punicifolia**
Agent actif, v

☺☺☺ **Malt Extract**
Agent actif, v

☺☺☺ **Maltodextrin**
Excipient pour agents actifs (maltose), v

☺☺☺ **Malva Sylvestris**
Agent actif (mauve), v

☺☺☺ valable pour toutes les dénominations INCI, qui commencent par « Malva Sylvestris »

☺☺ **Manganese Sulfate**
Substance de soin pour la peau, d

☺☺☺ **Mangifera Indica**
Agent actif (mangue), v

☺☺☺ valable pour toutes les dénominations INCI, qui commencent par « Mangifera Indica »

☺☺☺ **Manihot Esculenta**
Tapioca (amidon), v

☺☺☺ **Mannitol**
Substance de charge et liant dans les poudres, v

☺☺☺ **Maris Limus Extract**
Agent actif, v

☺☺☺ **Maris Sal**
Agent actif, épaississant (sel de mer), m

☺☺☺ **Marocean Lava Clay**
Substance lavante (minérale argileux), m

☺☺☺ **Marubium Vulgare Extract**
Agent actif (à partir du marrube), v

☹☹ **MDM Hydantoin**
Conservateur, c
Voir : Formaldehyd

☹ **MEA-Lauryl Sulfate**
Tensioactif, d

☺☺☺ **Medicago Sativa Extract**
Agent actif (extrait de racines), v

☺☺☺ **Mel**
Soin des cheveux, substance de soin pour la peau (miel), a

☺☺☺ **Melaleuca Alternifolia Oil**
Agent actif (huile essentielle de l'arbre à thè), v

☺☺☺ **Melaleuca Viridiflora (Niaouli) Leaf Oil**
Substance odoriférante, agent actif (à partir des feuilles du niauli), v

☺☺☺ **Melia Azadirachta**
Agent actif (arbre à neem), v

☺☺☺ valable pour toutes les dénominations INCI, qui commencent par « Melia Azadirachta »

☺☺☺ **Melilotus Officinalis Extract**
Agent actif (extrait de mélilot), v

☺☺☺ **Melissa Officinalis**
Agent actif, substance de soin pour la peau (mélisse), v

☺☺☺ valable pour toutes les dénominations INCI, qui commencent par « Melissa Officinalis »

☺☺☺ **Mentha Aquatica Extract**
Agent actif (menthe aquatique), v

☺☺☺ **Mentha Piperita**
Agent actif, substance odoriférante (menthe), v

☺☺☺ valable pour toutes les dénominations

INCI, qui commencent par « Mentha Piperita »

☺☺☺ **Mentha Spicata**
Substance odoriférante (menthe verte), v

☺☺☺ **Mentha Viridis (Spearmint) Leaf Oil**
Substance odoriférante, agent actif (menthe vraie), v

☺☺☺ **Mentha Viridis Extract**
Agent actif (menthe vraie), v

☺☺☺ **Menthol**
Substance odoriférante, d

☺☺☺ **Meristem**
Agent actif (extrait de tourbe), v

☹ **Methicone**
Corps gras, ersatz d'huile, c
Note écologique ●●

☺☺☺ **Methionine**
Agent actif (essentielle acide aminé), d

☺☺ **3-Methyl-4-(2,6,6-trimethyl-2-cyclohexen-1-yl)-3-buten-2-one**
Substance odoriférante, c

☺☺ **Methyl 2-Octynoate**
Substance odoriférante, d

☺☺ **Methyl Cocoate**
Substance de soin pour la peau, d

●● **Methyl Gluceth-10 , -20**
Emulsifiant, gélifiant, c
Voir : PEG, PPG

☺☺☺ **Methyl Glucose Dioleate**
Émulsifiant de sucre, v

☺☺ **Methyl Glucose Sesquiisostearate**
Substance de soin pour la peau, émulsifiant, v

☺☺ **Methyl Glucose Sesquistearate**
Émulsifiant, d

☹ **Methyl Heptin Carbonate**
Substance odoriférante, c

☹ **Methyl Hydroxyethylethylcellulose**
Gélifiant, épaississant, d

☺☺ **Methyl Lactate**
Solvant, c

☹ **Methyl Methacrylate Crosspolymer**
Agent filmogène, c
Note écologique ●●

☺☺ **Methyl Tyrosinate HCI**
Conditionneur pour cheveux, d

●● **4-Methylbenzylidene Camphor**
Filtre UV, c

☺☺☺ **Methylcellulose**
Gélifiant, v

●●● **Methylchloroisothiazolinone**
Conservateur, c
Voir : Composés organo-halogénés

●●● **Methyldibromo Glutaronitrile**
Conservateur, c
Voir : Composés organo-halogénés

☺☺ **Methylene BIS-Benzotriazolyl Tetramethylbutylphenol**
Filtre UV, c

☺☺ **1-Methylhydantoin-2-imide**
Substance de soin pour la peau, c

●● **Methylisothiazolinone**
Conservateur, c

☹ **Methylparaben**
Conservateur, c

☹ **Methylpropanediol**
Déodorant, solvant, c

☹ **Methylsilanol Carboxymethyl Theophylline Alginate**
Soin des cheveux, substance de soin pour la peau, c
Note écologique ☹☹

☺☺☺ **Mica**
Colorant, m

☺☺☺ **Micrococcus Lysate**
Agent actif, v

☺☺☺ **Mimosa Tenuiflora**
Agent actif (mimosa), v

☺☺☺ valable pour toutes les dénominations INCI, qui commencent par « Mimosa Tenuiflora »

☹☹ **Mink Oil PEG-13 Esters**
Soin des cheveux, substance de soin pour la peau, d
Voir : PEG, PPG

☺☺☺ **Montmorillonite**
Stabilisateur, substance de contrôle de viscosité, m

☺☺☺ **Moringa Oleifera Oil**
Agent actif (du moringa, l'arbre de vie), v

☺☺☺ **Moringa Pterygosperma Oil**
Agent actif, v

☺☺☺ **Moroccan Lava Clay**
Substance lavante pour les cheveux et le corps, m

☺☺☺ **Mortierella Isabellina Oil**
Substance de soin pour la peau, v

☺☺☺ **Morus Alba Fruit Extract**
Agent actif (fruit du mûrier blanc), v

☺☺☺ **Morus Bombycis Extract**
Agent actif (extrait de mûrier), v

☺☺☺ **Morus Nigra (Mulberry) Root Extract**
Agent actif (mûrier noir), v

☺☺☺ **Mourera Fluviatilis Extract**
Agent actif (à partir d'une plante aquatique), v

☺☺☺ **Mulberry Root Extract**
Agent actif (provenant des racines du mûrier), v

☹☹ **Myreth-3 Myristate**
Substance de soin pour la peau, gélifiant, d
Voir : PEG, PPG

☹☹ **Myreth-4**
Émulsifiant, d
Voir : PEG, PPG

☺☺☺ **Myrica Cerifera**
Texturant (cire de baies), v

☺☺☺ **Myristic Acid**
Substance de soin pour la peau, co-émulsifiant, v

☺☺☺ **Myristica Fragans Oil**
Substance odoriférante, agent actif (noix de muscade), v

☺☺☺ **Myristica Fragrans (Nutmeg) Extract**
Parfum, v

☺☺ **Myristoyl Hydrolyzed Collagen**
Substance antistatique, substance de soin pour la peau, a

☺☺ **Myristyl Alcohol**
Substance de soin pour la peau, co-émulsifiant, v

☺☺☺ **Myristyl Lactate**
Substance de soin pour la peau, v

☺☺☺ **Myristyl Myristate**
Substance de soin pour la peau, gélifiant, v

☺☺☺ **Myristyl Octanoate**

Substance de soin pour la peau, d

Myrtus Communis
Agent actif (myrte), v

valable pour toutes les dénominations INCI, qui commencent par « Myrtus Communis »

N

Narcissus Pseudo-Narcissus Extract
Agent actif (narcisse jaune), v

Narcissus Tazetta Bulb Extract
Agent actif (narcisse à bouquets), v

Nasturtium Officinale Extract
Agent actif (cresson), v

Nelumbium Speciosum Extract
Agent actif (lotus), v

Nelumbo Nucifera Flower Extract
Agent actif (à partir de fleurs de lotus), v

Neopenytyl Glycol
Solvant, humidificateur, c

Neopenytyl Glycol Diheptanoate
Solvant, Substance de soin pour la peau, c

Niacin
Agent actif (acide nicotinique), d

Niacinamide
Agent actif, d

Nicotiana Tabacum Extract
Agent actif (extrait de tabac), v

Nigella Sativa
Agent actif (cumin noir), v

valable pour toutes les dénominations INCI, qui commencent par « Nigella Sativa »

Nonoxynol-2, -4, -10
Émulsifiant, c
Voir : PEG, PPG

Nordihydroguaiaretic Acid
Antioxydant, c

Nuphar Luteum Extract
Agent actif (nénuphar jaune), v

Nylon 6, auch 11, 12, 66
Corps abrasif, excipient de poudres, c

Nymphaea Alba
Substance odoriférante, agent actif (nénuphar blanc), v

valable pour toutes les dénominations INCI, qui commencent par « Nymphea Alba »

Nymphaea Coerulea
Agent actif (lotus bleu), v

Nymphaea Odorata
Agent actif (nymphéa odorante), v

O

Ocinum Basilicum (Basil) Oil
Substance odoriférante, agent actif (basilic citronné), v

Octocrylene
Filtre UV, c

Octoxyglycerin
Solvant, c

Octylacrylamide/Acrylates/Butylaminoethyl Methacrylate Copolymer
Substance antistatique, agent filmogène, c

Note écologique ☹☹

☺☺ **Octyldodecanol**
Huile synthétique, substance de soin pour la peau, c

☹ **Octyldodecyl Ethylhexanonate**
Substance de soin pour la peau, d

☺☺☺ **Octyldodecyl Lanolate**
Substance de soin pour la peau, d

☺☺☺ **Octyldodecyl Myristate**
Substance de soin pour la peau, d

☺☺ **Octyldodecyl Stearoyl Stearate**
Adoucissant, c

☹☹ **Octyltriazone**
Filtre UV, c

☺☺☺ **Oenothera Biennis**
Agent actif, Substance de soin pour la peau (onagre), v

☺☺☺ valable pour toutes les dénominations INCI, qui commencent par « Oenothera Biennis »

☹ **Olaflur**
Agent actif de soin bucco-dentaire, c

☺☺☺ **Olea Europaea**
Substance de soin pour la peau, agent actif (olive), v

☺☺☺ valable pour toutes les dénominations INCI, qui commencent par « Olea Europaea »

☹☹ **Oleamide DEA**
Substance antistatique, gélifiant, c
Voir : Formation des nitrosamines

☹ **2-Oleamido-1,3-Octadecanediol**
Solvant, Substance de soin pour cheveux, c

☺☺☺ **Oleanolic Acid**
Substance de soin pour la peau (acide oléique), d

☺☺☺ **Oleic Acid**
Substance de soin pour la peau (acide oléique), v

☺☺☺ **Oleic/Linoleic/Linolenic Polyglycerides**
Stabilisateur d'émulsions, co-émulsifiant, v

☺☺ **Oleoyl Tyrosine**
Activateur de bronzage, d

☹☹ **Oleth -3, -4, -5, -6 -7, -8, -9. -10, -12**
Émulsifiant oder solvant, d
Voir : PEG, PPG

☺☺☺ **Oleyl Alcohol**
Substance de soin pour la peau, émulsifiant, d

☺☺☺ **Oleyl Erucate**
Huile synthétique, agent actif, v

☺☺☺ **Oleyl Linoleate**
Huile synthétique, substance de soin pour la peau, v

☺☺☺ **Oleyl Oleate**
Huile synthétique, substance de soin pour la peau, c

☺☺☺ **Olibanum (Boswellia Serrata) Extract**
Agent actif (provenant de l'arbre Boswellia Serrata), v

☺☺ **Olivoyl Hydrolyzed Wheat Protein**
Soin des cheveux, d

☺☺☺ **Olus**
Substance de soin pour la peau, v

☺☺☺ **Orbignya Oleifera**
Agent actif, substance de soin pour la peau (palmier babassu), v

☺☺☺ valable pour toutes les dénominations

INCI, qui commencent par « Orbignya Oleifera »

☺☺☺ **Origanum Majorana**
Agent actif (marjolaine), v

☺☺☺ valable pour toutes les dénominations INCI, qui commencent par « Origanum Majorana »

☺☺☺ **Ormenis Multicaulis Oil**
Substance odoriférante, agent actif (camomille marocaine), v

☺☺☺ **Ornithine**
Agent actif, d

☺☺☺ **Orobanche Rapum Extract**
Agent actif (à partir de l'Orobranche du genêt), v

☺☺☺ **Oryza Sativa**
Texturant, corps gras, excipient pour poudres, v

☺☺☺ **Oryza Sativa**
Substance de soin pour la peau (riz), v

☺☺☺ valable pour toutes les dénominations INCI, qui commencent par « Oryza Sativa »

☺☺☺ **Oryzanol**
Agent actif, substance de soin pour la peau, v

☺☺☺ **Ostrea Shell Extract**
Substance de soin pour la peau, Abrasivum (coquille d'huitre), a

☺☺☺ valable pour toutes les dénominations INCI, qui commencent par « Ostrea Shell »

☺☺☺ **Ovum**
Substance de soin pour la peau, a

☹ **Oxidised Polyethylene**
Corps abrasif, c

☹ **Ozokerite**
Stabilisateur d'émulsions (cire minéralee), m
Note de soin pour la peau ☹☹

P

☹☹☹ **p-Phenylenediamine**
Colorant pour cheveux , c

☹☹☹ **PABA**
Filtre UV, c

☺☺☺ **Padina Pavonica Extract**
Agent actif (algue), v

☺☺☺ **Paeonia Albiflora Extract**
Agent actif (pivoine), v

☺☺☺ **Paeonia Albiflora Root Extract**
Agent actif (pivoine), v

☺☺☺ **Paeonia Suffruticosa**
Agent actif (à partir des racines de la pivoine arbustive), v

☺☺☺ **Palm Glyceride**
Substance de soin pour la peau, texturant, v

☺☺☺ **Palm Kernel Acid**
Substance de soin pour la peau, texturant, v

☺☺☺ **Palmitic Acid**
Substance de soin pour la peau, texturant, v

☺☺☺ **Palmitoyl Oligopeptide**
Substance de soin pour la peau, d

☺☺☺ **Palmitoyl Pentapeptide-3**
Substance de soin pour la peau, d

☺☺☺ **Palmitoyl Tetrapeptide-7**
Substance de soin pour la peau, d

☺☺☺ **Panax Ginseng Extract**
Agent actif (racine du ginseng), v

☺☺☺ **Panicum Milliaceum Extract**

Substance de soin pour la peau (millet), v

☺☺☺ **Pantenyl Ethyl Ether**
Soin des cheveux, substance de soin pour la peau, c

☺☺ **Pantethine**
Soin des cheveux, c

☺☺☺ **Panthenol**
Agent actif, c

☺☺☺ **Panthenyl Triacetate**
Substance antistatique, agent actif, c

☺☺ **Pantolactone**
Soin des cheveux, substance de soin pour la peau, d

☺☺☺ **Papain**
Soin des cheveux, substance antistatique, d

☺☺☺ **Papaver Rhoeas**
Agent actif (coquelicot), v

☺☺☺ valable pour toutes les dénominations INCI, qui commencent par « Papaver Rhoeas »

☹ **Paraben**
Conservateur, c

☹ **Paraffin**
Cire, c
Note de soin pour la peau ☹☹

☹ **Paraffinum Liquidum**
Dérivé du pétrole, c
Note de soin pour la peau ☹☹

☺☺☺ **Passiflora Edulis**
Agent actif (fleur de la passion/maracuja), v

☺☺☺ valable pour toutes les dénominations INCI, qui commencent par « Passiflora Edulis »

☺☺☺ **Passiflora Incarnata**
Agent actif, substance de soin pour la peau (fleur/fruit de la passion), v

☺☺☺ valable pour toutes les dénominations INCI, qui commencent par « Passiflora Incarnata »

☺☺☺ **Paullinia Cupana Extract**
Agent actif (à partir d'une variété de liane), v

☺☺☺ **PCA**
Agent actif hydratant, d

☹ **PCA Dimethicone**
Substance de soin pour cheveux, c
Note écologique ☹☹

☺☺☺ **PCA Ethyl Cocoyl Arginate**
Gélifiant, agent actif, d

☺☺☺ **Pectin**
Gélifiant, agent actif, v

☹☹ **PEG -**
Émulsifiant, solvant, crée de l/'/éclat nacré, c

☹☹ valable pour toutes les dénominations INCI, qui commencent par « PEG »
Voir : PEG, PPG

☹☹ **PEG, PPG**
Le plus souvent émulsifiants, solvants, c

☹☹ valable pour toutes les dénominations INCI, qui commencent par « PEG, PPG »
Voir : PEG, PPG

☹☹ **PEI-**
Substance de contrôle de viscosité, c

☹☹ valable pour toutes les dénominations INCI, qui commencent par « PEG, PPG »
Note écologique ☹☹

☺☺☺ **Pelargonium Asperum (Bourbon Geranium) Oil**

Les composants de A à Z

Substance odoriférante (huile de géranium), v

☺☺☺ **Pelargonium Capitatum**
Substance odoriférante, agent actif (géranium), v

☺☺☺ **Pelargonium Graveolens Oil**
Substance odoriférante, agent actif, v

☹ **Penetic Acid**
Agent chélatant, conservateur, c

☺☺☺ **Pentaerythrityl Distearate-2**
Émulsifiant, d

☺☺☺ **Pentaerythrityl Tetracaprylate/ Tetracaprate**
Substance de soin pour la peau, Co-émulsifiant, c

☺☺☺ **Pentaerythrityl Tetraester**
Émulsifiant, d

☺☺ **Pentaerythrityl Tetraethylhexanoate**
Stabilisateur d'émulsions, c

☺☺ **Pentaerythrityl Tetraisostearate**
Émulsifiant, d

☹ **Pentane**
Gaz propulseur, solvant, c
Voir : VOC

😞😞 **Pentasodium Ethylenediamine Tetramethylene Phosphate**
Agent chélatant, c
Voir : EDTA

☹ **Pentasodium Pentetate**
Agent complexant, c

☹ **Pentylene Glycol**
Humectant, solvant, c

😞 **Perfluoropolymethylisopropyl Ether**
Substance de soin pour la peau, c

☺☺☺ **Perilla Ocymoides Leaf Extract**
Agent actif (provenant des feuilles de la Perilla), v

☺☺☺ **Persea Gratissima**
Agent actif, substance de soin pour la peau, stabilisateur d'émulsions (avocado), v

☺☺☺ valable pour toutes les dénominations INCI, qui commencent par « Persea Gratissima »

☹ **Petrolatum**
Substance antistatique, substance de soin pour la peau, c
Note de soin pour la peau 😞😞

☺☺☺ **Pfaffia Paniculata Extract**
Agent actif, substance de soin pour la peau (ginseng du Brésil), v

☺☺☺ **Phaeodactylum Tricornutum Extract**
Agent actif (provenant d'une diatomée, micro-algue unicellulaire), v

☺☺☺ **Phaseolus Lunatus Seed Extract**
Agent actif (provenant du haricot de Lima), v

☺☺☺ **Phenethyl Alcohol**
Substance désodorante et odoriférante, conservateur, d

😞😞 **Phenol**
Conservateur, c

☹ **Phenoxyethanol**
Solvant, conservateur, c

😞 **Phenoxyisopropanol**
Conservateur, solvant, c

😞 **Phenyl Dibenzimidazole Tetrasulfonate**
Filtre UV, c

😞😞😞 **Phenyl Mercuric Acetate**
Conservateur, c

😞😞😞 **Phenyl Mercuric Borate**
Conservateur, c

😞😞 **Phenyl Methyl Pyrazolone**
Colorant par oxydation pour cheveux , c

☹ **Phenyl Trimethicone**
Anti-moussant, antistatique, substance de soin pour la peau, c
Note écologique 😞😞

☺☺☺ **Phenylalanine**
Substance antistatique, d

☹ **Phenylbenzimidazole Sulfonic Acid**
Filtre UV, c

☺☺ **Phenylbenzimidazole Sulfonic Acid**
Filtre UV, c

☹ **Phenylparaben**
Conservateur, c

☹ **Phenylpropanol**
Solvant, substance odoriférante, d

😞 **Phloroglucinol Trimethyl Ether**
Substance de soin pour la peau, c

☺☺☺ **Phosphatidylcholine**
Émulsifiant, d

☺☺☺ **Phospholipids**
Agent actif, d

😞 **Phosphoric Acid**
Acidificateur, d

☺☺☺ **Phyllanthus Emblica Fruit Extract**
Agent actif (provenant des feuilles de l'amla, un arbre d'Asie), v

☺☺☺ **Phytantriol**
Agent actif, substance de soin pour la peau, c

☺☺☺ **Phytic Acid**
Agent complexant, v

☺☺☺ **Phytosphingosine**
Agent actif, d

☺☺☺ **Phytossteary1 Macadamiate**
Agent actif, d

☺☺☺ **Phytosteryl/Octyldodecyl Lauroyl Glutamate**
Substance de soin pour la peau, d

☺☺☺ **Pimpinella Anisum Extract**
Agent actif, substance odoriférante (anis), v

☺☺☺ **Pinus Sylvestris**
Agent actif, substance odoriférante (pin), v

☺☺☺ valable pour toutes les dénominations INCI, qui commencent par « Pinus Syvestris »

☺☺☺ **Pinus Sylvestris Bud Extract**
Agent actif (provenant d'une variété de pin), v

☺☺☺ **Piper Methysticum Extract**
Agent actif (Kava-Kava), v

☺☺ **Piroctone Olamine**
Conservateur, agent actif, c

☺☺ **Pisces**
Agent actif (extrait de poisson), a

☺☺☺ **Pistacia Lentiscus (Mastic Tree) Oil**
Agent actif, agent filmogène, v

☺☺☺ **Pisum Sativum Extract**
Agent actif (protéines de petit-pois), v

☺☺ **Placental Protein, a**
Agent actif

☺☺☺ **Plankton Extract**
Agent actif (plancton), v

☺☺☺ **Plantago Major Leaf Extract**
Agent actif (à partir du grand plantain), v

☺☺☺ **Pogostemon Cablin Oil**
Agent actif, substance odoriférante (avocado), v

☺☺☺ **Pollen Extract**
Substance de soin pour la peau, agent actif (à partir de pollen), v

☹☹ **Poloxamer 124, aussi 184, 188, 407**
Émulsifiant, tensioactif, c
Voir : PEG, PPG

☹☹ **Poloxamine**
Agent mouillant, solvant, également gélifiant, c
Voir : PEG, PPG

☹ **Polyacrylamide**
Substance antistatique, agent filmogène, c
Note écologique ☹☹

☹☹ **Polyacrylamide Copolymer/ Isodecane/Laureth 7**
Épaississant, émulsifiant, c
Voir : PEG/PPG

☹ **Polyacrylic Acid**
Liant, agent filmogène, c
Note écologique ☹☹

☺☺ **Polyamidopropyl Biguanide**
Conservateur, c

☹ **Polybutene**
Huile synthétique, c
Note écologique ☹☹

☹ **Polybutylene**
Huile synthétique, c
Note écologique ☹☹

☹ **Polycaprolacetone**
Stabilisant, c
Note écologique ☹☹

☹ **Polycyprolacetone**
Anti-moussant , c

☹ **Polydecene**
Substance de soin pour la peau, c

☹ **Polyethylene**
Corps abrasif, excipient de poudres, c
Note écologique ☹☹

☹ **Polyethylene Terephthalate**
Agent filmogène, c

☺☺☺ **Polyglyceryl- 2 Sesquiisostearate**
Émulsifiant, d

☺☺☺ **Polyglyceryl-2 Caprate**
Émulsifiant, d

☺☺☺ **Polyglyceryl-2 Diisostearate**
Émulsifiant, d

☺☺☺ **Polyglyceryl-2 Dipolyhydroxystearate**
Émulsifiant, v

☺☺☺ **Polyglyceryl-2 Polyhydroxystearate**
Émulsifiant, d

☺☺☺ **Polyglyceryl-2 Stearate**
Émulsifiant, d

☺☺☺ **Polyglyceryl-2-Laurate**
Émulsifiant, d

☹☹ **Polyglyceryl-2-PEG-4 Stearate**
Émulsifiant, d
Voir : PEG, PPG

☺☺☺ **Polyglyceryl-3 Beeswax**
Émulsifiant, d

☺☺☺ **Polyglyceryl-3 Caprate**
Épaississsant, émulsifiant, d

☺☺☺ **Polyglyceryl-3 Diisostearate**
Émulsifiant, d

☺☺☺ **Polyglyceryl-3 Laurate**
Épaissisant, texturant, d

☺☺☺ **Polyglyceryl-3 Methylglucose Distearate**

Émulsifiant, d

☺☺☺ **Polyglyceryl-3 Oleate**
Émulsifiant, v

☺☺☺ **Polyglyceryl-3 Palmitate**
Émulsifiant, d

☺☺☺ **Polyglyceryl-3 Polyricinoleate**
Émulsifiant, substance de contrôle de viscosité, d

☺☺☺ **Polyglyceryl-3 Ricinoleate**
Émulsifiant, d

☺☺☺ **Polyglyceryl-4 Caprate**
Solvant, émulsifiant, d

☺☺☺ **Polyglyceryl-4 Isostearate**
Émulsifiant, d

☺☺☺ **Polyglyceryl-5 Laurate**
Émulsifiant, solvant, d

☺☺☺ **Polyglyceryl-6 Dicaprate**
Solvant, émulsifiant, d

☺☺☺ **Polyglyceryl-6 Esters**
Solvant, v

☺☺☺ **Polyglyceryl-6 Polyricinoleate**
Émulsifiant, d

☺☺☺ **Polyglyceryl–10 Laurate**
Épaississant, action humidifiant pour la peau, d

☹ **Polyglycerylmethacrylate**
Gélifiant, c
Note écologique ☻☻

☺☺☺ **Polygonum Bistorta Extract**
Agent actif (extrait de la bistorte), v

☺☺☺ **Polygonum Cuspidatum Root Extract**
Agent actif, v

☺☺☺ **Polygonum Fagopyrum Extract**
Substance de soin pour la peau (extrait de blé noir), v

☺☺☺ **Polygonum Multiflorum Root Extract**
Agent actif (provenant d'une plante herbacée), v

☹ **Polyisobutene**
Liant, agent filmogène, c
Note écologique ☻☻

☺☺ **Polyisoprene**
Substance de soin pour la peau (gomme), v

☹ **Polymethyl Methacrylate**
Stabilisateur, agent filmogène, c
Note écologique ☻☻

☹ **Polymethylsilsesquioxane**
Opacifiant, c
Note écologique ☻☻

☻ **Polyperfluoroisopropyl Ether**
Substance de soin pour la peau, c

☹ **Polyphosphorylcholine Glycol Acrylate**
Agent filmogène, c
Note écologique ☻☻

☻☻ **Polyquaternium -1** (aussi valable pour les autres chiffres)
Démélant, c
Voir : Quats

☻ **Polysilicone-1 (auch mit allen anderen Ziffern)**
Soin des cheveux, substance de soin pour la peau, c
Note écologique ☻☻

☻☻ **Polysorbate 20** (aussi valable pour les autres chiffres)
Émulsifiant, tensioactif, d
Voir : PEG, PPG

☻☻ **Polysorbate 60**
Émulsifiant, c
Voir : PEG/PPG

☺☺ **Polyvinyl Alcohol**
Agent filmogène, substance de

contrôle de viscosité, c, v

☺☺☺ **Pongamia Glabra Seed Oil**
Substance de soin pour la peau (huile de Karanj), v

☺☺☺ **Populus Nigra Extract**
Substance de soin pour la peau (peuplier), v

☺☺☺ **Poria Cocos Extract**
Substance de soin pour la peau (champignon), v

☺☺☺ **Porphyra Umbilicalis Extract**
Agent actif (algue rouge), v

☺☺☺ **Porphyra Umbilicalis Extract**
Agent actif (algue), v

☹ **Potassium Acesulfame**
Arôme, c

☺☺ **Potassium Ascorbyl Tocopheryl Phosphate**
Antioxydant, agent actif, d

☺☺☺ **Potassium Aspartate**
Agent actif, c

☺☺☺ **Potassium Behenate**
Acide gras, v

☺☺☺ **Potassium Carbonate**
Additif (potasse), m

☺☺ **Potassium Cetyl Phosphate**
Tensioactif, d

☺☺☺ **Potassium Cetyl Phosphate**
Complexe d'émulsifiants, v

☺☺ **Potassium Chlorate**
Oxydant, m

☺☺☺ **Potassium Chloride**
Sel, épaississant, m

☺☺☺ **Potassium Cocoate**
Texturant, co-émulsifiant (savon de coco), v

☺☺ **Potassium Cocyl Hydrolyzed Collagen**
Substance de soin pour la peau, agent actif, a

☺☺ **Potassium Etecylenoyl Hydrolyzed Collagen**
Substance antistatique, d

☺☺ **Potassium Hydroxide**
Substance tampon, m

☺☺ **Potassium Iodide**
Agent actif (iodure de potassium), m

☺☺ **Potassium Isostearate**
Co-émulsifiant, Texturant, c

☺☺☺ **Potassium Laurate**
Émulsifiant, tensioactif (savon noir), v

☺☺☺ **Potassium Olivoil PCA**
Substance de soin pour la peau, d

☺☺☺ **Potassium Palmitate**
Texturant, savon, v

☺☺☺ **Potassium Palmitoyl Hydrolyzed Wheat Protein**
Soin des cheveux, substance de soin pour la peau, d

☺☺ **Potassium Persulfate**
Oxydant, m

☺☺☺ **Potassium Silicate**
Stabilisateur d'émulsions, m

☺☺ **Potassium Sorbate**
Conservateur, d

☺☺☺ **Potassium Stearate**
Émulsifiant, texturant, d

☺☺ **Potassium Sulfide**
Sulfure de potassium, m

☻☻ **Potassium Troclosene**
Conservateur, c
Voir : Composés organo-halogénés

☹ **Potato Starch Modified**

Substance de contrôle de viscosité, d

☺☺☺ **Potentilla Erecta Root Extract**
Agent actif, v

☺☺☺ **Poterium Officinale Extract**
Agent actif (provenant de la grande pimprenelle), v

☺☺☺ **Poterium Officinale Root Extract**
Agent actif, v

☹☹ **PPG-**
☹☹ valable pour toutes les dénominations INCI, qui commencent par « PPG- »
Voir : PEG, PPG

☺☺☺ **Primula Veris Extract**
Agent actif (primevère), v

☺☺ **Pristane**
Substance de soin pour la peau, a

☺☺ **Prolinamidoethyl Imidazole**
Substance de soin pour la peau, c

☺☺☺ **Proline**
Acide aminé, d

☹ **Propane**
Gaz propulseur, c
Voir : VOC

☺☺☺ **Propionic Acid**
Conservateur, d

☺☺ **Propolis Cera**
Substance de soin pour la peau (propolis), a

☺☺ **Propyl Gallate**
Antioxydant, composant de substances odorantes, c

☹ **Propylene Carbonate**
Solvant, c

☺☺ **Propylene Glycol**
Conservateur, solvant, c

☺☺ **Propylene Glycol Alginate**
Liant, gélifiant, v

☺☺ **Propylene Glycol Dicaprate**
Substance de soin pour la peau, d

☺☺ **Propylene Glycol Dicaproate**
Substance de soin pour la peau, d

☺☺ **Propylene Glycol Dicaprylate**
Substance de soin pour la peau, émulsifiant, d

☺☺ **Propylene Glycol Dicaprylate/ Dicaprate**
Substance de soin pour la peau, émulsifiant, d

☺☺ **Propylene Glycol Dicaprylate/ Dicaprate**
Substance de soin pour la peau, d

☺☺ **Propylene Glycol Stearate**
Substance de soin pour la peau, émulsifiant, d

☹ **Propylparaben**
Conservateur, c

☺☺☺ **Prunus Amygdalus Amara**
Substance odoriférante, agent actif (amande amère), v
☺☺☺ valable pour toutes les dénominations INCI, qui commencent par « Prunus Amygdalus Amara »

☺☺☺ **Prunus Amygdalus Dulcis**
Agent actif, substance de soin pour la peau (amande douce), v
☺☺☺ valable pour toutes les dénominations INCI, qui commencent par « Prunus Amygdalus Dulcis »

☺☺☺ **Prunus Armeniaca**
Substance de soin pour la peau, agent actif (abricot), v
☺☺☺ valable pour toutes les dénominations INCI, qui commencent par « Prunus Armeniaca »

☺☺☺ **Prunus Cerasus Extract**

Agent actif (extrait de griotte), v

☺☺☺ **Prunus Domestica Seed Extract**
Agent actif (extrait de graines de prune), v

☺☺☺ **Prunus Dulcis**
Voir : Prunus Amygdalus Dulcis

☺☺☺ **Prunus Persica**
Agent actif, substance de soin pour la peau, peeling (pêche), v

☺☺☺ valable pour toutes les dénominations INCI, qui commencent par « Prunus Persica »

☺☺☺ **Prunus Spinosa**
Substance odoriférante, agent actif, v

☺☺☺ **Psidium Guajava Extract**
Agent actif (extrait du goyavier), v

☺☺☺ **Pterocarpus Santalinus Extract**
Substance odoriférante, agent actif (santal rouge), v

☹ **PTFE**
Excipient pour poudres, agent filmogène, c

☺☺☺ **Pueraria Lobata Root Extract**
Agent actif (vigne Kudzu), v

☺☺☺ **Punica Granatum Extract**
Agent actif (grenade), v

☺☺☺ **Punica Granatum Seed Extract**
Agent actif (provenant des graines du grenadier), v

☹ **PVM/MA Copolymer**
Agent filmogène, fixatif, c

☹ **PVM/MA Decadiene Copolymer**
Agent filmogène, substance de contrôle de viscosité, c

☹ **PVM/MA Decadiene Crosspolymer**
Agent filmogène, c

☹ **PVP**
Substance antistatique, liant, agent filmogène, c

☹☹☹ **PVP Iodine**
Agent actif, conservateur, c

☹ **PVP/Eicosene Copolymer**
Substance antistatique, liant, agent filmogène, c

☹ **PVP/Hexadecene Copolymer**
Fixatif pour les cheveux, c
Note écologique ☹☹

☹ **PVP/VA Copolymer**
Substance antistatique, agent filmogène, c

☺☺ **Pyredinedicarboxylic Acid**
Agent actif, c

☺☺☺ **Pyridoxine**
Agent actif (vitamine B6), d

☺☺ **Pyridoxine HCL**
Agent actif, d

☺☺☺ **Pyrus Communis (Pear) Seed Extract**
Agent actif (graines de poire), v

☺☺☺ **Pyrus Cydonia Extract**
Agent actif (coing), v

☺☺☺ **Pyrus Malus**
Agent actif, substance de soin pour la peau (pomme), v

☺☺☺ valable pour toutes les dénominations INCI, qui commencent par « Pyrus Malus »

Q

☹☹ **Quaternium-**
Substance antistatique, c

☹☹ valable pour toutes les dénominations INCI, qui commencent par « Quaternium »
Voir : Quats

☺☺☺ **Quercus**
Agent actif (écorce de chêne), v

☺☺☺ valable pour toutes les dénominations INCI, qui commencent par « Quercus »

☺☺☺ **Quercus Acutissima Extract**
Agent actif (chêne du Japon), v

☺☺☺ **Quillaia Saponaria**
Remplace les tensioactifs (à partir d'écorce du quillaja), v

☺☺☺ **Quince (Pyrus Cydonia) Seed Extract**
Agent actif (à partir de graines du coing), v

☹☹ **Quinine**
Agent actif (quinine), d

R

☺☺☺ **Ranunculus Ficaria Extract**
Agent actif (ficaire), v

☺☺☺ **Ravensara Aromatica**
Agent actif, v

☺☺ **Rayon**
Soie artificielle (rayonne), v

☹☹ **Resorcinol**
Antiseptique, colorant, c

☺☺ **Retinyl Acetate**
Antioxydant, agent actif (vitamine A), d

☺☺☺ **Retinyl Palchis Hypogaea**
Substance de soin pour la peau (dérivé de la vitamine A), d

☺☺☺ **Retinyl Palmitate**
Agent actif, antioxydant, d

☺☺☺ **Rhamnus Frangula**
Colorant (à partir d'écorce de bourdaine), v

☺☺☺ **Rhamnus Purshiana**
Agent actif (rhubarbe), colorant, v

☺☺☺ **Rheum Palmatum Extract**
Agent actif, v

☺☺☺ **Rheum Undulatum Extract**
Agent actif (extrait de rhubarbe), colorant, v

☺☺☺ **Rhus Glabra Extract**
Agent actif (sumac glabre), v

☺☺☺ **Rhus Semialata Extract**
Agent actif (sumac africain), v

☺☺☺ **Rhus Succedanea**
Texturant pour bâtons, v

☺☺☺ **Rhus Verniciflua Peel Wax**
Corps abrasif, v

☺☺☺ **Ribes Nigrum**
Agent actif, substance de soin pour la peau (cassis), v

☺☺☺ valable pour toutes les dénominations INCI, qui commencent par « Ribes Nigrum »

☺☺☺ **Ribes Rubrum Extract**
Agent actif (groseille), v

☺☺☺ **Riboflavin**
Colorant, agent actif, c

☺☺ **Ricinoleamidopropyl Betaine**
Substance antistatique, tensioactif, v

☹ **Ricinoleamidopropyltrimonium Methosulfate**
Substance antistatique, tensioactif, v

☺☺☺ **Ricinus Communis**
Substance de soin pour la peau (ricin), v

☺☺☺ valable pour toutes les dénominations

INCI, qui commencent par « Ricinus Communis »

☺☺☺ **RNA**
Substance de soin pour la peau, d

☺☺☺ **Robinia Pseudoacacia Extract**
Agent actif, v

☺☺☺ **Rosa Canina**
Substance de soin pour la peau (cynorrhodon), v

☺☺☺ valable pour toutes les dénominations INCI, qui commencent par « Rosa Canina »

☺☺☺ **Rosa Centifolia**
Agent actif, substance de soin pour la peau, substance odoriférante (rose), v

☺☺☺ valable pour toutes les dénominations INCI, qui commencent par « Rosa Centifolia »

☺☺☺ **Rosa Damascena**
Substance de soin pour la peau, substance odoriférante (rose de Damas), v

☺☺☺ valable pour toutes les dénominations INCI, qui commencent par « Rosa Damascena »

☺☺☺ **Rosa Gallica Extract**
Agent actif, v

☺☺☺ **Rosa Moschata Seed Oil**
Substance de soin pour la peau (à partir des cynorrhodons de la rose musquée), v

☺☺☺ **Rosa Rubiginosa**
Agent actif (variété de rosier sauvage), v

☺☺☺ **Rose Wood**
Substance odoriférante, agent actif
Voir : Aniba Rosaeodora

☺☺☺ **Rosmarinus Officinalis**
Agent actif, substance de soin pour la peau (romarin), v

☺☺☺ valable pour toutes les dénominations INCI, qui commencent par « Rosmarinus Officinalis »

☺☺ **Royal Jelly**
Agent actif (gelée royale), a

☺☺☺ **Rubus Fruticosus**
Agent actif (mûre), v

☺☺☺ **Rubus Idaeus (Raspberry) Oil**
Substance de soin pour la peau (huile de framboise), v

☺☺☺ **Rudbeckia Extract**
Agent actif (echinacea), v

☺☺☺ **Rudbeckia Purpurea**
Agent actif (echinacea), v

☺☺ **Rumex Acetosella Extract**
Agent actif (petite oseille), v

☺☺☺ **Ruscus Aculeatus (Butcherbroom) Extract**
Agent actif, v

☺☺☺ **Rutin**
Agent actif, v

S

☺☺☺ **Saccharide Hydrolysate**
Agent actif, v

☺☺☺ **Saccharide Isomerate**
Agent actif à base de sucre, v

☺☺ **Saccharin**
Substance de soin bucco-dentaire, édulcorant, c

☺☺☺ **Saccharomyces Lysate**
Agent actif (provenant de la levure), b

☺☺☺ **Saccharomyces/Calcium Ferment**
Agent actif, b

☺☺☺ **Saccharomyces/Glycine Soja Ferment**
Agent actif, b

☺☺☺ **Saccharomyces/Oryza Sativa Ferment**
Agent actif, b

☺☺☺ **Saccharum Officinarum Extract**
Agent actif (canne à sucre), v

☺☺☺ **Salicylic Acid**
Conservateur, c, v

☺☺☺ **Salix Alba**
Agent actif, substance de soin pour la peau (écorce de saule), v

☺☺☺ valable pour toutes les dénominations INCI, qui commencent par « Salix Alba »

☺☺☺ **Salix Nigra Extract**
Agent actif (extrait d'écorce de saule), v

☺☺ **Salmon Eggs Extract**
Agent actif (extrait de caviar), a

☺☺☺ **Salvia Officinalis**
Agent actif, substance de soin pour la peau (sauge), v

☺☺☺ **valable pour toutes les dénominations INCI, qui commencent par « Salvia Officinalis »**

☺☺☺ **Salvia Sclarea**
Agent actif, Substance odoriférante (sauge sclarée), v

☺☺☺ **valable pour toutes les dénominations INCI, qui commencent par « Salvia Sclarea »**

☺☺☺ **Salvia Triloba Extract**
Agent actif (sauge grecque), v

☺☺☺ **Sambucus Nigra**
Agent actif, substance de soin pour la peau, colorant (baie de sureau), v

☺☺☺ **valable pour toutes les dénominations INCI, qui commencent par « Sambucus Nigra »**

☺☺☺ **Sanguisorba Officinalis Root Extract**
Agent actif (provenant des racines de la grande pimprenelle), v

☺☺☺ **Santalum Acuminatum (Quandong) Fruit Extract**
Agent actif (pêche du désert, quandong, d'origine australienne), v

☺☺☺ **Santalum Album**
Agent actif, substance de soin pour la peau (bois de santal), v

☺☺☺ **valable pour toutes les dénominations INCI, qui commencent par « Santalum Album »**

☺☺☺ **Sapindus Trifolatus Extract**
Agent actif (issu de la noix de lavage), v

☺☺☺ **Satureia Montana Oil**
Agent actif, substance odoriférante, v

☺☺☺ **Saxifraga Sarmentosa Extract**
Agent actif , v

☺☺☺ **Sclerocarya Birrea (Marula) Oil**
Substance de soin pour la peau, v

☺☺☺ **Sclerotium Gum**
Stabilisateur d'émulsions, substance de contrôle de viscosité (résine), v

☺☺☺ **Scutellaria Baicalensis Extract**
Agent actif (scutellaire du Baikal), v

☺☺☺ **Scutellaria Root Extract**
Agent actif (provenant des racines de scutellaire casquée), v

☺☺☺ **Sea Salt**
Agent actif (sel de mer), m
☺☺☺ **Sedum Purpureum Extract**
Agent actif, v
☹☹ **Selenium Sulfide**
Agent actif, d
☺☺☺ **Serenoa Serrulata Extract**
Substance de soin pour la peau (à partir du palmier nanin), v
☺☺☺ **Serenoa Serrulata Fruit Extract**
Agent actif (provenant des fruits du palmier de Floride), v
☺☺☺ **Serica**
Substance de soin pour cheveux (poudre de soie), a
☺☺☺ **Sericin**
Substance de soin pour cheveux (protéine de soie), a
☺☺☺ **Serine**
Agent actif (acide aminé), d
☺☺ **Serum Protein**
Agent actif, a
☺☺☺ **Sesamum Indicum**
Soin des cheveux, substance de soin pour la peau (sésame), v
☺☺☺ **valable pour toutes les dénominations INCI, qui commencent par « Sesamum Indicum »**
☺☺☺ **Shellac**
Agent filmogène, fixateur, a
☺☺☺ **Shorea Robusta Butter**
Agent actif, v
☺☺☺ **Shorea Stenoptera Butter**
Substance de soin pour la peau (de l'illipé de Bornéo), v
☺☺☺ **Sigesbeckia Orientalis Extract**
Agent actif, v
☺☺☺ **Silica**
Abrasif, gélifiant (acide silicique), d
☹ **Silica Dimethyl Silylate**
Substance de contrôle de viscosité, stabilisateur d'émulsions, c
Note écologique ☹☹
☺☺☺ **Silt**
De la Mer Morte, d
☺☺☺ **Silver**
Colorant, agent actif, m
☹ **Silver Nitrate**
Colorant pour les cheveux, anti-microbien, m
☺☺☺ **Silver Sulfate**
Additif, m
☺☺☺ **Silybum Marianum Fruit Extract**
Substance de soin pour la peau (chardon Marie), v
☹ **Simethicone**
Substance de soin pour la peau, c
Note écologique ☹☹
☺☺☺ **Simmondsia Chinensis**
Substance de soin pour la peau (jojoba), v
☺☺☺ **valable pour toutes les dénominations INCI, qui commencent par « Simmondsia Chinensis »**
☺☺☺ **Sine Adipe Lac**
Substance de soin pour la peau, substance antistatique (lait de vache), a
☺☺☺ **Sisymbrium Irio**
Substance de soin pour la peau (une huile de graines), v
☺☺☺ **Skeletonema Costatum Extract**
Agent actif (algue), v
☹ **Sodium Acrylate/ Acryloyldimethyl Taurate**

Copolymer
Agent filmogène, c
Note écologique ☹☹

☹ **Sodium Acrylates/C10-30 Alkylacrylate Crosspolymer**
Agent filmogène, c
Note écologique ☹☹

☺☺☺ **Sodium Ascorbyl Phosphate**
Agent actif (phosphate de vitamine C), d

☺☺☺ **Sodium Beeswax**
Émulsifiant, co-émulsifiant, a

☺☺ **Sodium Benzoate**
Conservateur, d

☺☺☺ **Sodium BETA-Sitosteryl Sulfate**
Substance de soin pour la peau, d

☺☺☺ **Sodium Bicarbonate**
Auxiliaire, m

☺☺ **Sodium Bisulfite**
Agent réducteur, m

☹☹ **Sodium Borate**
Sel de sodium de l'acide borique (conservateur), c

☹☹ **Sodium C12-13 Pareth Sulfate**
Tensioactif, c
Voir : PEG, PPG

☹ **Sodium C14-16 Olefin Sulfonate**
Tensioactif, c

☹ **Sodium C8-16 Isoalkylsuccinyl Lactoglobulin Sulfonate**
Tensioactif, conditionneur pour cheveux, substance de soin pour la peau, d

☹ **Sodium Carbomer**
Épaississant, gélifiant (acide acrylique), c
Note écologique ☹☹

☹ **Sodium Carboxymethyl Oleyl Polypropylamine**
Tensioactif, substance antistatique, c

☺☺ **Sodium Cetearyl Sulfate**
Émulsifiant (composant de cires naturels), v

☺☺☺ **Sodium Chloride**
Substance de contrôle de viscosité (sel de table), m

☺☺ **Sodium Chondroitin Sulfate**
Agent actif, a

☺☺☺ **Sodium Citrate**
Substance tampon, agent actif, c

☺☺ **Sodium Coco Sulfate**
Tensioactif, c

☺☺☺ **Sodium Coco-Glucoside Tartrate**
Tensioactif, émulsifiant, d

☺☺ **Sodium Cocoamphoacetate**
Tensioactif, c

☺☺ **Sodium Cocoamphopropionate**
Tensioactif, c

☺☺☺ **Sodium Cocoate**
Émulsifiant, tensioactif (savon de Marseille), v

☺☺☺ **Sodium Cocoyl Glutamate**
Tensioactif, v

☺☺ **Sodium Cocoyl Isethionate**
Tensioactif, conditionneur pour cheveux, d

☺☺☺ **Sodium Dehydroacetate**
Conservateur, d

☹☹ **Sodium Diethylenetriamine Pentamethylene Phosphonate**
Agent complexant, c
Voir : EDTA

☺☺☺ **Sodium DNA**
Substance de soin pour la peau, d

☹☹ **Sodium Dodecylbenzene Sulfonate**
Tensioactif, d

☹ **Sodium Fluoride**
Prévient les caries, c

☺☺☺ **Sodium Formate**
Conservateur, acidifiant, c

☺☺☺ **Sodium Gluconate**
Co-émulsifiant, substance de soin pour la peau, d

☺☺☺ **Sodium Glutamate**
Tensioactif, v

☺☺☺ **Sodium Hyaluronate**
Additif, agent filmogène (acide hyaluronique), b

☺☺ **Sodium Hydrogenated Tallow Glutamate**
Tensioactif, v

☺☺ **Sodium Hydrosulfite**
Sel, agent réducteur, m

☺☺ **Sodium Hydroxide**
Régulateur du pH, d

☹ **Sodium Hydroxymethylglycinate**
Conservateur, c

☹☹ **Sodium Iodate**
Conservateur, c
Voir : composés organo-halogenés

☹ **Sodium Iodide**
Substance anti-microbienne, conservateur, c

☺☺ **Sodium Isethionate**
Substance antistatique, conditionneur pour cheveux, d

☺☺ **Sodium Isostearoyl Lactylate**
Soin des cheveux, substance de soin pour la peau, d

☺☺☺ **Sodium Lactate**
Substance de soin pour la peau, d

☹ **Sodium Lactate Methylsilanol**
Substance de soin pour la peau, c
Note écologique ☹☹

☺☺ **Sodium Lanolate**
Substance de soin pour la peau, co-émulsifiant, d

☹☹ **Sodium Laureth 8-Sulfate**
Tensioactif, c
Voir : PEG, PPG

☹☹ **Sodium Laureth Sulfate**
Tensioactif, d
Voir : PEG, PPG

☹☹ **Sodium Laureth-12 Sulfate**
Tensioactif, c
Voir : PEG, PPG

☺☺☺ **Sodium Lauroyl Glutamate**
Tensioactif, v

☺☺☺ **Sodium Lauroyl Lactylate**
Émulsifiant, d

☺☺☺ **Sodium Lauroyl Sarcosinate**
Tensioactif, d

☹ **Sodium Lauryl Sulfate**
Tensioactif, c

☺☺ **Sodium Lauryl Sulfoacetate**
Tensioactif, d

☺☺ **Sodium Magnesium Silicate**
Terre minéralee modifiée, d

☹ **Sodium Mannuronate Methylsilanol**
Substance de soin pour la peau, c

☺☺ **Sodium Metabisulfite**
Antioxydant, d

☹ **Sodium Methylparaben**
Conservateur, c

☹ **Sodium Monofluorophosphate**
Substance de soin bucco-dentaire, d

😞😞 **Sodium Myreth Sulfate**
Émulsifiant, tensioactif, v
Voir : PEG, PPG

☺☺☺ **Sodium Myristoyl Glutamate**
Tensioactif, d

😞😞 **Sodium Oleth Sulfate**
Tensioactif éthoxylé (assez doux), c
Voir : PEG, PPG

☺☺☺ **Sodium Palm Kernelate**
Co-émulsifiant, texturant, savon, v

☺☺☺ **Sodium Palmitate**
Texturant, savon, v

☺☺☺ **Sodium PCA**
Humectant, v

☹ **Sodium Phenylbenzimidazole Sulfonate**
Filtre UV, c

☹ **Sodium Phosphate**
Substance tampon, agent actif, m

☹ **Sodium Polyacrylate**
Gélifiant, c
Note écologique 😞😞

☹ **Sodium Polymethacrylate**
Liant, stabilisateur, gélifiant, c
Note écologique 😞😞

☺☺☺ **Sodium Propionate**
Conservateur, c

☹ **Sodium Propylparaben**
Conservateur, c

☺☺☺ **Sodium RNA**
Substance de soin pour la peau, d

☺☺☺ **Sodium Saccharin**
Substance de soin bucco-dentaire, d

☺☺☺ **Sodium Salicylate**
Conservateur, d

☹ **Sodium Shale Oil Sulfonate**
Tensioactif, agent actif anti-pelliculaire, d

☺☺☺ **Sodium Stannate**
Épaississant, gélifiant, stabilisateur d'émulsions, d

☺☺☺ **Sodium Stearate**
Texturant, co-émulsifiant, d

☺☺☺ **Sodium Stearoyl Glutamate**
Substance de soin pour la peau, d

☺☺☺ **Sodium Stearoyl Lactylate**
Co-émulsifiant, tensioactif, texturant, d

☹ **Sodium Styrene/Acrylates Copolymer**
Agent filmogène, c
Note écologique 😞😞

😞 **Sodium Styrene/MA Copolymer**
Agent filmogène, c

☺☺☺ **Sodium Sulfate**
Additif (sel de Glauber), d

☺☺ **Sodium Sulfite**
Conservateur, m

☺☺ **Sodium Tallowate**
Émulsifiant, a

☺☺ **Sodium Thiosulfate**
Antioxydant, m

😞😞 **Sodium Xylenesulfonate**
Tensioactif, c

☺☺☺ **Solanum Lycopersicum Extract**
Agent actif, substance de soin pour la peau (tomate), v

☺☺☺ **Solidago Virgaurea Extract**
Agent actif (à partir de la verge d'or), v

☺☺☺ **Solum Diatomeae**
Terre diatomée, m

☺☺☺ **Solum Fullonum**

Substance de contrôle de viscosité, gélifiant (terre à foulon), v

☺☺☺ **Sophora Angustifolia Root Extract**
Agent actif (extrait de racines), v

☺☺☺ **Sorbic Acid**
Conservateur, c

☺☺☺ **Sorbitan**
Émulsifiants doux, à base, par ex., de maïs et de pommes de terre, v

☺☺☺ **valable pour toutes les dénominations INCI, qui commencent par « Sorbitan »**

☺☺☺ **Sorbitol**
Agent actif (alcool de sucre), v

☺☺☺ **Soy Acid**
Substance de soin pour la peau, v

☺☺☺ **Soy Sterol**
Co-émulsifiant, agent de texture, v

☻☻ **Soyamide DEA**
Moussant, Épaississant, d
Voir : Formation des nitrosamines

☺☺☺ **Sphagnum Ssp**
Agent actif (extrait de boue de tourbe), v

☺☺☺ **Sphingolipids**
Substance de soin pour la peau, agent actif, d

☺☺☺ **Spirulina Maxima Extract**
Agent actif (algue bleue), v

☺☺☺ **Spirulina Platensis Extract**
Agent actif (algue), v

☺☺ **Spleen Extract**
Agent actif, a

☺☺ **Squalane**
Agent actif, d

☺☺ **Squalene**
Substance antistatique, agent actif, d

☹ **Stannous Fluoride**
Substance de soin bucco-dentaire, c

☹ **Stannous Pyrophosphate**
Corps lavant, c

☻☻ **Stearalkonium Hectorite**
Substance de contrôle de viscosité, gélifiant, d
Voir : Quats

☺☺ **Stearamide AMP**
Substance de contrôle de viscosité, moussant, d

☻☻ **Stearamide MEA**
Texturant, stabilisateur d'émulsions, d
Voir : Formation des nitrosamines

☻☻ **Stearamide MEA-Stearate**
Opacifiant, d
Voir : Formation des nitrosamines

☹ **Stearamine**
Substance antistatique, d

☻☻ **Steareth-2** (aussi valable pour les autres chiffres)
Émulsifiants, c
Voir : PEG, PPG

☺☺☺ **Stearic Acid**
Émulsifiant, d

☻☻ **Steartrimonium Methosulfate**
Soin des cheveux, c
Voir : Quats

☺☺☺ **Stearyl Alcohol**
Substance de soin pour la peau, stabilisateur, d

☺☺☺ **Stearyl Beeswax**
Texturant, v

☺☺☺ **Stearyl Caprylate**
Substance de soin pour la peau,

Corps gras, d
☺☺☺ **Stearyl Citrate**
Substance de soin pour la peau, émulsifiant, d
☹ **Stearyl Dimethicone**
Substance de soin pour la peau, c
Note écologique ☻☻
☺☺ **Stearyl Ether**
Huile synthétique, d
☺☺☺ **Stearyl Glycyrrhetinate**
Agent actif (à partir de la racine de réglisse), v
☺☺☺ **Stearyl Heptanoate**
Substance de soin pour la peau, c
☺☺☺ **Stearyl Stearate**
Substance de soin pour la peau, texturant, d
☻☻ **Steramidopropyl Dimethylamine**
Co-émulsifiant, c
Voir : Quats
☻ **Strontium Sulfide**
Dépilatoire, m
☺☺☺ **Stryphnodendron Adstringens Bark Extract**
Agent actif (variété brésilienne du mimosa), v
☺☺☺ **Styrax Benzoin Gum**
Agent filmogène, v
☹ **Styrene/Acrylates Copolymer**
Gélifiant, crée de l'éclat nacré, c
Note écologique ☻☻
☹ **Styrene/PVP Copolymer**
Opacifiant, c
Note écologique ☻☻
☺☺ **Succinic Acid**
Régulateur du pH, d
☺☺☺ **Sucrose**
Agent actif (sucre), v
☹ **Sucrose Acetate Isobutyrate**
Auxiliaire, d
☺☺☺ **Sucrose Cocoate**
Émulsifiant doux, v
☺☺☺ **Sucrose Dilaurate**
Émulsifiant doux, v
☺☺☺ **Sucrose Distearate**
Émulsifiant doux, v
☺☺☺ **Sucrose Laurate**
Émulsifiant doux, v
☺☺☺ **Sucrose Myristate**
Émulsifiant doux, v
☺☺☺ **Sucrose Oleate**
Émulsifiant doux, v
☺☺☺ **Sucrose Palmitate**
Émulsifiant doux, v
☺☺☺ **Sucrose Polylaurate**
Émulsifiant doux, v
☺☺☺ **Sucrose Polylinolate**
Émulsifiant doux, v
☺☺☺ **Sucrose Polyoleate**
Émulsifiant doux, v
☺☺☺ **Sucrose Polystearate**
Émulsifiant doux, v
☺☺☺ **Sucrose Stearate**
Émulsifiant doux, v
☺☺☺ **Sucrose Tetrastearate**
Émulsifiant doux, v
☺☺☺ **Sucrose Tribehenate**
Émulsifiant doux, v
☺☺☺ **Sucrose Tristearate**
Émulsifiant doux, v
☹ **Sulfated Castor Oil**
Tensioactif, émulsifiant, c
☺☺☺ **Sulfur**
Agent actif (souffre), m
☺☺☺ **Symphytum Officinale**

Agent actif (à partir des racines de la consoude), v

☺☺ **Synthetic Beeswax**
Liant, d

☹☹ **Synthetic Fluorphlogopite**
Substance de contrôle de viscosité, c

☺☺ **Synthetic Jojoba Oil**
Substance de soin pour la peau, d

☹ **Synthetic Wax**
Substance antistatique, substance de soin pour la peau (cire de paraffine), c
Note de soin pour la peau **☹☹**

☺☺☺ **Syzygium Luehmanii (Lillypilly) Fruit Extract**
Agent actif pour le soin de la peau et des cheveux (fruit des forêts humides tropicales), v

T

☹ **T-Butyl Alcohol**
Dénaturant, Solvant, c

☺☺☺ **Talc**
Poudre (talc), m

☺☺ **Tallow Acid**
Substance de soin pour la peau, co-émulsifiant, a

☹ **Tallow Alcohol**
Substance de soin pour la peau, émulsifiant, a

☺☺ **Tallow Glyceride**
Substance de soin pour la peau, émulsifiant, a

☺☺ **Tallowtrimonium Chloride**
Substance antistatique, conservateur, tensioactif, c

☺☺☺ **Tamarindus Indica Extract**
Agent actif (écorce du tamarinier), v

☺☺☺ **Tangarina (Tangarine) Oil**
Substance odoriférante, v

☺☺☺ **Tannic Acid**
Agent actif (acide tannique), v

☺☺☺ **Tapioca Starch**
Crée un teint mat, v

☺☺☺ **Taraxacum Officinale Extract**
Agent actif (pissenlit), v

☺☺☺ **Tartaric Acid**
Substance tampon (acide tartrique), v

☺☺ **Taurine**
Substance tampon, d

☹☹ **TEA-Carbomer**
Épaississant, c
Voir : Formation des nitrosamines
Note écologique **☹☹**

☹☹ **TEA-Cocoate**
Émulsifiant, d
Voir : Formation des nitrosamines

☹☹ **TEA-Cocoyl Glutamate**
Tensioactif, conditionneur pour cheveux, c

☹☹ **TEA-Cocoyl Hydrolyzed Collagen**
Substance antistatique, tensioactif, soin des cheveux, substance de soin pour la peau, d
Voir : Formation des nitrosamines

☹☹ **TEA-Dodecylbenzenesulfonate**
Tensioactif, c
Voir : Formation des nitrosamines

☹☹ **TEA-EDTA**
Agent chélatant, conservateur, c
Voir : EDTA et formation des nitrosamines

☹☹ **TEA-Lactate**
Agent actif, d
Voir : Formation des nitrosamines

☹☹ **TEA-Lauryl Sulfate**
Tensioactif, d
Voir : Formation des nitrosamines

☹☹ **TEA-Stearate**
Co-émulsifiant, tensioactif, d
Voir : Formation des nitrosamines

☹☹ **TEA-Tallate**
Texturant, co-émulsifiant, d
Voir : Formation des nitrosamines

☹ **Terephthal Ylidene Dicamphor Sulfonic Acid**
Filtre UV, c

☺☺☺ **Terminalia Catappa Extract**
Agent actif de soin pour la peau, v

☺☺☺ **Terminalia Cheluba Extract**
Agent actif de soin pour la peau, v

☺☺☺ **Terminalia Ferdinandiana (Kakadu Plum) Fruit Extract**
Agent actif (provenant des fruits d'un arbre australien), v

☹☹ **2-4-5-6-Tetraaminopyramidine**
Colorant pour cheveux, c

☹☹ **Tetrahydroxypropylethylenediamine**
Agent chélatant, c
Voir : EDTA

☹ **Tetrapotassium Pyrophosphate**
Substance tampon, agent chélatant, c

☹☹ **Tetrasodium EDTA**
Agent chélatant, c
Voir : EDTA

☹☹ **Tetrasodium Etidronate**
Agent chélatant, stabilisateur, c
Voir : EDTA

☺☺ **Tetrasodium Iminodisuccinate**
Additif, bon remplaçant pour l'EDTA, d

☹ **Tetrasodium Pyrophosphate**
Substance tampon, agent complexant, m
Note écologique ☹☹

☺☺☺ **Theobroma Cacao (Cocoa) Butter**
Substance de soin pour la peau, texturant (beurre de cacao), v

☺☺☺ **Theobroma Grandiflorum Seed Butter**
Texturant (beurre de cupuaçu), v

☺☺ **Thiamine Nitrate**
Agent actif (vitamine B1), b

☺☺ **Thiolanediol**
Substance pour permanentes, c

☺☺ **Thiotaurine**
Antioxydant, d

☺☺☺ **Threonine**
Agent actif (acide aminé), d

☹ **Thymol**
Colorant, substance odoriférante, conservateur, v, c

☺☺☺ **Thymus Mastichina Herb Oil**
Agent actif, v

☺☺☺ **Thymus Serpillum Extract**
Agent actif (thym serpolet), v

☺☺☺ **Thymus Vulgaris**

Agent actif, substance odoriférante (thym), v

☺☺☺ **valable pour toutes les dénominations INCI, qui commencent par « Thymus Vulgaris »**

☺☺☺ **Tilia Americana Extract**
Substance de soin pour la peau (extrait à partir du tilleul d'Amérique), v

☺☺☺ **Tilia Cordata**
Agent actif, substance de soin pour la peau (à partir du tilleul à petites feuilles), v

☺☺☺ **valable pour toutes les dénominations INCI, qui commencent par « Tilia Cordata »**

☺☺☺ **Tilia Platyphyllos Extract**
Agent actif (tilleul à grandes feuilles), v

☺☺☺ **Tilia Platyphyllos Extract**
Agent actif (tilleul à grandes feuilles), v

☺☺☺ **Tilia Tomentosa Extract**
Agent actif (tilleul argenté), v

☺☺☺ **Tilia Vulgaris Extract**
Substance de soin pour la peau (extrait de fleurs du tilleul), v

☺☺☺ **Tiliroside**
Agent actif (bioflavonoïde végétal), v

☺☺ **Tin Oxide**
Opacifiant, m

☺☺☺ **Titanium Dioxide (CI 77891)**
Colorant, filtre UV, m

☺☺☺ **Tocopherol**
Antioxydant (vitamine E), c

☺☺☺ **Tocopheryl Acetate**
Agent actif, antioxydant (vitamine E), c

☺☺☺ **Tocopheryl Glucoside**
Agent actif, substance de soin pour la peau, v

☺☺☺ **Tocopheryl Linoleate**
Agent actif, antioxydant, v

☺☺☺ **Tocopheryl Nicotinate**
Agent actif, antioxydant, d

☹☹ **Toluene**
Solvant, c

☹ **Tranexamic Acid**
Antioxydant, c

☺☺☺ **Trehalose**
Substance de soin pour la peau, humectant, d

☺☺ **Triacetin**
Solvant, adoucissant, d

☺☺☺ **Tribehenin**
Substance de soin pour la peau (cire d'ester), d

☺☺☺ **Tricalcium Phosphate**
Abrasif, substance de soin bucco-dentaire, m

☺☺ **Tricaprylin**
Huile d'ester, c, v

☹☹ **Triceteareth-4 Phosphate**
Émulsifiant, c
Voir : PEG, PPG

☹☹☹ **Trichloroethane**
Solvant, c
Voir : Composés organo-halogénés

☺☺☺ **Tricholoma Matsutake Sing Extract**
Agent actif (provenant d'un champignon japonais), v

☹☹ **Triclosan**
Déodorant, conservateur, c

Voir : Formation des nitrosamines

☹ **Tricontanyl PVP**
Agent filmogène, humectant, c

●● **Trideceth-**
Émulsifiant, c
●● **valable pour toutes les dénominations INCI, qui commencent par « Trideceth »**
Voir : PEG, PPG

☺☺☺ **Tridecyl Stearate**
Co-émulsifiant, d

☹ **Tridecyl Trimelliate**
Substance de soin pour la peau, c
Note de soin pour la peau ●●

●● **Triethanolamine**
Substance tampon, c
Voir : Formation des nitrosamines

☺☺☺ **Triethyl Citrate**
Déodorant, c

☺☺ **Triethylene Glycol**
Solvant, d

☺☺☺ **Triethylhexanoin**
Substance de soin pour la peau (huile d'ester), c

☺☺☺ **Trifolium Pratense**
Agent actif (trèfle des prés), v

☺☺☺ **Trigonella Foenum Graecum**
Agent actif (fenugrec), v

☺☺ **Trihydroxypalmitamidohydroxypropyl Myristyl Ether**
Substance de soin pour la peau, c

☺☺☺ **Trihydroxystearin**
Substance de soin pour la peau, épaississant, v

☺☺ **Triisostearin**
Co-émulsifiant, texturant, d

●● **Trilaureth-4 Phosphate**
Émulsifiant, tensioactif, d
Voir : PEG, PPG

☺☺☺ **Trilaurin**
Texturant, co-émulsifiant, v

☺☺ **Trilinoleic Acid**
Émulsifiant, substance de soin pour la peau, d

☺☺☺ **Trilinolein**
Stabilisateur d'émulsions, v

☹ **Trimethoxycaprylylsilane**
Liant et lissant, c

☺☺ **Trimethylopropane Tricaprylate/Tricaprate**
Substance de soin pour la peau, c

☹ **Trimethylsiloxysilicate**
Anti-moussant, substance de soin pour cheveux, c
Note écologique ●●

☹ **Trimethylsilylamodimethicone**
Substance antistatique, substance de soin pour la peau, c
Note écologique ●●

☺☺☺ **Trimyristin**
Substance de soin pour la peau (cire d'ester), d

☺☺☺ **Trioctanoin**
Substance de soin pour la peau (huile d'ester), c

☺☺☺ **Tripalmitin**
Stabilisateur d'émulsions, v

●● **Trisodium EDTA**
Agent chélatant, c
Voir : EDTA

● **Trisodium NTA**
Agent chélatant, c

☹ **Trisodium Phosphate**
Adoucissant, agent complexant, m

☺☺☺ **Tristearin**
Stabilisateur d'émulsions, co-émulsifiant, d

☺☺☺ **Triticum Vulgare**
Substance de soin pour la peau (à partir de germes de blé), v

☺☺☺ **valable pour toutes les dénominations INCI, qui commencent par « Triticum Vulgare »**

☹☹ **Tromethamine**
Substance tampon, c
Voir : Formation des nitrosamines

☺☺☺ **Tropaeolum Majus Extract**
Agent actif (capucine), v

☺☺☺ **Tyrosine**
Substance de soin pour la peau, v

U

☺☺☺ **Ubiquinone**
Agent actif (Coenzyme Q10), d

☺☺☺ **Uncaria Gambir Extract**
Agent actif, v

☺☺☺ **Uncaria Tomentosa**
Agent actif (liliacée), d

☺☺☺ **Undaria Pinnatifida Extract**
Agent actif (algue), v

☹☹ **Undeceth-3**
Émulsifiant, c
Voir : PEG, PPG

☹☹ **Undecylenamide DEA**
Agent actif, v
Voir : Formation des nitrosamines

☺☺☺ **Undecylenic Acid**
Conservateur, agent actif, v

☺☺☺ **Undecylenoyl Glycine**
Conditionneur pour cheveux, anti-microbien, d

☺☺☺ **Undecylenoyl Phenylalanine**
Agent actif, d

☺☺☺ **Urea**
Substance de soin pour la peau, agent actif (urée), c

☺☺☺ **Urocanic Acid**
Absorbant d'UV, c

☺☺☺ **Urtica Dioica (Nettle) Extract**
Agent actif (ortie), v

☺☺☺ **Urtica Urens Extract**
Agent actif (petite ortie), v

☺☺☺ **Usnea Barbata Extract**
Agent actif (extrait d'usnée), v

☺☺☺ **Usnic Acid**
Agent actif anti-microbien, v

V

☹ **VA/Crotonates/Vinyl Neodecanoate Copolymer**
Substance de soin pour cheveux, agent filmogène, c
Note écologique ☹☹

☹ **VA/Vinyl Butyl Benzoate/ Crotonates Copolymer**
Substance de soin pour cheveux, agent filmogène, c
Note écologique ☹☹

☺☺☺ **Vaccinium Angustifolium (Blueberry) Extract**
Agent actif (myrtille), v

☺☺☺ **Vaccinium Macrocarpon (Cranberry) Fruit Extract**
Agent actif (extrait de canneberge), v

☺☺☺ **Vaccinium Myrtillus Extract**
Agent actif (myrtille), v

☺☺☺ **Valeriana Officinalis**
Agent actif (valériane), v

☺☺☺ **Valine**
Agent actif (acide aminé), d

☺☺☺ **Vanilla Planifolia Fruit Extract**
Substance odoriférante, agent actif (vanille), v

☺☺☺ **Vegetal Glycerin**
Agent actif (Glycerin), d

☺☺☺ **Verbascum Thapsus Extract**
Agent actif (molène bouillan-blanc), v

☺☺☺ **Verbena Officinalis Extract**
Agent actif (verveine), v

☺☺☺ **Veronica Officinalis Extract**
Agent actif (extrait de plantes), v

☺☺☺ **Vetiveria Zizanioides (Vetiver) Oil**
Agent actif, substance odoriférante, v

☹ **Vinyl Caprolactam/VP/Dimethylaminoethyl Methacrylate Copolymer**
Agent filmogène, c
Note écologique ☹☹

☹ **Vinyl Dimethicone/Methicone Silsesquioxane Crosspolymer**
Substance de contrôle de viscosité, c
Note écologique ☹☹

☺☺☺ **Viola Tricolor Extract**
Agent actif (pensée sauvage), v

☺☺☺ **Vitis Vinifera**
Agents actifs à partir du raisin, v

☺☺☺ **valable pour toutes les dénominations INCI, qui commencent par « Vitis Vinifera »**

☺☺☺ **Vitreoscilla Ferment Extract**
Agent actif, b

☹ **VP/Eicosene Copolymer**
Agent filmogène, substance de contrôle de viscosité, c

☹ **VP/Hexadecene Copolymer**
Agent filmogène, substance de contrôle de viscosité, c

☹ **VP/VA Copolymer**
Substance antistatique, agent filmogène, c

W

☺☺☺ **Wheat Germ Acid**
Substance de soin pour la peau (acide gras de germe de blé), v

☺☺☺ **Wheat Germ Glycerides**
Substance de soin pour la peau, Agent actif, v

☺☺☺ **Wisteria Sinensis Extract**
Agent actif (extrait de la glycine), v

☺☺☺ **Withania Somnifera Root Extract**
Agent actif (provenant des racines de l'ashwagandha ou ginseng indien), v

X

☺☺☺ **Xanthan Gum**
Liant, gélifiant, v

☺☺☺ **Ximenia Americana Seed Oil**
Substance de soin pour la peau, v

☹☹☹ **Xylene**
Solvant, c

☺☺☺ **Xylitol**
Solvant, humectant (sucre de bois, xylose), v

☺☺☺ **Xylitylglucoside**
Agent actif (à base de sucre de bois), v

Y

☺☺☺ **Yeast Betaglucan**
Substance de soin pour la peau (levures), v

☺☺☺ **Yogurt**
Substance de soin pour la peau (yaourt), a

Z

☺☺☺ **Zanthoxylum Alatum Extract**
Agent actif, v

☺☺☺ **Zea Mays**
Corps huileux, poudre (maïs), v

☺☺☺ **Zein**
Substance de soin pour cheveux, agent filmogène, v

☺☺☺ **Zinc Acetate**
Substance de soin pour la peau (astringent), d

☺☺☺ **Zinc Acetylmethionate**
Substance de soin pour la peau, d

☻☻ **Zinc Borate**
Substance anti-microbienne, d

☹ **Zinc Chloride**
Antiseptikum, conservateur, d

☺☺ **Zinc Gluconate**
Déodorant, d

☺☺ **Zinc Glutamate**
Déodorant, d

☺☺☺ **Zinc Lactate**
Déodorant, d

☺☺☺ **Zinc Laurate**
Co-émulsifiant, stabilisateur, d

☺☺☺ **Zinc Oxide**
Sous forme de micro-pigment une protection UV minérale, m

☺☺☺ **Zinc Palmitate**
Savon de zinc, d

☺☺☺ **Zinc PCA**
Substance de soin pour la peau, d

☹ **Zinc Phenolsulfonate**
Déodorant, c

☻ **Zinc Pyrithione**
Conservateur, anti-pelliculaire, c

☺☺☺ **Zinc Ricinoleate**
Savon de zinc, d

☹ **Zinc Sulfate**
Astringent, antiseptique, d

☹ **Zinc Sulfide**
Dépilatoire, c

☹ **Zinc Undecylenate**
Substance anti-microbienne, d

☺☺☺ **Zingiber Officinalis Oil**
Agent actif (huile de gingembre), v

☺☺☺ **Zizyphus Jujuba Fruit Extract**
Agent actif (provenant des fruits du jujubier), v

Index

P

Q

R

S

T

U

V

Achevé d'imprimer en juin 2008
sur les presses de la Nouvelle Imprimerie Laballery
58500 Clamecy
Dépôt légal : juin 2008
Numéro d'impression : 806025

Imprimé en France

La Nouvelle Imprimerie Laballery est titulaire du label Imprim'Vert®